D. Walker | M. Alkalay
M. Kämpfer | R. Roth

Mehr Zeit für Patienten

Medizinisch Wissenschaftliche Verlagsgesellschaft

Daniel Walker | Miriam Alkalay
Micha Kämpfer | Raphael Roth

Mehr Zeit für Patienten

Lean Hospital im Einsatz auf der Station und in der Abteilung

Medizinisch Wissenschaftliche Verlagsgesellschaft

Die Autoren

Daniel Walker
Miriam Alkalay
Micha Kämpfer
Raphael Roth

walkerproject ag
Prime Center 1
8060 Zürich Flughafen
Schweiz

MWV Medizinisch Wissenschaftliche Verlagsgesellschaft mbH & Co. KG
Unterbaumstr. 4
10117 Berlin
www.mwv-berlin.de

ISBN 978-3-95466-310-1

Bibliografische Information der Deutschen Nationalbibliothek
Die Deutsche Nationalbibliothek verzeichnet diese Publikation in der Deutschen Nationalbibliografie;
detaillierte bibliografische Informationen sind im Internet über http://dnb.d-nb.de abrufbar.

© MWV Medizinisch Wissenschaftliche Verlagsgesellschaft Berlin, 2017

Dieses Werk ist einschließlich aller seiner Teile urheberrechtlich geschützt. Die dadurch begründeten Rechte, insbesondere die der Übersetzung, des Nachdrucks, des Vortrags, der Entnahme von Abbildungen und Tabellen, der Funksendung, der Mikroverfilmung oder der Vervielfältigung auf anderen Wegen und der Speicherung in Datenverarbeitungsanlagen, bleiben, auch bei nur auszugsweiser Verwertung, vorbehalten.

Die Wiedergabe von Gebrauchsnamen, Handelsnamen, Warenbezeichnungen usw. in diesem Werk berechtigt auch ohne besondere Kennzeichnung nicht zu der Annahme, dass solche Namen im Sinne der Warenzeichen- und Markenschutz-Gesetzgebung als frei zu betrachten wären und daher von jedermann benutzt werden dürften. Aus Gründen der besseren Lesbarkeit wird auf die gleichzeitige Verwendung männlicher und weiblicher Sprachformen verzichtet. Sämtliche Personenbezeichnungen gelten für beide Geschlechter gleichermaßen.

Die Verfasser haben große Mühe darauf verwandt, die fachlichen Inhalte auf den Stand der Wissenschaft bei Drucklegung zu bringen. Dennoch sind Irrtümer oder Druckfehler nie auszuschließen. Daher kann der Verlag für Angaben zum diagnostischen oder therapeutischen Vorgehen (zum Beispiel Dosierungsanweisungen oder Applikationsformen) keine Gewähr übernehmen. Derartige Angaben müssen vom Leser im Einzelfall anhand der Produktinformation der jeweiligen Hersteller und anderer Literaturstellen auf ihre Richtigkeit überprüft werden. Eventuelle Errata zum Download finden Sie jederzeit aktuell auf der Verlags-Website.

Produkt-/Projektmanagement: Susann Weber, Berlin
Lektorat: Monika Laut-Zimmermann, Berlin
Layout & Satz: zweiband.media Agentur für Mediengestaltung und -produktion GmbH, Berlin
Illustrationen: Anja Ruh, Animarco: Agentur für Bewegtbild & Grafikdesign, Konstanz
Druck: druckhaus köthen GmbH & Co. KG, Köthen

Zuschriften und Kritik an:
MWV Medizinisch Wissenschaftliche Verlagsgesellschaft mbH & Co. KG, Unterbaumstr. 4, 10117 Berlin, lektorat@mwv-berlin.de

Dank

Dieses Buch widmen wir denjenigen, die sich mit Leidenschaft für Verbesserungen im Gesundheitswesen engagieren.

Über die letzten Jahre hatten wir das Privileg, beeindruckende Führungs- und Fachkräfte bei der Umsetzung der Lean-Philosophie in ihrem Wirkungsfeld zu unterstützen. Sie haben uns gelehrt, was es braucht, damit Innovation und Veränderung eine Verbesserung bewirken – für die Patienten, für die Mitarbeitenden und für das Krankenhaus als Organisation.

Explizit möchten wir den folgenden Personen danken, welche uns mit Zeit und Rat bei der Entwicklung dieses Buches zur Seite gestanden sind:

> Dr. med. Stephanie Acklin-Geigy, Leitende Ärztin Kinder- und Jugendmedizin Kantonsspital Graubünden
> Jürg Aebi, CEO, Kantonsspital Baselland
> Monika Berger, Stationsleiterin, Kantonsspital Baselland
> Susanne Fink, Leiterin Pflege Departement Chirurgie, Spitalzentrum Biel
> Christina Gregor, Stationsleiterin, Universitätsspital Basel
> Dolores Preiß, Stationsleiterin, Klinikum Ansbach
> Dr. med. Katharina Rüther-Wolf, Programm Director Lean Hospital, Universitätsspital Basel
> Stephan Schärer, Leitung Pflegedienst, Spital Muri
> Prof. Dr. Rebecca Spirig, Direktorin Pflege und MTTB, Universitätsspital Zürich
> Prof. Dr. med. Carsten T. Viehl, ärztlicher Leiter Departement Chirurgie, Spitalzentrum Biel

Dieses Buch hätte nie entstehen können ohne die grossartige Unterstützung von Dr. med. Thomas Hopfe sowie Susann Weber und dem Team der Medizinisch Wissenschaftlichen Verlagsgesellschaft. Speziell danken wir auch Dr. Stephanie Acklin-Geigy, Stephan Schärer und René Bortolani für die kritische Durchsicht unserer Texte. Und last but not least unserem Arbeitskollegen und Tempomacher Michael Küffer für seine Unterstützung in der Umsetzung des Buches.

Wir machen das für unsere Patienten.

Patienten haben Besseres verdient. Eine sicherere, zuverlässigere Medizin. Das ist unsere Mission.

Das Bessere ist bekanntlich der Feind des Guten. Darauf beruht Fortschritt. Auf Fortschritt in Krankenhäusern hoffen all jene, welche die anspruchsvolle Reise auf sich nehmen, mittels der Prinzipien von Lean Hospital eine Station oder Abteilung zu höherer Patienten- und Mitarbeiterzufriedenheit, besserer Qualität und Sicherheit, weniger Verschwendung und besserem Service zu entwickeln. Wer einmal am Ziel angekommen ist, will nicht mehr zurück. Es ist eine völlig neue Art und Weise zu arbeiten. Sie ist mit der bestehenden Situation und ihren Einschränkungen nicht zu vergleichen. Als im Oktober 2013 die erste Lean-Bettenstation am Kantonsspital Baselland in Liestal „live" ging, sprachen alle von einem Experiment, das man notfalls jederzeit wieder rückgängig machen könne. Dieser Notfall ist in Liestal nicht eingetreten. Niemand wollte zurück zu den alten Arbeitsabläufen. Zu offenkundig waren die Vorteile der Lean-Prinzipien.

Wer den Veränderungsprozess mitgestaltet, ist immer wieder von Neuem erstaunt, wie schnell die Wirkungen des Systemwechsels eintreten. Man braucht sich nur auf den Krankenhausflur zu stellen und dem Geschehen einmal eine halbe Stunde zuzusehen. Das Grundmuster ist gelegt, und die Zufriedenheit bei Patienten und Mitarbeitenden stellt sich schnell ein. Bis die Wirkungen jedoch objektiv messbar sind, vergeht etwas Zeit. Es braucht Feinschliff und Disziplin. Der Übergang von der radikalen zur kontinuierlichen Verbesserung ist anspruchsvoll. Dieses Buch ist ein Dankeschön an diejenigen, die es gewagt haben, mit Lean Hospital in ihrem Krankenhaus zu experimentieren und eine Lean-Bettenstation einzuführen. Und es ist eine Einladung an alle, welche die befreiende Erfahrung noch vor sich haben.

Es ist eine grosse kulturelle Veränderung. Niemand wird gerne verändert, selbst dann nicht, wenn man mitgestalten kann. Alle müssen sich aus ihrer Komfortzone bewegen: Ärztinnen und Ärzte, Pflegefachpersonen, Logistikverantwortliche, die Krankenhausküche und die Krankenhausführung. Objektiv betrachtet, scheint es unmöglich, so viele Dinge auf einmal zu verändern. Im Nachhinein stellt man fest, dass es in der Summe viel einfacher war, als jede dieser Veränderungen einzeln – und manchmal gegen viel Widerstand – zu realisieren. Kleine, feine Veränderungen gehen unter dem Druck des Tagesgeschäfts schnell vergessen oder fallen der hohen Rotation des Personals zum Opfer.

Wir machen das für unsere Patienten.

Lernen und Verändern kann Spass machen. Es gibt nichts Besseres als ein Team, das gewinnt. Die Leiterin einer Pilotstation in Liestal meinte rückblickend, die Einführung der Lean-Bettenstation sei das bisher prägendste Ereignis in ihrer beruflichen Karriere gewesen. Dieses Buch ist eine Art Reiseführer, damit mehr Menschen das Wagnis auf sich nehmen. Es ist eine anspruchsvolle Reise, aber sie macht auch Spass. Viel Vergnügen bei der Lektüre.

Zürich, Juni 2017
Daniel Walker, Miriam Alkalay, Micha Kämpfer und Raphael Roth

Inhalt

1 Patienten sind keine Autos! Toyota im Krankenhausflur — 1

2 Der Realität auf der Spur — 21

3 Besser bedeutet manchmal radikal anders — 55

4 Führung dient dem Patientenwohl — 77

5 Die Komponenten des Systems Lean-Bettenstation — 93

6 Der Weg zum Ziel — 119

7 Chance Neubau — 155

8 Lean-Bettenstation – der neue Standard — 173

Autorenporträts — 187

1 Patienten sind keine Autos! Toyota im Krankenhausflur

Die Pioniere

Die erste Lean-Bettenstation wurde 2013 am Kantonsspital Baselland in Liestal bei Basel realisiert. Der heutige Krankenhausdirektor Jürg Aebi war bereit, ein Experiment zu wagen. Er war zuvor nach Seattle gereist und hatte sich mit den Konzepten der führenden Lean Hospitals auseinandergesetzt. Während eines Krankenhausaufenthalts studierte er mit geschärftem Auge das Geschehen rund um sein Patientenbett. Sein Fazit: Es muss sich einiges ändern.

Die Ausgangslage für einen Erstversuch war ideal. Die Station 6.1 in Liestal war über längere Zeit geschlossen und sollte nun mit teilweise neuem Personal wiedereröffnet werden. Mit vier Monaten Vorlauf wurden die Lösungen für die erste Lean-Bettenstation entwickelt. Die Vision war radikal. Man wollte alles weglassen oder minimieren, was nicht den Bedürfnissen der Patienten dient. Das Ziel: mehr Zeit für Patienten und mehr Stabilität und Ruhe für die Arbeitsabläufe des Personals.

Die Autoren dieses Buches waren zu diesem Zeitpunkt seit über 15 Jahren als Unternehmensberater in Krankenhäusern tätig, hatten aber bis dahin noch nie gewagt, eine komplette Systemumstellung vorzunehmen. In der Sprache von *Lean* würde man sagen: Sie vollzogen den Schritt von Kaizen (kontinuierliche Verbesserung) zu

Kaikaku (Systemumstellung, sprunghafte Verbesserung). Mit viel Enthusiasmus und wenig Geld wurden Lösungen entwickelt. Die Workshops fanden am Ort des Geschehens statt, auf der noch leeren Bettenstation. Die neue Pflegeleitung, ein Oberarzt, eine Pflegeexpertin, ein Logistiker, ein IT-Mitarbeiter, eine Apothekerin, eine Mitarbeiterin der Administration, eine Projektmanagerin – sie alle entwickelten gemeinsam Prototypen, die getestet und wieder verworfen wurden. Man arbeitete mit dem, was vorhanden war. Das Resultat war ein Set von Lösungen, die im Zusammenspiel die gewünschte Wirkung erzielten. Die Kernelemente der Pilotstation sind heute in jeder Lean-Bettenstation anzutreffen.

Der Erfolg der ersten Lean-Bettenstation hat die Grundlage für die Weiterentwicklung geschaffen. Zunächst wurde der Start um einen Monat nach vorne verlegt. Die neuen Mitarbeitenden konnten kaum eingearbeitet werden – und schon ging es los.

Irgendwie hat es geklappt. Heute wissen wir: Die Einführung von neuen Mitarbeitenden geht auf einer Lean-Bettenstation schneller. Die klaren Strukturen und Standards unterstützen den persönlichen Lernprozess. Doch was am wichtigsten ist: Die Patienten waren von Beginn an zufrieden mit dem neuen System. Nach wenigen Wochen wollte niemand zurück zu den alten Arbeitsweisen. In den drei Jahren danach wurden Lean-Bettenstationen in über 15 Krankenhäusern erfolgreich eingeführt. Damit einher ging eine kulturelle Veränderung in den Teams dieser Stationen und darüber hinaus. Davon handelt dieses Buch.

Lean ist ein Managementsystem, das im Krankenhaus zunehmende Popularität und Akzeptanz geniesst. Doch wie immer, wenn ein Thema breite Beachtung erlebt, sind die Skeptiker nicht weit. Es ist klug, nicht jedem Modetrend hinterher zu rennen und „Hypes" vorbeiziehen zu lassen, argumentieren sie. Doch der Trend *Lean* scheint eine gewisse Beharrlichkeit in sich zu bergen. Der Grund dafür ist einfach: Es funktioniert! Insbesondere die Ärzteschaft und Mitarbeitende aus der Pflege reagieren allergisch auf Konzepte, die nichts als warme Luft produzieren. Zu dieser Kategorie gehört *Lean* nicht, und wir werden in diesem Buch darlegen, weshalb die Lean-Bettenstation ein Konzept ist, das sich in der Schweizer Krankenhauslandschaft rasch verbreitet und auch in Deutschland und Österreich erste Erfolge feiert.

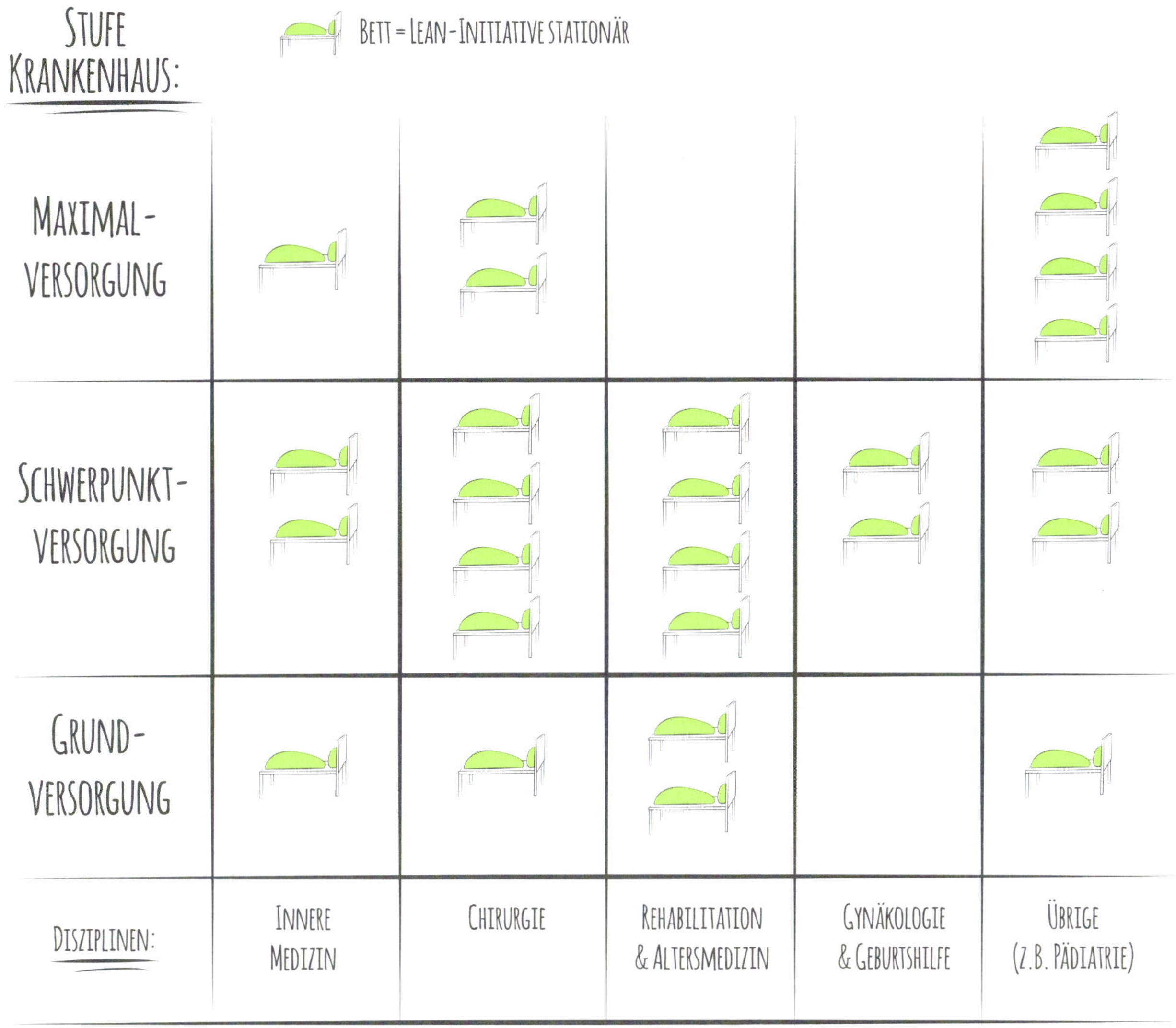

Die Pioniere

1

STUFE KRANKENHAUS:	🛏 BETT = LEAN-INITIATIVE STATIONÄR				
MAXIMALVERSORGUNG	🛏	🛏🛏			🛏🛏🛏🛏
SCHWERPUNKTVERSORGUNG	🛏🛏	🛏🛏🛏🛏	🛏🛏🛏🛏	🛏🛏	🛏
GRUNDVERSORGUNG	🛏	🛏	🛏🛏		🛏
DISZIPLINEN:	INNERE MEDIZIN	CHIRURGIE	REHABILITATION & ALTERSMEDIZIN	GYNÄKOLOGIE & GEBURTSHILFE	ÜBRIGE (z.B. PÄDIATRIE)

Abb. 1   Realisierte Lean-Bettenstationen in der Übersicht

> **Lean in der stationären Gesundheitsversorgung ist der neue Massstab**
> Seit der ersten Lean-Bettenstation im Jahr 2013 ist eine ganze Reihe von weiteren Stationen hinzugekommen. Das Konzept hat seine Anpassungsfähigkeit an unterschiedliche Voraussetzungen bewiesen. Mittlerweile gibt es Erfolgsbeispiele in beinahe allen medizinischen Disziplinen. Das Konzept überzeugt regionale Krankenhäuser ebenso wie Universitätskrankenhäuser. In über 26 Fällen ist **Lean** im stationären Bereich in der Schweiz bereits realisiert worden. Ungefähr 20 davon entsprechen dem umfassenden Ansatz, der in diesem Buch beschrieben wird.

Das Erfolgsmodell

Es gibt mehrere Gründe für den Erfolg der Lean-Denkweise im Krankenhaus. Neben der Tatsache, dass sie in Krankenhäusern Mehrwert für Patienten und Mitarbeitende schafft, haben wir, die Autoren, uns aus zwei Gründen dafür entschieden:

1. **Respekt für den Einzelnen**
   Patientinnen und Patienten sind verletzlich. Sie sind krank oder unfallbedingt verletzt. Oftmals ist ihr Immunsystem geschwächt. Manchmal befinden sie sich in einer sozial schwierigen Situation. Die Existenzberechtigung eines Krankenhauses leitet sich aus der Tatsache ab, dass Patienten in der Hoffnung hinkommen, dass sich ihre Lebensqualität verbessert. Respekt gehört auch denjenigen, die im Krankenhaus arbeiten. Sie sind oft mit einem dysfunktionalen System konfrontiert, das sie daran hindert, für die Patienten das zu leisten, wozu sie eigentlich in der Lage wären. Das Krankenhaus ist eine Expertenorganisation. Die Mitarbeitenden sind sehr gut ausgebildet. Viele der Mängel sind systemischer Natur und nicht auf persönliches Versagen zurückzuführen.

2. **Kultur der kontinuierlichen Verbesserung**
   Fortschritt ist ein Grundprinzip der modernen Medizin. Während wir bei den Behandlungsmöglichkeiten rasante Entwicklungen erleben, bewegt sich das Krankenhaus als Organisation zu wenig schnell: Die Prozesse, die Aufbauorganisation, die Informations- und Kommunikationsinfrastruktur hinken alle hinterher. Die systemischen Mängel des Krankenhauses werden im nächsten Kapitel näher beschrieben. Die Medizin entwickelt sich zu einem System. Die Krankenhäuser sind als Organisation auf verschiedensten Ebenen gefordert. Gleichzeitig findet ein Strukturwandel statt. Die Lerngeschwindigkeit muss erhöht werden. Wie sich gezeigt hat, ist *Lean* ein Mindset, das sehr gut zur Expertenorganisation Krankenhaus passt.

Berechtigte Skepsis

Die Basiskonzepte des Lean-Management-Systems sind über 60 Jahre alt. Einige der Grundprinzipien kommen von Toyota, andere von Ford oder General Electric. Es gibt Weiterentwicklungen und Anpassungen, wie zum Beispiel „Lean Six Sigma". Toyota hat es als erstes Unternehmen geschafft, verschiedene Erkenntnisse aus der Produktion in ein Gesamtsystem zu integrieren. Weltweites Vorbild ist deshalb das Toyota-Produktionssystem, erstmals beschrieben von Taiichi Ohno nach dem Zweiten Weltkrieg. Die Toyota-Philosophie wurde von Vorzeigeunternehmen wie dem Flugzeughersteller Boeing oder dem Sportwagenhersteller Porsche erfolgreich übernommen. In der Industrie ist *Lean* inzwischen ein weltweit anerkannter Standard. Das Krankenhaus tut sich damit noch etwas schwer. Die Argumente sind dabei immer dieselben. Zum Teil ist die Skepsis berechtigt, zum Teil will man sich nicht aus der Komfortzone bewegen. Organisationales Lernen geht nicht ohne die Bereitschaft dazu.

Berechtigte Skepsis

Die Bezeichnung *Lean* ist problematisch. Wenn dann noch die Verbindung zum Produktionssystem eines Autoherstellers dazukommt, ist der Widerstand im Krankenhaus programmiert. Charlie Chaplins „Modern Times" beschreibt eine Realität der industriellen Produktion, die sich in den Köpfen eingeprägt hat. Die Leute haben es gehasst. Patienten würden es hassen, am Fliessband abgefertigt zu werden. Ärztinnen, Ärzte und Pflegende würden es hassen, immer nur dieselbe Handlung am Patienten durchführen zu müssen. Damit wären wir beim ersten Vorurteil. *Lean* ist nicht Fliessband-Fertigung.

> **Vorurteil Nummer 1:** „Lean Hospital ist Fliessbandarbeit am Patienten und missachtet die Individualität der Patienten."
>
> Wie würden Sie argumentieren?
>
> **Auflösung:** „Lean Hospital ist ein Ansatz, um den Patienten an die erste Stelle zu setzen und sich besser an seinen Bedürfnissen und Erwartungen auszurichten. Es gibt im Krankenhaus viele Arbeitsschritte, die für alle Patienten gleich sind. *Lean* harmonisiert diese so, dass die Mitarbeitenden ihre Energie und Aufmerksamkeit auf die wirklich wichtigen Variationen richten können: die Einzigartigkeit jedes Patienten."

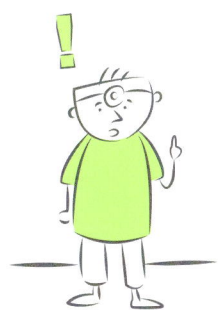

Wenn wir von einem kontinuierlichen Fluss von Leistungen sprechen, die zum Patienten kommen, ist das eine andere Geschichte. Es gibt Krankenhäuser, die deshalb

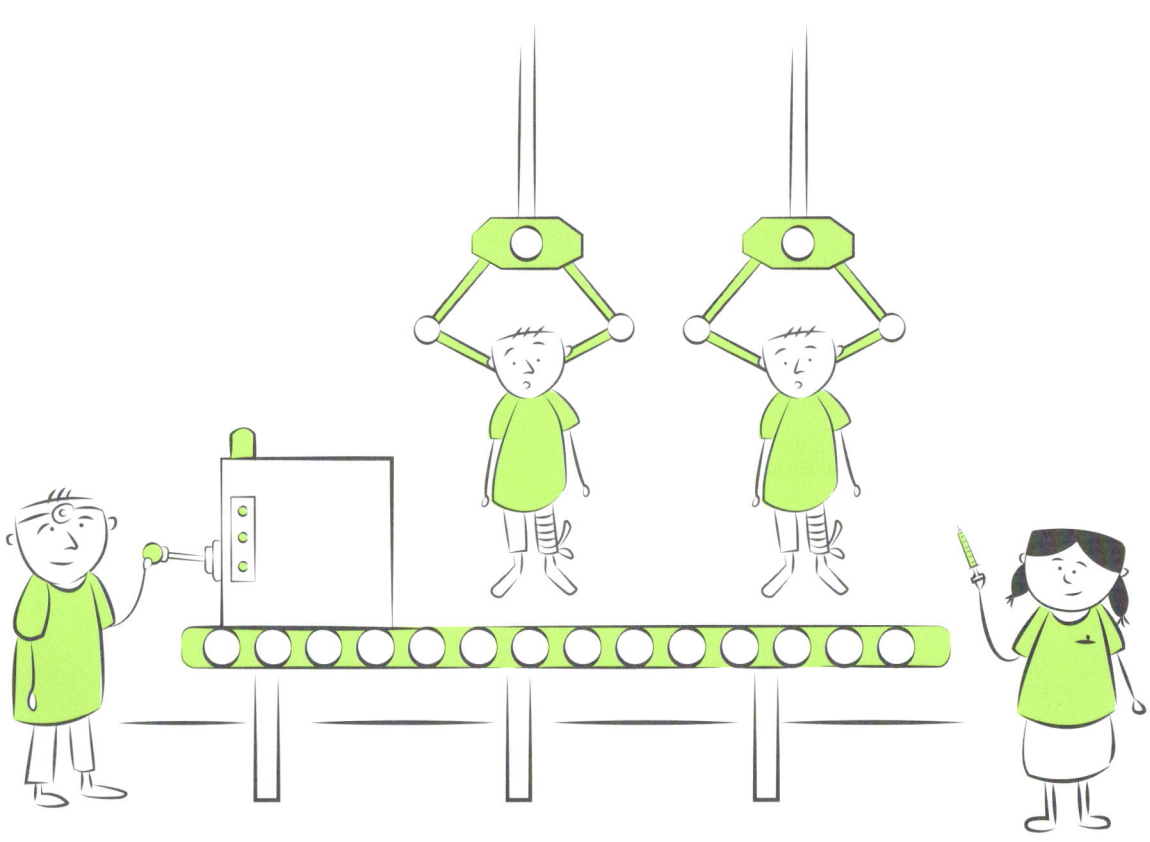

Abb. 2 Patienten am Fliessband?

nicht von *Lean* sprechen, sondern von kontinuierlicher Leistungssteigerung[1]. Die Autoren dieses Buchs sind bezüglich dieser Frage indifferent: Wichtig ist, dass durch die Anwendung der Denk- und Handlungsweisen eine Verbesserung für Patienten und Mitarbeitende eintritt. Daran soll das Konzept gemessen werden.

Organisatorische wie auch persönliche Lernprozesse sind mit Widerstand verbunden. Vor allem dort, wo bisherige Überzeugungen im Widerspruch zu neuen Erkenntnissen stehen. Umlernen kann wütend machen. Man erfährt nicht gerne, dass man gewisse Dinge anders anpacken sollte, um Ziele besser und schneller zu erreichen.

---

[1] „CPI" des Seattle Children's Hospital bedeutet: „Continuous Performance Improvement"

Berechtigte Skepsis

Nur schon die Umsetzung des Leitprinzips „Der Patient kommt immer zuerst" fordert heraus. Diskussionen in Behandlungsteams laufen anders, wenn die Sicherheit und die Bedürfnisse des Patienten erste Priorität geniessen. *Lean* umsetzen ist kein Spaziergang. Von der Führung wird kontinuierliches Lernen und Konfrontation mit dem gegenwärtigen Zustand verlangt.

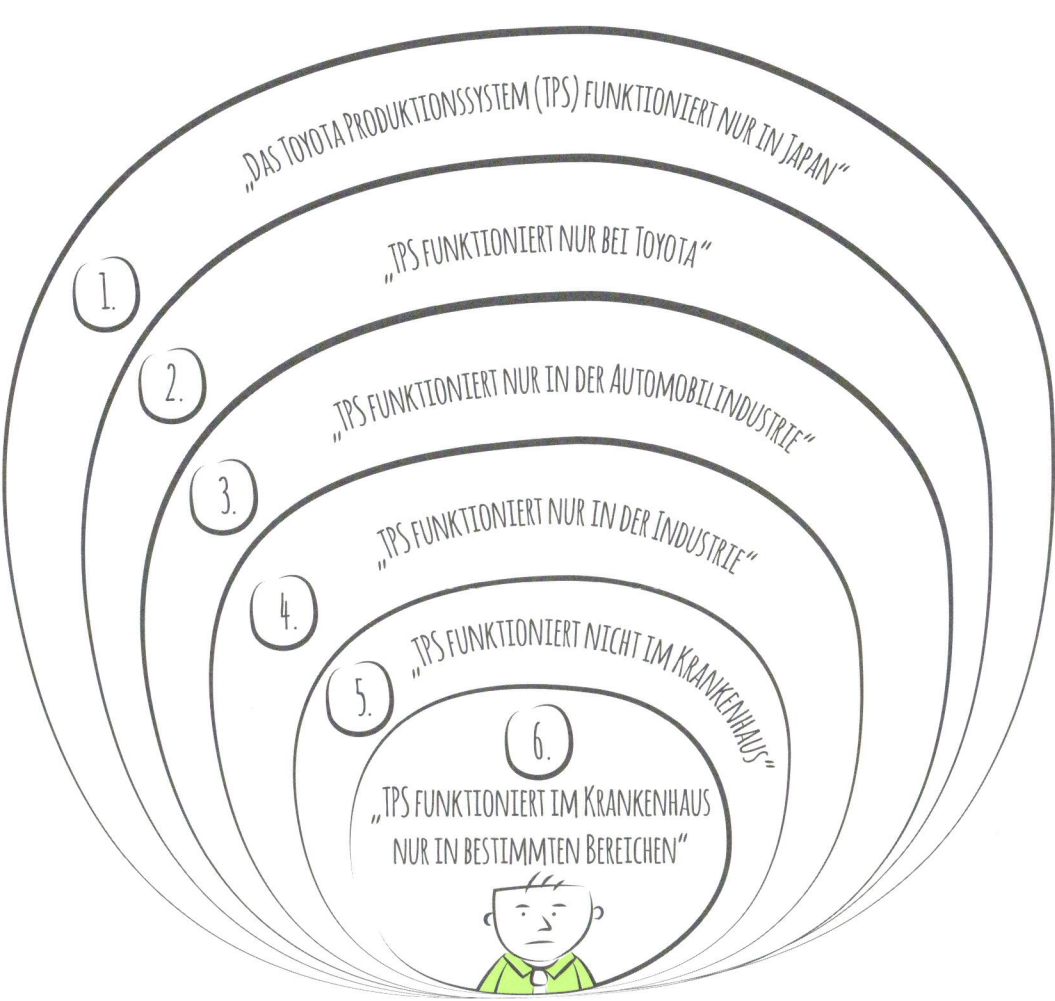

Abb. 3 Widerstand gegen *Lean*

Der Widerstand gegen *Lean* hat eine lange Geschichte. Diese lässt sich nach dem Zwiebelschalen-Prinzip darstellen:

1. **Argument Nummer eins** war, dass das TPS (Toyota-Produktionssystem) nur in Japan funktionieren würde, da es auf dessen Kultur abgestimmt sei. Das hat Toyota in seinen Werken in den USA und weltweit widerlegt.
2. **Argument Nummer zwei** war, TPS würde nur bei Toyota funktionieren – zwar weltweit, aber eben nur dort. Das hat Porsche mit der erfolgreichen Übernahme des Toyota-Produktionssystems widerlegt. Heute orientieren sich praktisch alle Automobilhersteller an Toyota. Jene, die zu spät gekommen sind, büssen es bitter.
3. **Argument Nummer drei** war, die Toyota-Philosophie sei in der Automobilindustrie entwickelt worden und würde deshalb nur in der **Automobilindustrie** funktionieren. Das hat Boeing eindrücklich widerlegt. Die Ingenieure bei Boeing sagten zu Beginn: „Wir bauen schliesslich Flugzeuge, keine Autos!" Nach einer Studie von McKinsey gab es bereits 2014 kein börsennotiertes Industrieunternehmen mehr, das nicht mindestens mit Elementen der Lean-Philosophie arbeitete.
4. **Argument Nummer vier** war, TPS beziehungsweise die Toyota-Philosophie würde nur in der **Industrie** funktionieren. Das Produktionssystem von Toyota würde eine Denkhaltung voraussetzen, die im Dienstleistungssektor nichts zu suchen habe. Das hat eine Reihe von Dienstleistern wie Amazon oder Charles Schwab widerlegt. Alle Leistungen am Mehrwert für den Kunden auszurichten, ist auch im Dienstleistungssektor richtig. Neuere Studien zeigen allerdings, dass das Toyota-Produktionssystem ohne die Übernahme des Führungssystems in Dienstleistungsunternehmen nur eingeschränkt wirksam ist.[2]
5. **Argument Nummer fünf** war, die Toyota-Philosophie würde zwar in vielen **Branchen** funktionieren, nicht aber im Krankenhaus. Das haben Krankenhäuser wie das Virginia Mason Medical Center in Seattle oder das Seattle Children's Hospital klar widerlegt. Allerdings hat sich auch hier gezeigt, dass das Führungssystem für den Erfolg in der Expertenorganisation Krankenhaus ausschlaggebend ist.
6. **Argument Nummer sechs** ist, *Lean* würde wohl in **bestimmten Bereichen** des Krankenhauses funktionieren, zum Beispiel bei einfachen Eingriffen, nicht jedoch in der Inneren Medizin. Auch Ärzte sagen: „Patienten sind keine Autos!" Das ist korrekt. Skeptiker wenden ein: „Jeder Patient ist einzigartig." Auch das stimmt. Nur hat sich gezeigt, dass ausgerechnet in komplexen Patientensituationen wie etwa in der Behandlung von Tumorkranken *Lean* ein mächtiges Instrument ist. Führende Krankenhäuser haben bewiesen, dass mit *Lean* herausragende medizinische Qualität erzielt werden kann.

---

2 Cerioli D (2009) As Atividades de Serviços. Universidade. Estadual do Oeste do Paraná.

Strukturwandel bedingt Kulturwandel

Was lernen wir aus den Argumenten eins bis sechs? *Lean* scheint extrem anpassungsfähig zu sein. Es ist eine Denkhaltung, keine starre Methode. Im Kern geht es darum, alles wegzulassen, was dem Patienten nichts bringt. Der Patient soll jene Leistungen erhalten, die er jetzt braucht und das mit grösstmöglicher Sicherheit. Bei *Lean* geht es nicht um Autos. Es geht darum, Menschen aufzubauen, zu führen, zu entwickeln. Es geht um Menschen, Patienten wie Mitarbeitende. Dadurch lassen sich auch im Gesundheitswesen die zentralen Vorteile von *Lean* umsetzen.

Vorurteil Nummer 2: „*Lean* ist ein Prinzip aus der japanischen Autoindustrie und funktioniert in einem europäischen Krankenhaus nicht."

Wie würden Sie argumentieren?

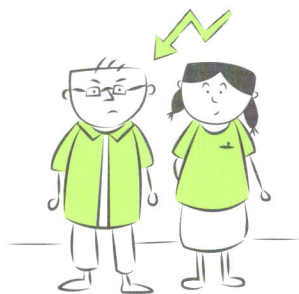

Auflösung: „Lösungsansätze müssen der jeweiligen Kultur angepasst werden. Der Siegeszug der Lean-Philosophie im Gesundheitswesen führte von Japan über den US-amerikanischen Flugzeugbau und einige sehr erfolgreiche US-Krankenhäuser in das europäische Gesundheitswesen. Heute gibt es in Dutzenden von Krankenhäuser Erfolgsgeschichten, von Schweden bis nach Spanien. Die Übersetzungsleistung ist anspruchsvoll und bedingt eine intensive Auseinandersetzung mit dem Konzept."

Strukturwandel bedingt Kulturwandel

Krankenhäuser befinden sich in einem Strukturwandel. Die wichtigsten Treiber sind der medizinische Fortschritt und die Digitalisierung. Was lange undenkbar war, ist jetzt möglich. Eine Hüftprothese kann ambulant eingesetzt werden, und das Ergebnis ist in der Regel erst noch besser. Ein Krankenhausaufenthalt ist nicht mehr zwingend erforderlich. Vor wenigen Jahren waren Patienten, die eine Hüftprothese erhalten hatten, anschliessend neun und mehr Tage im Krankenhaus. Experten sprechen davon, dass sich die Aufenthaltsdauer in deutschen Krankenhäusern innerhalb von wenigen Jahren auf die Hälfte verkürzen könnte. Rund ein Drittel der heute stationären Krankenhausleistungen werden zukünftig ambulant erbracht. Für das System Krankenhaus ist das eine riesige Herausforderung. Immer ältere, immer kränkere Patienten müssen in immer kürzerer Zeit wieder zur physischen und psychischen Selbständigkeit begleitet werden. Die damit verbundene Steigerung der Produktivität ist nur möglich, indem Leistungen standardisiert werden, die immer gleich sind.

1 Patienten sind keine Autos! Toyota im Krankenhausflur

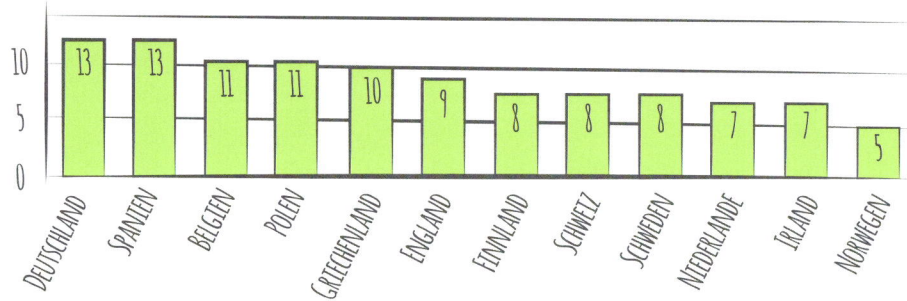

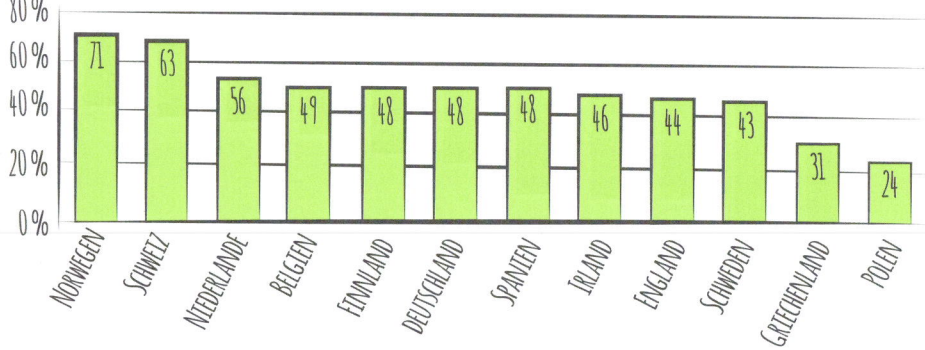

Abb. 4   Pflege am Anschlag

> **Pflege am Anschlag?**
> Die europaweite Studie RN4CAST befragte rund 34'000 Mitarbeitende aus der Pflege. Sie präsentiert eine spannende Bestandsaufnahme: So schwankt die Anzahl der Patientinnen und Patienten pro Pflegefachperson zwischen fünf und dreizehn im Schnitt. Ebenso schwankt auch die Zufriedenheit der Befragten mit ihrer Arbeitsumgebung. Insgesamt fühlen sich Pflegekräfte emotional wenig erschöpft.

Strukturwandel bedingt Kulturwandel

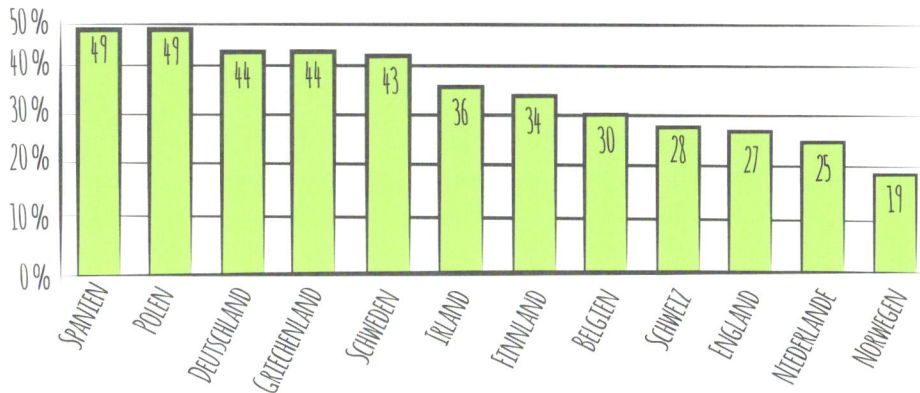

Abb. 4 Pflege am Anschlag (Fortsetzung)

Dennoch gibt es keinen Grund zur Entwarnung!

Gemäss der Umfrage einer deutschen Gewerkschaft fühlen sich mehr als 60% der befragten Pflegekräfte in Krankenhäusern durch Arbeitsverdichtung gestresst: Sie beschreiben, mehr Arbeit in der gleichen Zeit erledigen zu müssen als im Jahr zuvor. Neun von zehn Pflegekräften fühlen sich in der täglichen Arbeit gehetzt. Dies führt zum beunruhigenden Befund von RN4CAST, dass jede dritte Pflegekraft die Absicht hegt, ihre Stelle innerhalb eines Jahres zu kündigen. Meist wechseln diese Personen nicht bloss den Arbeitgeber, sondern wenden dem Gesundheitswesen ganz den Rücken zu. Dies ist alarmierend, insbesondere in Anbetracht des zunehmenden Fachkräftemangels.[3]

Informationstechnologien spielen eine bedeutende Rolle. Es ist absehbar, dass administrative Prozesse automatisiert und vollständig vom Patienten gesteuert werden können. Es ist absehbar, dass medizinische Prozesse teilautomatisiert werden. Künstliche Intelligenz wird Entscheidungsprozesse beschleunigen. Riesige Daten-

---

3 Ausserhofer D, Zander B, Busse R, Schubert M, De Geest S, Rafferty AM, Ball J, Scott A, Kinnunen J, Heinen M, Sjetne IS, Moreno-Casbas T, Kózka M, Lindqvist R, Diomidous M, Bruyneel L, Sermeus W, Aiken LH, Schwendimann R; RN4CAST consortium (2014) Prevalence, patterns and predictors of nursing care left undone in European hospitals: results from the multicountry cross-sectional RN4CAST study. BMJ quality & safety 23(2), 126–135

mengen werden ausgewertet, Muster erkannt und daraus Schlussfolgerungen bezüglich des Behandlungsplans abgeleitet. Als sich Flugzeuge zu komplexen und vernetzten Systemen entwickelten, geriet Boeing in Schwierigkeiten. Computer eroberten die Cockpits. Die bisherige Art und Weise, Flugzeuge zu bauen, funktionierte nicht mehr. Das Ergebnis waren Qualitätsprobleme. Man hatte darauf gebaut, für jedes Thema einen Experten zu haben. Plötzlich musste man sie miteinander vernetzen. Heute sind sich alle einig: Das Toyota-Produktionssystem hat Boeing in den neunziger Jahren des letzten Jahrhunderts gerettet.

Interessanterweise unterstützt *Lean* den Kulturwandel in der Medizin. Es ist eine der Stärken von *Lean*, die Leistungen des Einzelnen in ein Gesamtsystem einzubetten. Doch damit dies möglich ist, muss ein Kulturwandel geschehen. Es gibt unter der Ärzteschaft solche, die sich als „Künstler" verstehen. Damit verbunden ist ein hoher Autonomieanspruch. Natürlich gibt es in der Medizin die Komponente, dass gewisse Dinge durch Intuition – dem unbestimmten Erfahrungswissen – zu entscheiden sind. Piloten sind früher ihre Flugzeuge mit dem Hintern geflogen. Mit dem Anspruch der Zivilluftfahrt, sicherer zu werden, war Schluss mit dem Künstlertum. Heute fliegt keiner mehr einen A380 oder eine Boeing 787 mit seinem Hintern.

Die Medizin steht vor ähnlichen Herausforderungen. Krankenhäuser haben eine Defektrate von über 2%. In der Luftfahrt würde eine solche Defektrate unverzüglich zum Ruin der Airline führen. Die Medizin muss sicherer werden, und künstliche Intelligenz beziehungsweise das „Machine Learning" werden dabei eine grosse Rolle spielen. Gewisse Prozesse werden im „Autopilot"-Modus laufen. Die Befundung von Bildern kann bereits zu einem hohen Anteil automatisiert werden. Die Rollen von Ärzteschaft und Pflege werden sich stark verändern. IT-Systeme werden Entscheidungshilfen bereitstellen und ihr Veto gegen gewisse Entscheidungen einlegen, zum Beispiel bei der Medikation. Man wird viel vorausschauender agieren und nicht „auf Zusehen" fliegen.

Die Medizin entwickelt sich zu einem System. Mit „System" ist das synchronisierte Zusammenspiel von Kompetenzen verschiedener Fachgebiete und Professionen, Vorgehensweisen und Prozeduren, Materialien, Medikamenten, Technologien und Geräten gemeint. Um nochmals ein Bild von der Luftfahrt zu gebrauchen: Um den Flug eines Passagiers von Zürich nach Seattle zu ermöglichen, sind über 1'000 Personen involviert:

- In Zürich: Piloten, Cabin Crew, Wetterdienst, Operation Control, Ground Service, Passagiere (müssen ihre Rolle wahrnehmen), Sicherheitskontrolle, Passkontrolle bei der Ausreise, Immigration Aussenstelle der US-Regierung, Lounge, Restaurants, Läden, Tower, Luftverkehrskontrolle, Polizei, Airfield Maintenance usw.

Strukturwandel bedingt Kulturwandel

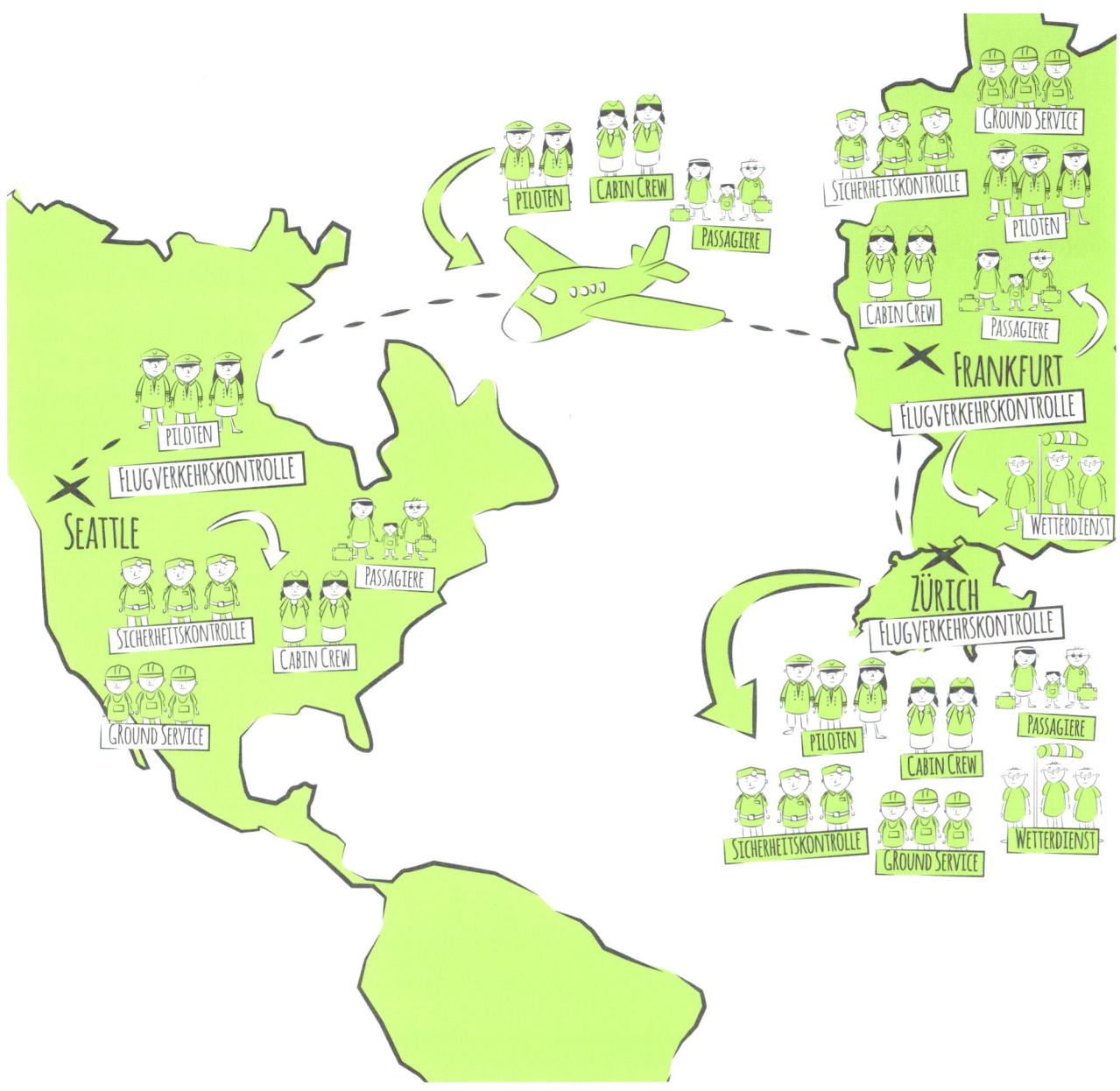

Abb. 5   Flug von Zürich nach Seattle

- In der Luft: Piloten, Cabin Crew, Luftverkehrskontrollen (diverse), Operation Control
- In Frankfurt (Umsteigeflughafen): Piloten, Cabin Crew, Passagiere (die müssen mitmachen), Anflugverkehrskontrolle, Ground Services, Sicherheitskontrolle, Passkontrolle bei der Ausreise, Immigration Aussenstelle, Lounges, Restaurants, Läden, Tower, Luftverkehrskontrolle, Polizei, Airfield Maintenance usw.
- In Seattle (Zielflughafen): Piloten, Cabin Crew, Tower, Immigration, Ground Service, Baggage Handling usw.

Im Krankenhaus ist *Lean* dort besonders erfolgreich, wo es um die Integration von Leistungen geht: Also überall dort, wo es komplex wird. Führende Krankenhäuser der Welt beginnen sich nach Krankheitsbildern zu organisieren und verbessern so ihre Leistungsfähigkeit. Bei der Gestaltung ihrer Prozesse greifen sie auf Lean-Methoden zurück. *Lean* betrifft dabei die Themen Patientensicherheit, Patientenorientierung, Personalentwicklung, Führungswirksamkeit, Strategieumsetzung, kontinuierliche Verbesserung, systemische Veränderung, Alltags-Problemlösungen, Mitarbeiterengagement usw.

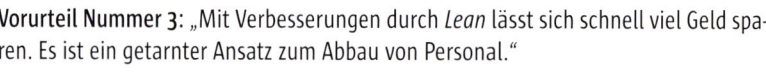

Vorurteil Nummer 3: „Mit Verbesserungen durch *Lean* lässt sich schnell viel Geld sparen. Es ist ein getarnter Ansatz zum Abbau von Personal."

Wie würden Sie argumentieren?

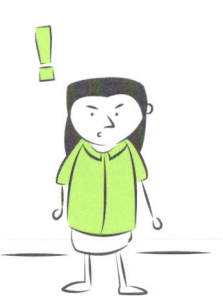

Auflösung: „Wer mit Lean Personal einsparen will, ist auf dem falschen Weg. Lean Hospital setzt auf die Energie und die Expertise der Mitarbeitenden für die kontinuierliche Verbesserung. Diese versiegt sofort, sobald Effizienzgewinne zu Personalabbau führen. Die Realität im Krankenhaus sind immer komplexere Patientensituationen und ein zunehmender Fachkräftemangel. Lean Hospital kann helfen, diese Schere zu schliessen."

Die Bettenstation – ein Lagerplatz?

Besucht ein Lean-Experte einen anderen, lautet seine erste Frage oft: Zeige mir deine Materialräume, und ich sage dir, wie effizient und kundenorientiert du bist. Überspitzt formuliert könnte man sagen, dass viele Krankenhäuser ihre Bettenstationen wie Lagerplätze betreiben. Patienten kommen dorthin, um auf etwas zu warten, zum Beispiel auf eine Behandlung, eine Bildgebung, eine Physiotherapie oder die Entlassung. Chirurgische Kliniken legen ihre frisch operierten Patienten auf eine Bettenstation. Dort sollen sie warten, bis sie nach Hause geschickt werden können.

Die Bettenstation – ein Lagerplatz?

Die Rolle der Pflege ist, sie zu überwachen, sowie die Hygiene und die Verpflegung sicherzustellen.

Dieses Verständnis ist längst überholt. Heutzutage geschieht auf einer Bettenstation Einiges. Im Eingangsbereich des Södersjukhuset Krankenhauses in Stockholm illustrieren drei Zahlen eindrücklich, was das konkret bedeutet: In 60 Jahren hat sich die Aufenthaltsdauer ungefähr um den Faktor sechs verkürzt und die Anzahl der Angestellten verfünfzehnfacht. Die Anzahl der Betten erhöhte sich aber lediglich um 10%.

Im Klartext: Mit diesen Patienten wird gearbeitet. Nun werden einige sagen, das machen wir doch heute schon. Richtig, aber viel zu wenig, um die zukünftigen Anforderungen erfüllen zu können. Wie soll man es schaffen, die Aufenthaltsdauern zu verkürzen, wenn man nur darauf wartet, bis die Patienten von selber soweit sind? Die traurige Tatsache ist, dass Ärzteschaft und Pflege heute gar nicht dazu kommen, systematisch mit ihren Patienten zu arbeiten. Ihre Leistungen verpuffen oft im Durcheinander, das der Krankenhausalltag laufend produziert.

Fakten und deren Veränderung 1944 bis 2014

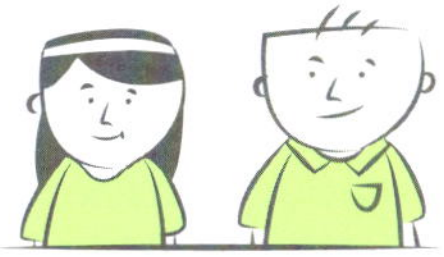	Anzahl Angestellte	1944: 270	2014: 4300
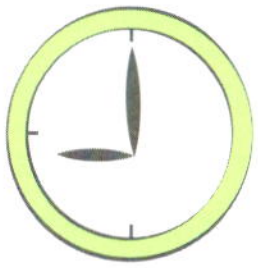	Durchschnittliche Aufenthaltsdauer	1944: 16–20	2014: 2–5
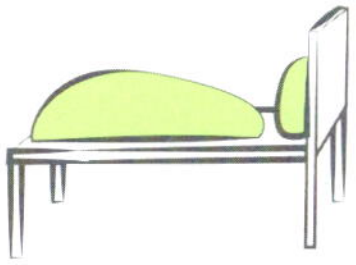	Anzahl der Pflegeplätze	1944: 600	2014: 649

Abb. 6   Zahlen und Fakten Södersjukhuset

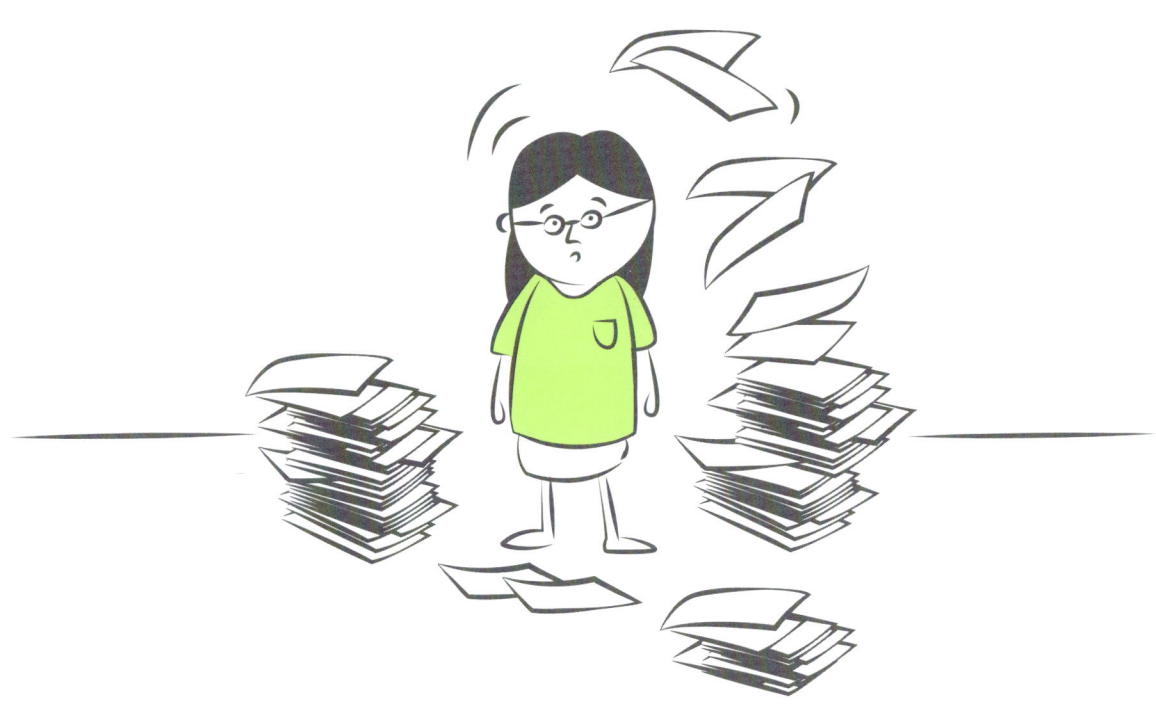

Abb. 7   Lähmende Administration

> *Mehr Zeit für den Patienten – wo stehen wir heute?*
>
> *Es existiert wenig Datenmaterial über die Art und Weise, wie patientennah Ärzte ihre Arbeitszeit verbringen. Das Universitätsspital Lausanne (CHUV) hat in einer Zeitstudie 36 Assistenzärzte während insgesamt 700 Stunden begleitet und dabei ihre Aktivitäten aufgezeichnet. Dabei unterschieden die Beobachter zwischen Aktivitäten, die direkt mit der Diagnose und Behandlung von Patienten zusammenhängen und unterstützenden, eher indirekten Tätigkeiten. Zusätzlich notierten sie weitere Elemente wie Forschung, Kommunikation, Administration oder Wegzeiten. Zudem sah das Studiendesign vor, die Zeit am Telefon und am Computer zu erfassen.*
>
> *Die Ergebnisse sprechen für sich: Im Durchschnitt verbrachten die Assistenzärzte lediglich 17 Minuten pro Stunde direkt mit dem Patienten. Die Arbeit am Computer macht mehr als die Hälfte der Arbeitszeit aus. Zudem konzentriert sie sich oft am Ende des Arbeitstages, nach 18 Uhr. Das schlägt sich auch in den Überstunden nieder, pro Schicht fallen knapp 100 Minuten Überzeit an.*

Die Bettenstation – ein Lagerplatz?

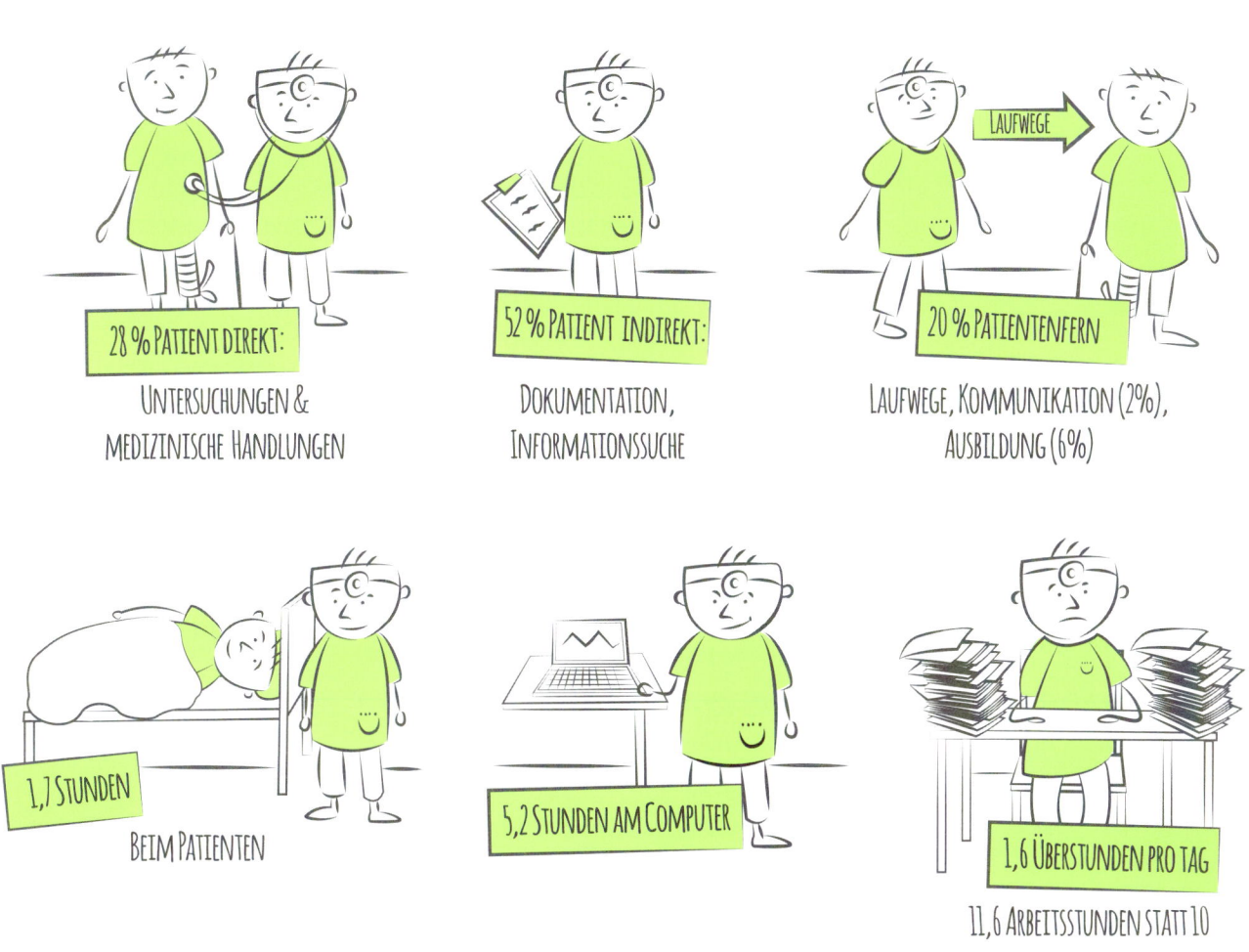

Abb. 8 Zu wenig Zeit für Patienten?

Pflegemitarbeitende im Stress – was bleibt liegen?
RN4CAST ist mit 34'000 teilnehmenden Pflegemitarbeitenden aus 488 Krankenhäusern in 12 europäischen Ländern eine der am breitesten abgestützten Studie. In einer Teilauswertung der Studie zeigt sich: In Stress- und Überlastungssituationen werden am ehesten das persönliche Gespräch mit den Patienten und die Pflegeplanung vernachlässigt. Dicht gefolgt von der Patienten- und Angehörigeninformation und -instruktion. Das heisst, die Patienten werden weniger individuell angesprochen und betreut. Die Qualität der aktiven Planung leidet. In Krankenhäusern mit einer höheren Anzahl Patienten pro Pflegefachkraft ist dieser Effekt signifikant stärker spürbar. Dasselbe gilt für Organisationen, in denen nicht-pflegerische Aufgaben wie Logistik und/oder Verpflegung bei den Pflegemitarbeitenden angesiedelt sind. Spannend ist, dass die Effekte über alle Länder relativ konstant sind.[4]

Auf den Bettenstationen akzentuieren sich die Mängel, die das Krankenhaus heute mit sich schleppt. Krankenhäuser sind nach Fachdisziplinen organisiert. Das hat zwar den medizinischen Fortschritt der vergangenen 100 Jahre begünstigt, ist aber heute von Nachteil. Der Alltag von Ärzteschaft und Pflege ist gekennzeichnet von Unterbrechungen, angefangenen Arbeiten und überbordender Komplexität. Mitarbeitende sind überlastet und fühlen sich gestresst. Der Grund dafür ist, dass jeder für sich selber schaut. Im Fachjargon spricht man von „Binnenoptimierung". Jede Klinik will mehr Betten, mehr Stellen, mehr Büros, mehr OP-Kapazität, mehr IT-Ressourcen. Alle wissen inzwischen, dass es das nur noch ausnahmsweise gibt. Es gibt Krankenhäuser, in denen die Frustration keine Grenzen kennt.

Kurzum: Patienten verdienen eine gute, sichere Betreuung in einem Umfeld, das aktiv und zielgerichtet auf das gemeinsame Ziel hinarbeitet: die Genesung und Entlassung des Patienten. *Lean* ist ein vielversprechender Ansatz, um dieses Ziel zu erreichen.

Monika Berger, Stationsleiterin am Standort Liestal, Kantonsspital Baselland: „Die gesteigerte Produktivität der Lean-Bettenstation ist ein Nebenprodukt. In erster Linie geht es darum, mehr Zeit für die Patienten zu haben. Mit Lean Hospital setzen wir genau da an, wo wir

---

4 Ausserhofer D, Zander B, Busse R, Schubert M, De Geest S, Rafferty AM, Ball J, Scott A, Kinnunen J, Heinen M, Sjetne IS, Moreno-Casbas T, Kózka M, Lindqvist R, Diomidous M, Bruyneel L, Sermeus W, Aiken LH, Schwendimann R; RN4CAST consortium (2014) Prevalence, patterns and predictors of nursing care left undone in European hospitals: results from the multicountry cross-sectional RN4CAST study. BMJ quality & safety 23(2), 126–135

seit Jahrzehnten in der Pflege Probleme haben, weil uns traditionelle Strukturen zu viel Zeit kosten. Lean setzt neue Akzente und bringt uns vermehrt zurück zur Kernkompetenz unserer Arbeit am Patientenbett. Diese haben wir schliesslich auch gelernt."

Weiterführende Literatur

Graban M (2008) Lean Hospitals: Improving Quality, Patient Safety, and Employee Engagement. CRC Press Boca Raton, Florida USA

Taylor I, Baker M, Mitchell A (2009) Making Hospitals Work: How to improve patient care while saving everyone's time and hospitals' resources. Lean Enterprise Academy Herefordshire U.K.

Walker D (2015) Lean Hospital: Das Krankenhaus der Zukunft. MWV Medizinisch Wissenschaftliche Verlagsgesellschaft Berlin

2   Der Realität auf der Spur

„Gemba" auf Station 4.2

Es ist 7 Uhr, Arbeitsbeginn. Das Stationszimmer gleicht einem Bienenhaus. Die Frühschicht ist da. Während Peter Neuhaus von der Nachtschicht berichtet, was sich von 22.30 Uhr bis 7 Uhr ereignet hat, trudeln die letzten Mitarbeitenden ein. Herta Witgern ist die Stationsleiterin. Sie teilt die Patienten ein. Sie wirkt gestresst. Eine Pflegehelferin hat sich kurzfristig krankgemeldet. Es ist Grippesaison. Die Pflegehelferin ist schon die Zweite, die heute ausfällt. Die Bleistifte sind gezückt. Die Pflegemitarbeitenden schreiben sich auf, für wen sie zuständig sind. Dann holen sie sich die Patientenakten aus der Ablage und beginnen, sich einzulesen. 12 Minuten sind vergangen. Alle sind vertieft ins Studium der Patientenakten. Die einen arbeiten mit einem kleinen Notizbuch, die anderen mit einer ausgedruckten Patientenliste. Während die einen die Medikamente für ihre Patienten durchgehen, bereiten die anderen Blutentnahmen vor oder gehen zum Geräteraum und holen das elektronische Blutdruckmessgerät oder die Sitzwaage. Die Sitzwaage ist der Engpassfaktor. Es hat nur zwei, und die meisten Patienten müssen gewogen werden. Es ist 7.32 Uhr, als die erste Pflegemitarbeiterin ein Patientenzimmer betritt. An diesem Morgen sind mehr Leute auf der Station als üblich. Es ist ein Gemba angesagt. Gemba bedeutet „der Ort des Geschehens". Eine Leitende Ärztin der Klinik für Thoraxchirurgie folgt einer

Pflegefachfrau. Sie hält ein Klemmbrett in der Hand und notiert jede Aktivität. Die Stoppuhr auf dem Mobiltelefon läuft mit. Mit ihr unterwegs ist die Pflegedirektorin des Krankenhauses. Sie führt das Spaghettidiagramm, auf dem sie die Wege der Pflegefachfrau nachzeichnet. Auf einer zweiten Liste trägt sie die Probleme und die Mängel ein, die sie während der Beobachtung feststellt.

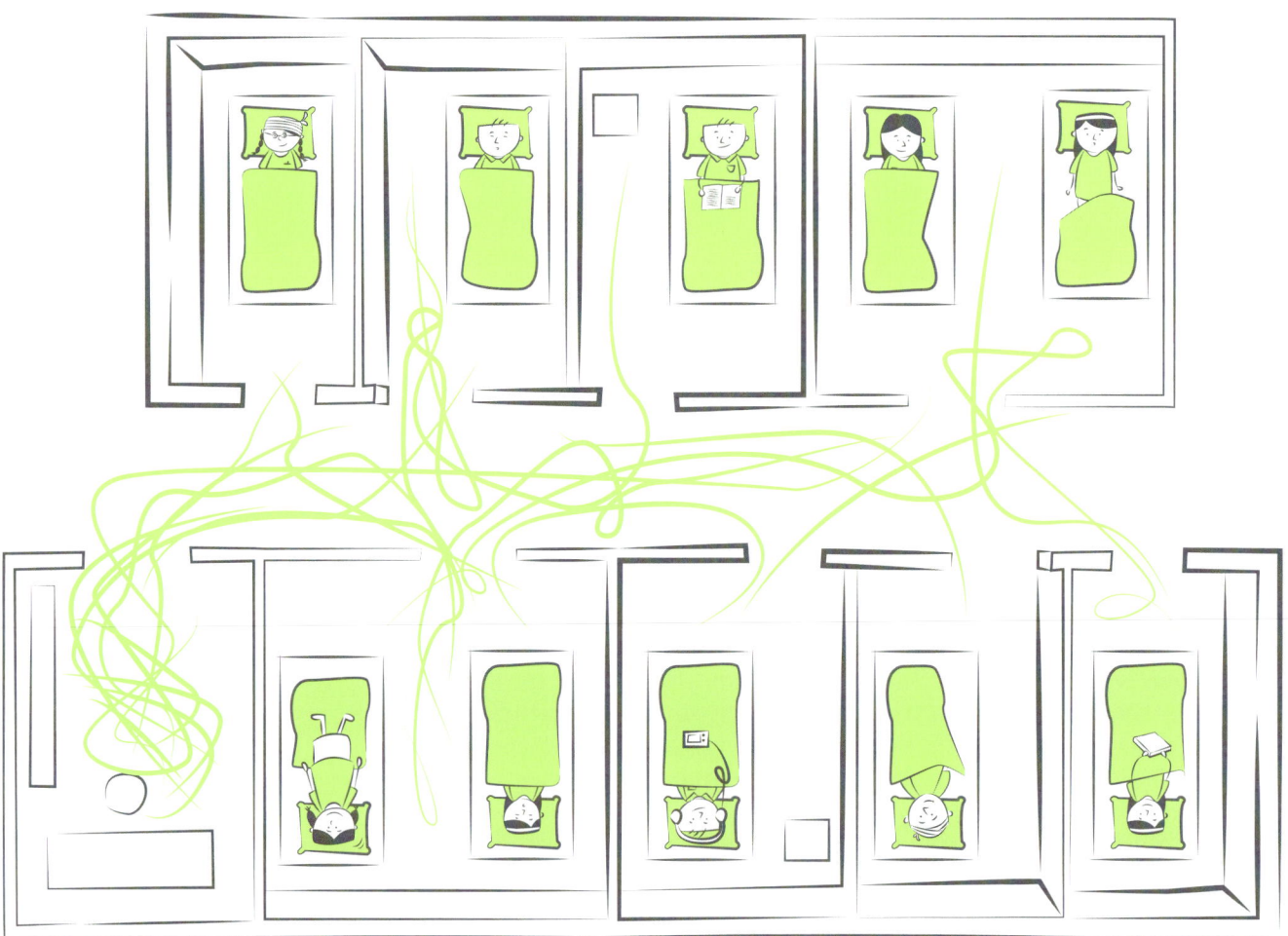

Abb. 9 Beispiel eines Spaghettidiagramms

Datenauswertungen sind wichtig als Grundlage für jede Verbesserung. Doch manchmal erzählen Excel-Auswertungen nicht die ganze Wahrheit. Statistiken sind eine unsichere Angelegenheit. Deshalb geht man an den Ort des Geschehens, den Gemba, und schaut mit eigenen Augen, was wirklich geschieht. Wer an einem Gemba teilnimmt, tut dies mit wachen Augen, offenen Ohren, klarem Verstand und mit wenigen Worten. Es geht in keiner Art und Weise um eine Beurteilung von Mitarbeitenden: Wer sich an den Ort des Geschehens begibt, der will im Tagesbetrieb verstehen, was vor sich geht. Es geht darum, eine konkrete Fragestellung über das Mittel der Beobachtung zu begreifen und sich nicht von der eigenen Intuition oder Erfahrung leiten zu lassen.

Man tut dies mit grossem Respekt vor den Menschen, die ihre Aufgabe jeden Tag ernst nehmen. Sie haben diesen Beruf gewählt, weil sie anderen Menschen helfen wollen. Niemand macht mit Absicht einen schlechten Job. Niemand gefährdet Patienten mit Absicht. Es gibt Situationen, in denen es einfacher ist, einen guten Job zu machen, und solche, in denen es schwieriger ist. Das Krankenhaus mit seinen komplexen Prozessen und Strukturen bietet eine Arbeitsumgebung, in der es manchmal schwierig ist, das Richtige zu tun. Das gilt speziell für die Bettenstation.

Die Beobachterrolle ist keine einfache. An einem Gemba kann ein grösseres Team unterwegs sein, zusammengesetzt aus internen und externen Experten. In einem Gemba genau hinzuschauen und zu sehen, wie es wirklich ist, kann belastend sein. Ein Kaderarzt meinte Jahre später, der Gemba in „seinem" Notfallzentrum sei die schlimmste Erfahrung seiner Berufskarriere gewesen. Er musste zusehen, wie eine betagte Schlaganfallpatientin viermal befragt wurde, zuerst durch die Fachärztin des Notfalls, dann durch einen Assistenzarzt der Neurologie, dann durch einen Oberarzt der Neurologie und schliesslich durch den Chefarzt der Neurologie. Dies geschah innerhalb einer halben Stunde. Die Standards für Schlaganfallpatienten, die in einem langen Entscheidungsprozess erarbeitet worden waren, wurden nicht eingehalten. Pflege- und Ärztekader sind nicht selten geschockt, wenn sie mit eigenen Augen sehen, wie unstrukturiert beim Patienten gearbeitet wird. Nur wer weiss, wie es wirklich ist, versteht, was zu tun ist.

Die nun folgenden Begebenheiten haben sich nicht exakt so zugetragen, wie sie beschrieben sind. Zur Verständlichkeit wurden einige Dinge vereinfacht. Sie basieren jedoch auf langjähriger Erfahrung am Ort des Geschehens – am Gemba.

Verbandwechsel bei Patient Meier

Es ist 11.22 Uhr. Die Oberarztvisite der Viszeralchirurgie ist noch nicht ganz abgeschlossen. Trotzdem eilt Oberarzt Dr. Wylandt zurück in den OP. Er hat einen Anruf von der Anästhesiepflegerin Maya Grichnik aus dem OP erhalten; der nächste Patient liege bereits in Vollnarkose auf dem OP-Tisch. Dr. Wylandt hat die Visite spontan zwischen zwei Operationen hineingeschoben.

Pflegefachmann Jonas Kovacik hat die Aufgabe gefasst, beim Patienten Hanspeter Meier einen Verbandwechsel durchzuführen. Allerdings möchte der Assistenzarzt der Viszeralchirurgie, Dr. Meinrad, sicherheitshalber einen kurzen Blick auf die Operationswunde werfen, bevor der Verband erneuert wird. Heute ist Gemba, weshalb Pflegefachmann Kovacik in dieser Sequenz vom Finanzvorstand des Krankenhauses und einer externen Beraterin begleitet wird. Sie notieren sich die einzelnen Arbeitsschritte und führen eine Liste der Verschwendungen und Mängel.

Es ist 11.25 Uhr. Als erstes sucht Kovacik den Assistenzarzt und findet Dr. Meinrad in seinem Büro. Sie vereinbaren, dass Kovacik den Verband öffnet und der Assistenzarzt dann gleich dazu kommt. Kovacik geht zum Patienten Meier und informiert ihn über den bevorstehenden Verbandswechsel. Dieser ist einverstanden. Als nächstes geht Herr Kovacik ins Materiallager, wo er sich das Verbandsmaterial für die Wundbehandlung zusammensucht. Mit einem Rollwagen geht er zurück zum Patienten und entfernt den Verband. Dann stellt er fest, dass doch noch etwas fehlt.

Es ist jetzt 11.29 Uhr. Der Assistenzarzt ist noch nicht da. Also geht Kovacik wieder in den Materialraum. Zurück beim Patienten ist er auf einmal unsicher, ob er diese Aufgabe überhaupt hätte beginnen sollen, weil die Oberarztvisite der Thoraxchirurgie in ein paar Minuten starten könnte. Die Oberarztvisite verlief bisher schleppend. Gewöhnlich ist sie um 11 Uhr abgeschlossen. Herr Kovacik sieht, wie Hotellerieassistent Lienhard damit begonnen hat, das Mittagessen zu servieren. Kovacik geht schnell hin und bittet Lienhard, bei Patient Meier mit dem Mittagessen noch zu warten. Der Zeitpunkt für den Verbandwechsel scheint auf einmal nicht mehr optimal.

Es ist 11.32 Uhr. Pflegefachmann Kovacik sucht Pflegeschüler Peter Millar, damit dieser den Verband fertigmachen könnte, falls ihn Oberärztin Sandmayer von der Thoraxchirurgie zur Visite rufen sollte. Zwei Zimmer weiter findet er Millar, der aber gerade damit beschäftigt ist, die Patientin Forster zu waschen. Auf dem Korridor sieht er die Stationsärztin Sandmayer, die mit Kollegin Dallwerd die Visite durchführt. In Kürze wird er an der Reihe sein. Also geht Kovacik schnell ins Stationszimmer, um jemanden zu finden, der ihn beim Verbandwechsel unterstützen könnte. Es ist aber niemand da, deshalb geht er zurück zu Pflegeschüler Millar, der die Patientin Erika

Forster beinahe fertig gewaschen hat. Weil es nur noch eine Minute dauert, hilft er ihm.

Es ist jetzt 11.39 Uhr, und in der Zwischenzeit ist der Assistenzarzt der Viszeralchirurgie bereits wieder gegangen. Die Operationswunde ist in Ordnung, aber Pflegefachmann Kovacik weiss nichts davon. Als er mit Millar aus dem Zimmer kommt, spricht ihn Stationsärztin Sandmayer an, für welche Patienten er denn heute zuständig sei. Sie will mit der Visite beginnen. In diesem Moment klingelt Patient Meier, weil seine Wunde zu bluten begonnen hat und er endlich essen will. Kovacik schickt Millar ins Zimmer von Patient Meier um nachzusehen, ob dieser wegen des offenen Verbands geklingelt habe. Falls dem so sei, soll er den Verband anlegen.

Um 11.42 Uhr unterbricht Pflegeschüler Millar die Oberarztvisite mit der Frage, ob der Rollwagen im Zimmer für den Verbandwechsel gedacht sei. Lienhard vom Roomservice fragt, ob man Patient Meier endlich das Mittagessen bringen könne. Dieser sei sehr unzufrieden, weil seine Zimmerkollegen schon gegessen hätten. Während Kovacik ihn beruhigt, erhält Stationsärztin Sandmayer einen Anruf von der Notfallstation. Sie muss die Oberarztvisite unterbrechen und geht gleich los. Es ist 11.44 Uhr. Kovacik macht sich wieder auf die Suche nach dem Assistenzarzt der Viszeralchirurgie. Die ganze Episode hat 19 Minuten gedauert. Zehn Personen waren in das Geschehen involviert.

Was lehrt uns diese Episode?

Es ist beeindruckend, wie viele Personen auf einmal involviert sein können. Eigentlich geht es um eine simple Aufgabe: einen Verbandwechsel. Oberflächlich betrachtet ist es eine Angelegenheit, die zwei Personen betrifft: den Patienten Hanspeter Meier, der einen neuen Verband braucht, und den Pflegefachmann Kovacik, der den neuen Verband anlegen soll. Hinzu kommt Assistenzarzt Dr. Meinrad, der sicherheitshalber einen Blick auf die Wunde werfen will. Ob es das braucht, werden wir weiter unten diskutieren. Um besser zu verstehen, was hier geschehen ist, analysieren wir die Geschichte aus der jeweiligen Perspektive der Beteiligten. Bei einigen Akteuren schauen wir etwas genauer hin.

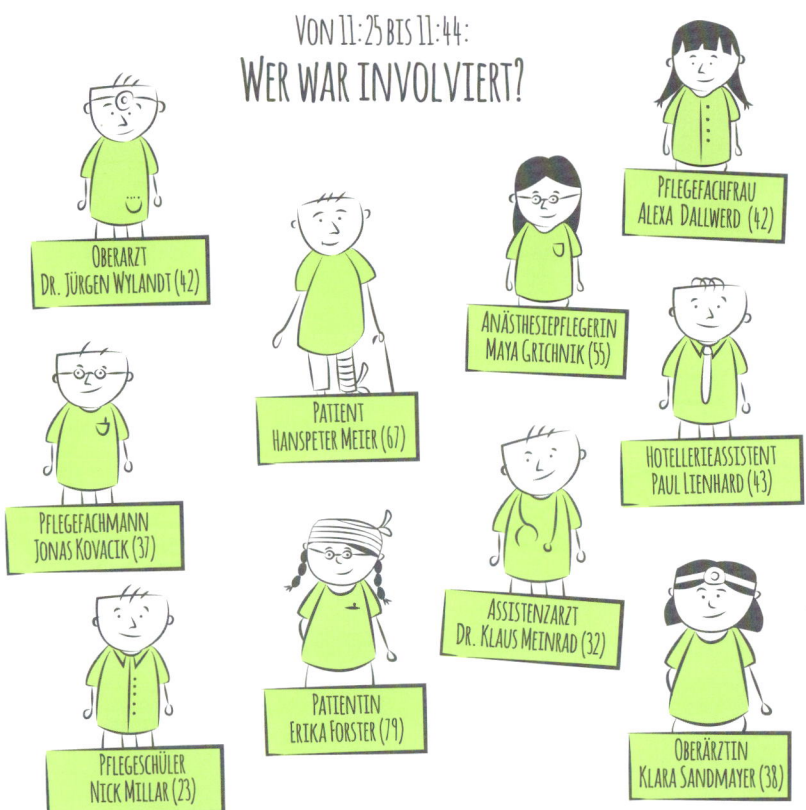

Abb. 10 Involvierte Personen

Von 11.25 bis 11.44 Uhr: Wer war involviert?

- Patient Hanspeter Meier (67)
- Oberarzt Dr. Jürgen Wylandt (42)
- Anästhesiepflegerin Maya Grichnik (55)
- Pflegefachfrau Alexa Dallwerd (42)
- Pflegefachmann Jonas Kovacik (37)
- Assistenzarzt Dr. Klaus Meinrad (32)
- Hotellerieassistent Paul Lienhard (43)
- Pflegeschüler Nick Millar (23)
- Oberärztin Klara Sandmayer (38)
- Patientin Erika Forster (79)

Was lehrt uns diese Episode?

Hanspeter Meier (67) ist Patient auf der Station 4.2. Er schaut dem Geschehen mit zunehmender Skepsis zu. Unangekündigt erscheint Dr. Wyland zur Arztvisite und fragt nach seinem Befinden. Dann wird festgelegt, dass der Verband gewechselt werden soll. Beim Hinausgehen sagt der zweite Arzt zum Pfleger, dass er die Wunde inspizieren will. Was Hanspeter Meier heute auffällt: Händedesinfektion wird keine durchgeführt, weder von den Ärzten noch vom Pfleger. Meier hat einmal gelesen, dass Krankenhausinfektionen gefährlich seien und Händedesinfektion die wichtigste Massnahme dagegen sei. Heute sind noch andere Leute da, eine Frau und ein Mann, die den Pfleger genau beobachten und alles aufschreiben. Wenig später kommt der Pfleger zurück. Gestern war jemand anderes zuständig, eine Frau. Den Namen hat er vergessen. Der Pfleger kündigt den Verbandswechsel an. Nach ein paar Minuten kommt der Pfleger zurück, macht den Verband auf und verschwindet. Dann geschieht lange nichts. Meier fragt sich, ob das wirklich gut ist, eine Wunde so lange offenzulassen. Die beiden anderen Patienten im Zimmer haben inzwischen ihr Mittagessen erhalten, er nicht. Meier wird ungeduldig. Er hat Hunger. Dann kommt der zweite Arzt wieder. „Assistenzarzt Dr. Meinrad" liest Meier auf dem Namensschild. Meinrad schaut auf die Wunde, drückt ein wenig herum und geht dann wieder. Er hat wenigstens die Hände desinfiziert und Handschuhe angezogen. Nach ein paar Minuten des Wartens hat Meier genug. Er betätigt die Klingel. Ein junger Pflegeschüler kommt. Er wirkt etwas unsicher, ist aber zuvorkommend und bemüht.

Ein paar Dinge sind nicht optimal:

- Der Patient ist nicht ausreichend eingebunden in die Dinge, die mit ihm geschehen. Er ist ihm nicht klar, wer für ihn zuständig ist. Sein Tagesplan ist ihm nur bruchstückhaft bekannt. Wenn Herr Meier etwas benötigt, weiss er nicht, an wen er sich wenden soll.
- Hanspeter Meier weiss, dass er morgen nach Hause gehen kann. Er hat aber noch nichts organisiert, weil er nicht weiss, um welche Zeit er entlassen wird. Seine Frau arbeitet als Lehrerin und kann ihn nicht zu jeder Zeit im Krankenhaus abholen.
- Aus seiner Optik handeln Ärzteschaft, Pflege und Hotellerie nicht als Team. Sie arbeiten isoliert voneinander und wissen nicht, was die anderen tun. Auch das Pflegeteam scheint sich nicht abzusprechen.

2 Der Realität auf der Spur

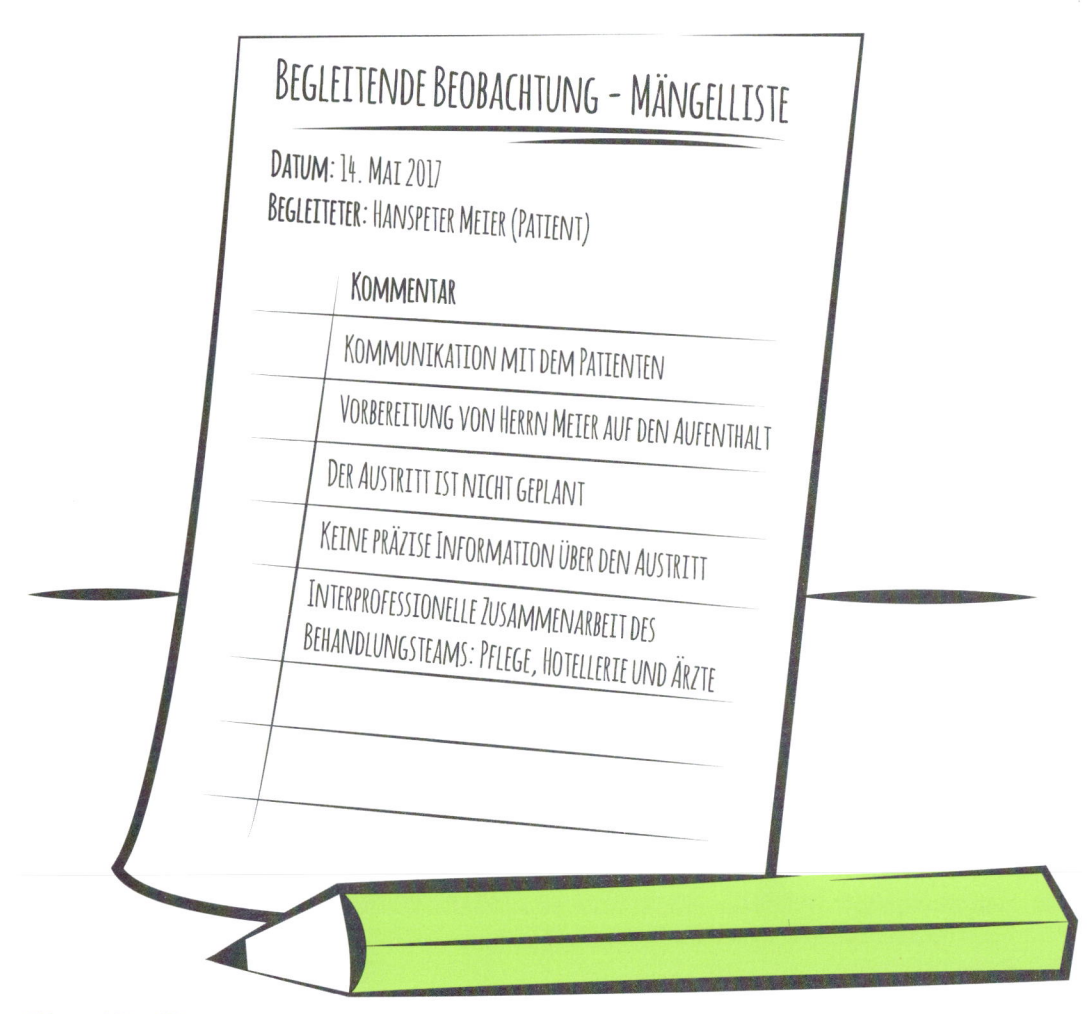

BEGLEITENDE BEOBACHTUNG – MÄNGELLISTE

Datum: 14. Mai 2017
Begleiteter: Hanspeter Meier (Patient)

Kommentar
Kommunikation mit dem Patienten
Vorbereitung von Herrn Meier auf den Aufenthalt
Der Austritt ist nicht geplant
Keine präzise Information über den Austritt
Interprofessionelle Zusammenarbeit des Behandlungsteams: Pflege, Hotellerie und Ärzte

Abb. 11 Mängelliste

Oberarzt Dr. Jürgen Wylandt (Viszeralchirurgie) hat zwischen zwei Operationen eine Visite durchgeführt und beim Patienten Hanspeter Meier einen Verbandwechsel angeordnet. Dass Pflegefachmann Kovacik gerade Zeit hatte, war eher Zufall. Wenn keiner da ist oder niemand Zeit hat, führt Dr. Wylandt die Visite eigenständig durch. Aus eigenem Antrieb hat Assistenzarzt Dr. Meinrad verlangt, einen Blick auf die Wunde zu werfen, bevor der neue Verband angelegt werde. Sein Chef Oberarzt

Dr. Wylandt findet das unnötig, hat darauf aber nicht reagiert. Für ihn ist die Sache erledigt. Er eilt zurück in den OP.

Über die Zustände im OP regt er sich jeden Tag auf. Das OP-Programm ist bereits um über eine Stunde in Verzug. Heute wollte er noch an seiner Habilitation weiterschreiben. Daraus wird wohl nichts.

Was funktioniert aus seiner Perspektive schlecht?

- Offensichtlich sind die Wechselzeiten im OP zu lange. Die Operateure verlassen deshalb den OP zwischen zwei Operationen und nehmen andere Aufgaben wahr. Sie gehen ins Büro, auf Visite, in die Notaufnahme oder führen Sprechstunden durch. Sie arbeiten nicht im „Fluss". Weil sie sich nicht auf die OP-Planung verlassen können, warten sie, bis sie angerufen werden. Und weil die Operateure im OP nicht warten wollen, darf man sie nicht zu früh anrufen. Dies ist unter anderem darauf zurückzuführen, dass die Patienten von den Stationen zu spät in den OP gebracht werden und sich dann alles verzögert. Die Prozesse im OP und zwischen OP und Bettenstationen sind schlecht aufeinander abgestimmt.
- Die Oberarztvisite ist demzufolge ungeplant, und Pflegefachmann Kovacik musste seine Arbeit bei einem anderen Patienten unterbrechen. Es war ein Zufall, dass er gerade Zeit hatte. Dasselbe gilt für den Assistenzarzt, Dr. Meinrad.
- Es gibt in der Klinik für Viszeralchirurgie keinen Standard, wann eine Wunde von einem Arzt gesehen werden muss. Der Assistenzarzt entscheidet spontan, dass er die Wunde nochmals sehen will. Der Oberarzt hinterfragt nicht, ob dies notwendig ist. Pflegefachmann Kovacik wäre durchaus in der Lage, die Wunde zu beurteilen, oder er könnte dazu befähigt werden.
- Die Frage, ob ein Verbandwechsel während des stationären Aufenthalts durchgeführt werden muss, ist in einem standardisierten Behandlungspfad geregelt. Dieser wurde vor vier Jahren von einem Kaderarzt entwickelt, der heute nicht mehr im Krankenhaus arbeitet. Aus heutiger Sicht ist der Behandlungspfad veraltet. Ob der Verbandwechsel bei Patient Meier medizinisch sinnvoll ist, darf nach heutigem Kenntnisstand hinterfragt werden. Die Assistenzärzte sind nicht darauf geschult, nach Behandlungspfaden zu arbeiten.
- Obschon Dr. Wylandt an diesem Tag beinahe 6 Stunden und 56 Minuten im OP verbringt, legt er heute 5'785 Schritte an Wegstrecke zwischen Büro, Rapportraum, OP, Notfallzentrum und Sprechstundenzimmer zurück. Sein Arbeitstag endet nach 12 Stunden 27 Minuten.

Anästhesiepflegerin Maya Grichnik hat die Oberarztvisite von Dr. Wylandt mit ihrem Telefonanruf unterbrochen. Im OP liegt ein anästhesierter Patient auf dem Tisch, und der Operateur ist nicht da. Das ist typisch für Dr. Wylandt, der oft zu spät kommt. Frau Grichnik ahnt schon, dass die OP heute später als geplant stattfinden wird.

Pflegefachmann Jonas Kovacik hat den Auftrag erhalten, einen Verbandwechsel durchzuführen. Erschwerend für ihn ist, dass Assistenzarzt Dr. Meinrad die Wunde sehen will. Kovacik kann die Aufgabe nicht abschliessen. Er steckt im Dilemma. Es ist nicht das erste Mal heute, dass er improvisieren muss.

Was ist hier falsch gelaufen?

- Es ist für Kovacik praktisch unmöglich, die Aufgabe „Verbandwechsel" in der korrekten Reihenfolge durchzuführen. Dr. Meinrad verlangt, dass der Verband geöffnet ist, wenn er zum Patienten kommt. Weil der Assistenzarzt noch mit anderen Dingen beschäftigt ist – zum Beispiel dem Schreiben von Berichten – könnte das sofort oder erst in einer Viertelstunde sein. Der Pflegefachmann kann sich nicht darauf verlassen, dass der Arzt zeitnah erscheint. Deshalb ist er unsicher, ob er zuerst den Verband öffnen oder zuerst das Material holen soll. Er entscheidet sich dafür, den Verband zu öffnen, weil er weitere Verzögerungen und Wartezeiten für den Assistenzarzt verhindern will. Dass er damit die Sicherheit des Patienten gefährdet, nimmt er in dieser Situation in Kauf.
- Der Verbandwechsel ist keine geplante Aktivität. Deshalb muss das Material zusammengesucht werden. In der Hitze des Gefechts vergisst Kovacik etwas und muss nochmals zum Materialraum.
- Die Standards, wie ein spezifischer Verbandwechsel durchgeführt werden muss und welches Material dazu benötigt wird, sind ungenügend. Kovacik muss sich jedes Mal selber zusammenreimen, welches Material benötigt wird.
- Kovacik ist zuständig für die Betreuung eines Pflegeschülers. Er weiss aber nicht, was dieser Schüler gerade macht. Die Aktivitäten der beiden sind nicht aufeinander abgestimmt. Deshalb kann ihn der Pflegeschüler nicht sofort unterstützen.
- Zwischen 11.22 bis 11.44 Uhr wirkt Kovacik verzettelt. Er ist Spielball verschiedener Aktivitäten, die parallel laufen. Diese Prozesse sind nicht aufeinander abgestimmt. Die Akteure verfolgen unterschiedliche Interessen. Das Verhängnis von Kovacik ist, dass er es allen recht machen will.
- Bis zum Arbeitsschluss wird sich zeigen, dass Kovacik nur gerade 3 Stunden und 18 Minuten (38%) seiner Arbeitszeit (inkl. Überzeit) im direkten Patientenkontakt verbracht hat. Die Dokumentation seiner Tätigkeiten hat er nach der Übergabe an die Spätschicht durchgeführt. Seine Überzeit betrug 42 Minuten. Die gesamte Überzeit der Station lag im vergangenen Jahr bei 5'535 Stunden.

Was lehrt uns diese Episode?

- Kovacik hat an diesem Tag 244 Einzelaktivitäten durchgeführt. Durchschnittlich dauerten seine Aktivitäten 2 Minuten 13 Sekunden. Viele dieser Handlungen konnte er nicht abschliessen, hauptsächlich, weil er die Dokumentation erst später durchführte. In den 19 Minuten die im Beispiel oben beschrieben sind, kamen 25 Aktivitäten zusammen. Das ist in Hochdruckphasen nichts Ungewöhnliches. In Stressphasen nimmt die sogenannte Fragmentierung zu. Das heisst die Mitarbeitenden neigen dazu, Aufgaben nicht abzuschliessen und von einer zur nächsten zu springen. Diese Mehrspurigkeit wird von den Mitarbeitenden als Belastung empfunden.

Beobachtung Diplomierter Pflegefachmann

- 27 %
- 35 %
- 38 %

Dauer der Beobachtung:
8 Stunden 56 Minuten (inkl. Überzeit)

Anzahl der Tätigkeiten: 244

Durchschnittliche Dauer der Tätigkeiten:
2 Minuten 13 Sekunden

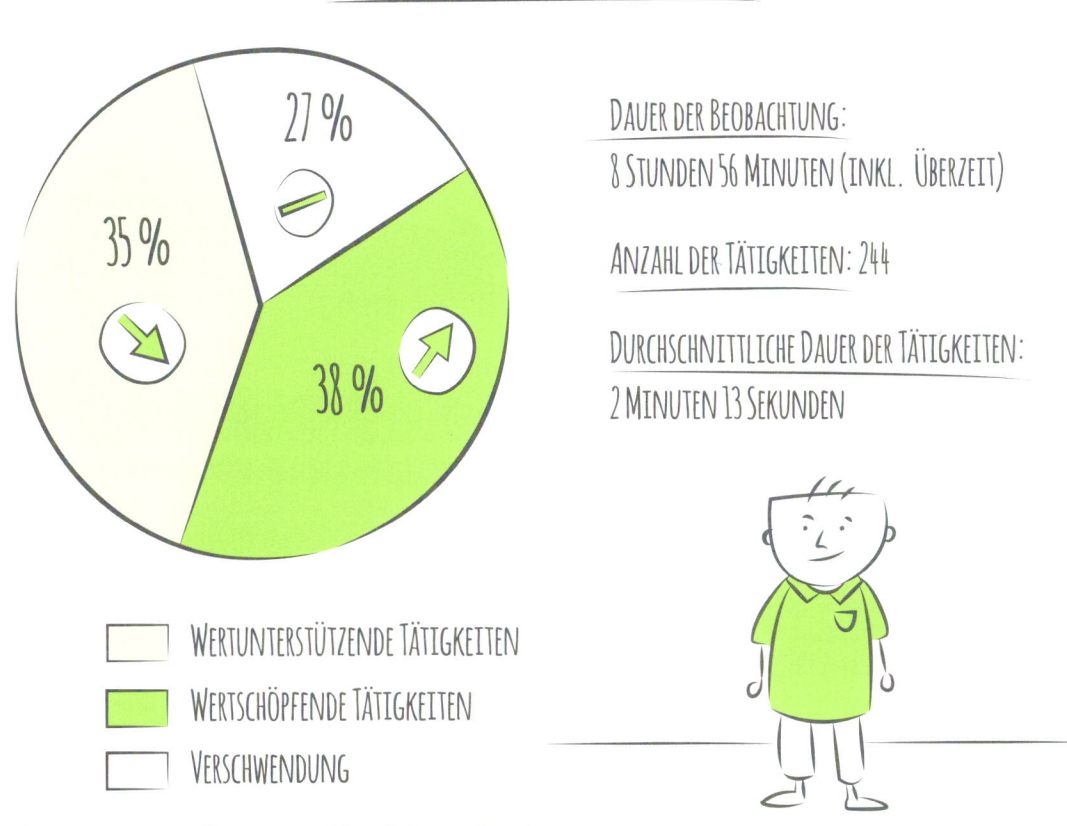

- Wertunterstützende Tätigkeiten
- Wertschöpfende Tätigkeiten
- Verschwendung

Abb. 12 Auswertungsdiagramm von Pflegefachmann Kovacik

Assistenzarzt Dr. Klaus Meinrad sitzt wieder im Büro und erledigt Schreibarbeiten. Er ist frustriert, weil er sich auf die Pflegemitarbeitenden überhaupt nicht verlassen kann. Als er zum Patienten kam, war der Pfleger nicht da. Wenigstens konnte er sich die Wunde ansehen. Jetzt sitzt wieder am Computer und schreibt einen Austrittsbericht. Auch heute wird er permanent von der Pflege unterbrochen, die irgendwelche Fragen und Anliegen hat. Er hat von diesem Gemba gehört und wird heute auch beobachtet, von einem Leitenden Arzt einer anderen Klinik und der Leiterin Pflege der Chirurgie. Die sollen nur sehen, wie schwierig es ist, unter diesen Umständen seinen Job zu machen.

Was läuft hier schief?

- In der Klinik für Viszeralchirurgie werden alle Verbände am zweiten Tag nach der Operation geöffnet, unabhängig davon, wie die Qualität der Naht direkt nach der Operation beurteilt und dokumentiert wird. Wenn man beim Assistenzarzt nachfragt, erhält man die Antwort: „Das ist gängige Praxis."
- Es fehlt ein Visitenstandard. Jede Ärztin, jeder Arzt führt Visite nach ihrem eigenen Gutdünken durch. Verordnungen werden mündlich erteilt. Erst Stunden später werden diese Verordnungen durch die Assistenzärzte ins Klinikinformationssystem eingetragen. Einige notieren die Verordnungen direkt in die ausgedruckte Patientenliste, andere tragen kleine Notizbücher mit sich. Die Pflege kann sich nicht auf die Angaben im Klinikinformationssystem verlassen. Sicherheitshalber erkundigen sie sich bei den Assistenzärzten, was mit dem Patienten jetzt zu tun ist. Das machen sie, indem sie anrufen oder kurz im Büro vorbeigehen.
- Bis am Abend wird sich zeigen, dass Dr. Meinrad nur 1 Stunde und 42 Minuten im direkten Patientenkontakt auf der Station verbracht hat (14%). Während 5 Stunden und 7 Minuten sass er alleine am Computer (44%). Dr. Meinrad arbeitete 11 Stunden und 36 Minuten. Das sind 2 Stunden 26 Minuten Überzeit, die er vor allem am Computer nach dem regulären Dienstschluss verbrachte. Die Klinik für Viszeralchirurgie weist die Jahresüberzeit der Ärzteschaft nicht aus.
- Dr. Meinrad hat an diesem Tag gemäss Beobachtung 271 Einzelaktivitäten durchgeführt. Durchschnittlich dauerten seine Aktivitäten 2 Minuten 45 Sekunden. Viele dieser Handlungen konnte er nicht abschliessen, weil er unterbrochen wurde oder einen Termin hatte (z.B. Rapport). Die Produktivität von Dr. Meinrad ist durch diese Arbeitsweise stark beeinträchtigt.

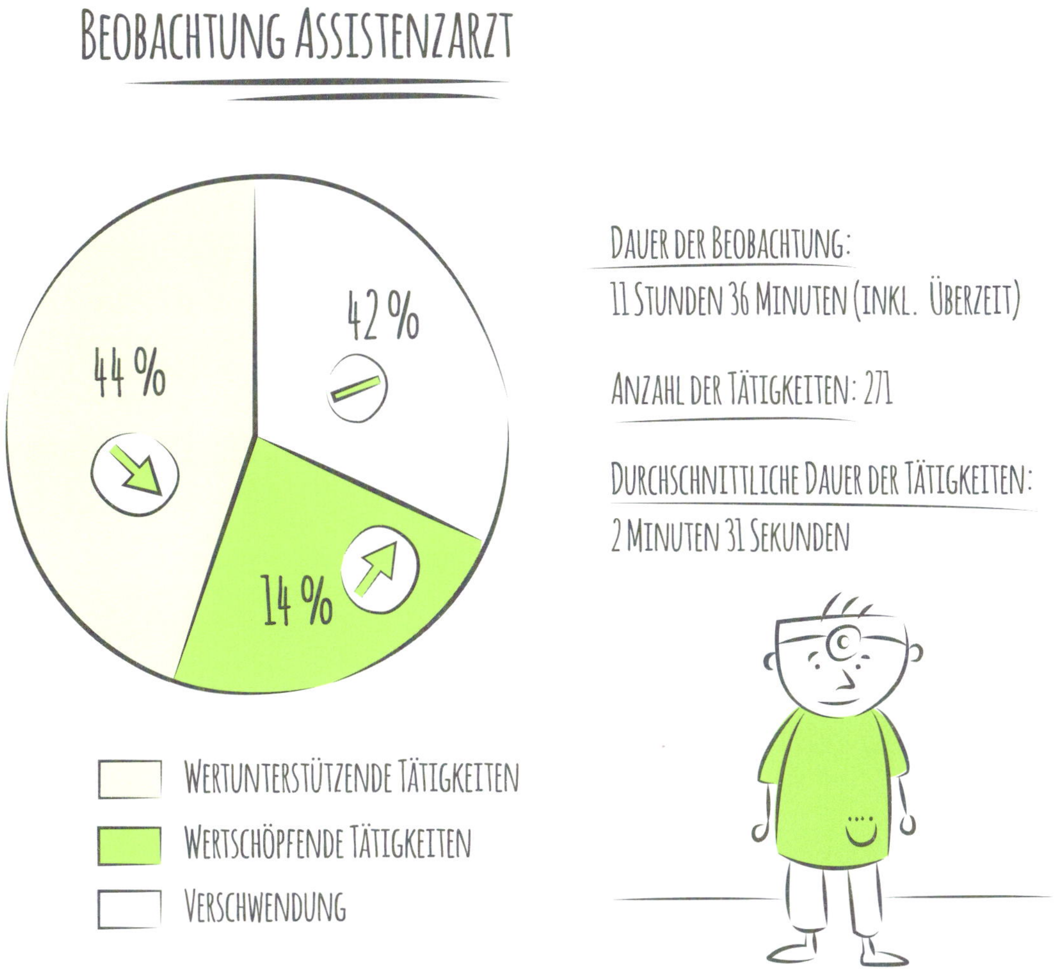

BEOBACHTUNG ASSISTENZARZT

- 44 %
- 42 %
- 14 %

DAUER DER BEOBACHTUNG:
11 STUNDEN 36 MINUTEN (INKL. ÜBERZEIT)

ANZAHL DER TÄTIGKEITEN: 271

DURCHSCHNITTLICHE DAUER DER TÄTIGKEITEN:
2 MINUTEN 31 SEKUNDEN

- WERTUNTERSTÜTZENDE TÄTIGKEITEN
- WERTSCHÖPFENDE TÄTIGKEITEN
- VERSCHWENDUNG

Abb. 13   Auswertungsdiagramm Dr. Meinrad

Hotellerieassistent Paul Lienhard macht seinen Job seit vier Monaten. Er war vorher in der Gastronomie tätig. Er wundert sich, wie unorganisiert es im Krankenhaus läuft. Er findet, ein paar Dinge müsste man anders machen. Aber auf ihn hört man ja nicht. Das vorhin war wieder so ein Beispiel. Da macht doch ein Pfleger, kurz bevor das Mittagessen kommt, einen Verband auf. Der Patient ist hungrig und entsprechend gereizt. Das muss jetzt er, Lienhard, ausbaden.

Was ist hier schiefgelaufen?

- Die Prozesse zwischen Gastronomie und Pflege sind nicht ausreichend aufeinander abgestimmt.
- Das Essen wird nach dem Prinzip der Stapelverarbeitung auf die Station geliefert. Alle Patienten kriegen zur selben Zeit ihr Essen. Das Essen muss schnell serviert werden, damit die Qualität nicht beeinträchtigt wird. Das schafft Unruhe und Stress.
- Das Wissen und Können von Mitarbeitenden, die in ihrem Bereich bestens ausgebildet sind, wird nicht genutzt, um Prozesse zu verbessern.
- Es fehlt an Zeit, um sich am Patienten zu orientieren. Oft fehlt die Zeit oder das systematische Verständnis dafür. Man ist deshalb nicht in der Lage, Prozesse so anzupassen, dass das Patientenerlebnis verbessert wird. Die Mitarbeitenden der Station agieren nicht als Team. Die Pflege empfindet die (neuen) Hotellerieassistenten nicht als Unterstützung, sondern als Fremdkörper. Vorher ging es doch auch ganz gut.

Pflegeschüler Nick Millar ist gerade damit beschäftigt, die Patientin Forster zu waschen, als er von Pflegefachmann Kovacik unterbrochen wird. Die Patientin ist schon 79, nach der Operation geschwächt und sehr unsicher auf den Beinen. Er muss schnell fertigmachen und dann mit Kovacik zum nächsten Patienten eilen. Dieser hat ihm zwar geholfen, aber es hat ihm nicht gefallen, wie sie von Patientin Forster weggegangen sind. Er hat der Patientin angesehen, dass ihr nicht wohl war. Auf dem Krankenhausflur treffen sie die Oberärztin der Thoraxchirurgie. Sie will sogleich mit der Visite beginnen. Im selben Augenblick klingelt Meier, und Kovacik entscheidet, dass Millar alleine hin muss. Bei Meier sieht er, dass der Verband bereits geöffnet ist und der Patient aus der Wunde blutet. Er sieht kein Verbandsmaterial und beginnt mit der Wunddesinfektion. Er fühlt sich überfordert. Aufgrund der Hektik heute erhält er keine Unterstützung.

Was läuft hier schief?

- Pflegeschüler Millar ist nicht in einen Fluss von Leistungen integriert. Man weist ihm Ad-hoc-Aufgaben zu, die zu erledigen sind. Es fehlt an Übersicht, Struktur und Planung. Er wirkt verloren. Es gibt keinen Plan, was als Nächstes zu tun ist.
- Die Zuteilung von Patienten geschieht jeden Morgen neu. Pflegefachmann Kovacik und Pflegeschüler Millar arbeiten nicht als Team. Es gibt keine klaren Zuständigkeiten für die Patienten. Deshalb kennt der Pflegeschüler den Patienten Meier nicht.
- Nick Millar hat sich für die Ausbildung zum Pflegenden entschieden, weil er Gutes tun will. Menschen zu helfen, ist ihm ein Anliegen. Hier auf Station

Was lehrt uns diese Episode?

arbeitet er seit sechs Wochen. Es ist sein zweites Praktikum. Pflegefachmann Kovacik wäre im Prinzip für ihn zuständig. Meistens hat er aber keine Zeit. Er ist gestresst. Es besteht die Gefahr, dass der Pflegeschüler die Freude am Beruf bereits sehr früh verliert.

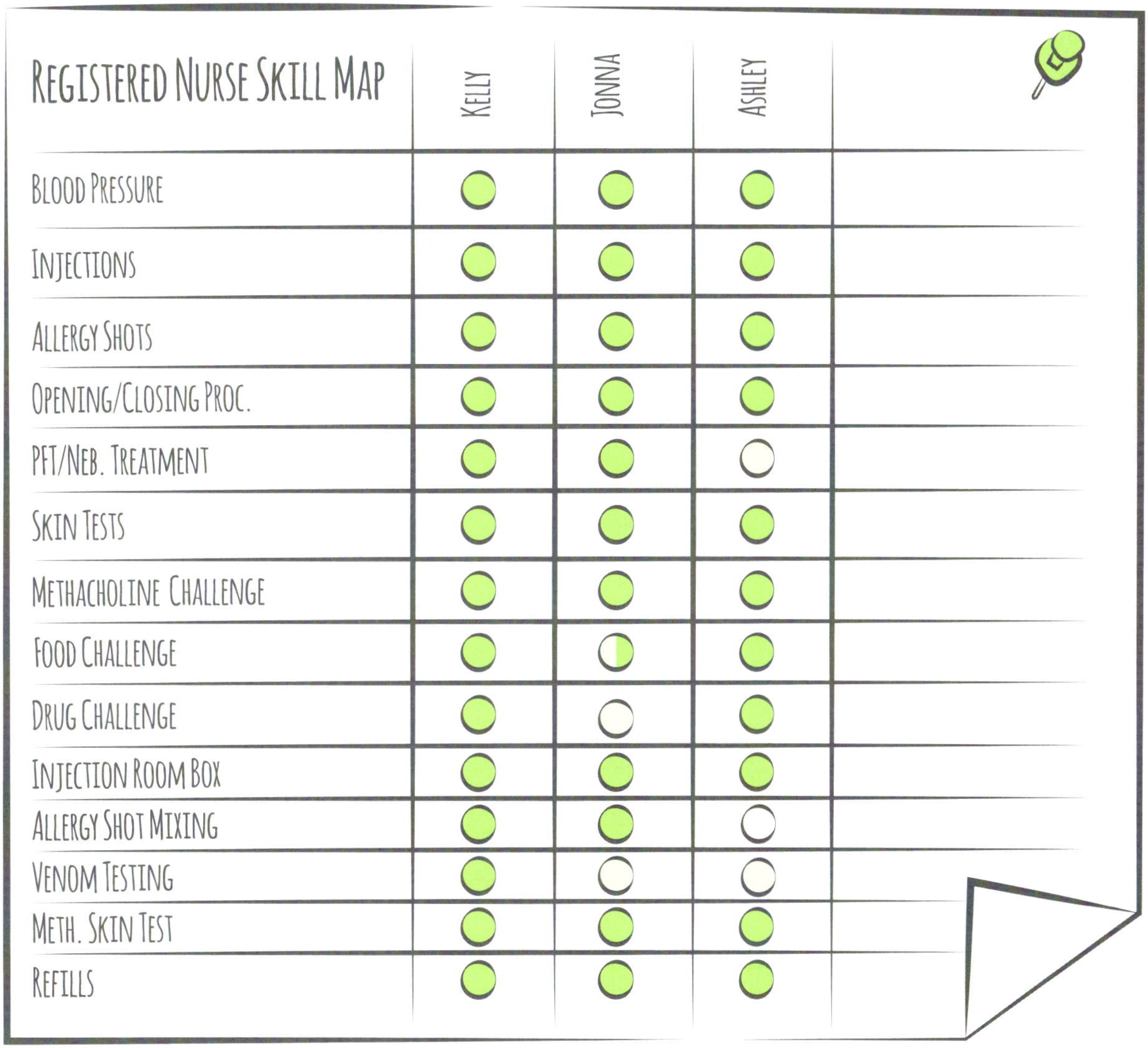

Registered Nurse Skill Map	Kelly	Jonna	Ashley
Blood Pressure	●	●	●
Injections	●	●	●
Allergy Shots	●	●	●
Opening/Closing Proc.	●	●	●
PFT/Neb. Treatment	●	●	○
Skin Tests	●	●	●
Methacholine Challenge	●	●	●
Food Challenge	●	◐	●
Drug Challenge	●	○	●
Injection Room Box	●	●	●
Allergy Shot Mixing	●	●	○
Venom Testing	●	○	○
Meth. Skin Test	●	●	●
Refills	●	●	●

Abb. 14 Knowledgeboard (Virginia Mason)

Das Richtige tun – unter erschwerten Bedingungen

Die oben beschriebenen Beobachtungen anlässlich einer Beobachtung vor Ort (Gemba) stehen stellvertretend für das, was man an vielen Orten beobachten kann. Die Leistungsfähigkeit von Bettenstationen ist stark eingeschränkt. Es passieren Fehler. Prozesse sind nicht gut aufeinander abgestimmt. Es ist nicht einfach, das Richtige zu tun. Die Motivation der Mitarbeitenden leidet.

> *Prof. Dr. med. Carsten T. Viehl, Ärztlicher Leiter Departement Chirurgie, Spitalzentrum Biel: „Was wir im klinischen Alltag häufig erleben, sind sinnlose Schlaufen. Klassischerweise, weil Prozesse nicht aufeinander abgestimmt sind. Oder sie sind aufeinander abgestimmt, aber zeitlich verschoben, oder die Informationsflüsse sind unvollständig oder nicht standardisiert."*

Wenn man sich die Komplexität von Krankenhäusern anschaut, ist das nicht überraschend. Was im Krankenhaus alles aufeinander abgestimmt sein muss, zeigen die neun Flüsse der Medizin eindrücklich.

Der wichtigste Fluss sind die Patienten. Alle anderen Flüsse richten sich nach ihm aus. Das sind Voraussetzungen für eine hochqualitative Genesung und für ein hochwertiges Patientenerlebnis. Nicht zu vergessen ist der Einbezug der Angehörigen. Sie sind die nächsten Vertrauenspersonen für den Patienten und spielen eine entscheidende Rolle im Gesamtprozess. Um die optimale Betreuung der Patienten sicherzustellen, ist eine ganze Reihe von Experten von der Pflege über die Hotellerie bis zu den Ärzten involviert. Das Zusammenspiel dieser Experten zu organisieren, ist höchst anspruchsvoll. Alle möchten mit guter Qualität und effizient arbeiten. Dabei hängen sie stark voneinander ab. Oft ist die Zusammen- und Parallelarbeit schlecht koordiniert. Eine weitere Herausforderung ist es, optimale Voraussetzungen für die Arbeit der Experten zu schaffen. Sie benötigen für ihre Arbeit Material und Medikamente. Je nach Situation benötigen sie spezifische Geräte und Ausrüstung – oft kurzfristig und für mehrere Patienten gleichzeitig. Während der Arbeit mit den Patienten wird eine Menge an Informationen generiert, die ebenfalls mit den anderen Flüssen abgestimmt sein muss.

> *Dolores Preiß, Stationsleiterin, Klinikum Ansbach: „Es ist beeindruckend, wie viele Absprachen innerhalb der Station und mit den Schnittstellen notwendig sind, um die Organisation aufrechtzuerhalten. In diesem Umfeld ist es sehr schwierig, die Verbindlichkeit in der Zusammenarbeit sicherzustellen."*

Wie wird sichergestellt, dass die richtige Information zum richtigen Zeitpunkt am richtigen Ort vorhanden ist? In diesem bereits hochkomplexen System müssen auch noch die Bildung, Lehre und Forschung eingebunden werden.

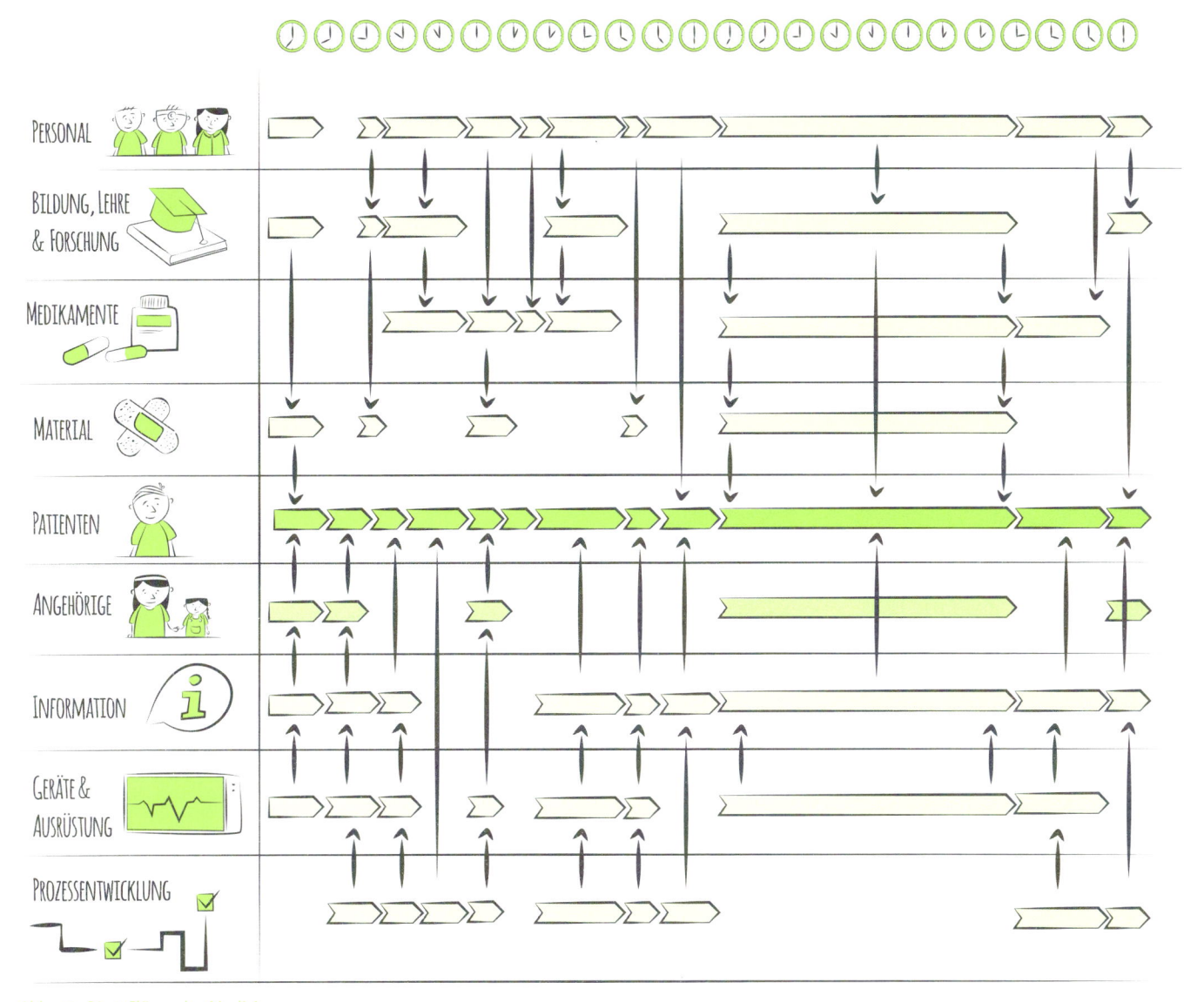

Das Richtige tun – unter erschwerten Bedingungen

2

Personal	
Bildung, Lehre & Forschung	
Medikamente	
Material	
Patienten	
Angehörige	
Information	
Geräte & Ausrüstung	
Prozessentwicklung	

Abb. 15 Die 9 Flüsse der Medizin

All das zu koordinieren, ist anspruchsvoll und kann unter Umständen einem ewigen Kampf gegen die Komplexität gleichkommen. Sobald ein Feuer gelöscht wird, taucht ein neuer Problemherd auf. Im Idealfall fliesst alles zusammen, für das Wohl des Patienten. Das Zusammenspiel verläuft wie in einem Orchester, dirigiert und angeleitet von der Führung.

Wenn man ein Krankenhaus betritt, trifft man aber leider viel häufiger die Situation an wie im Gemba beschrieben. Die Motivation und der Einsatz der Beteiligten sind im Normalfall nicht das Problem. Wo liegen also die Ursachen davon? Eine Antwort darauf geben die drei M.

Unausgeglichen belastet zu sein, ist schlecht („Mura")

Die Wurzel des Übels liegt im ersten M: „Mura". Das System der Bettenstation leidet unter einer unausgeglichenen Auslastung. Die neun Flüsse sind nicht gut koordiniert.

Zumindest ein Teil davon ist selbstverschuldet. Der Gemba zeigt dies beispielhaft. Die Visite findet gleichzeitig wie die Essensverteilung statt. Zudem ist sie nicht eingeplant und überschneidet sich mit Visiten von anderen Kliniken. Die Abstimmung zwischen den Berufsgruppen ist mangelhaft. Ein weiteres Beispiel für die Unausgeglichenheit ist die Arbeit der Pflege. Zwischen sieben und zehn Uhr am Morgen herrscht Hochbetrieb. Patienten wollen gewaschen und informiert werden. Das muss alles möglichst sofort geschehen. Auf diese Hektik folgt eine ruhigere Phase, in der alles Erledigte dokumentiert wird. Die Zeit der Schichtübergabe ist eine weitere Phase des Hochbetriebs. Das Ein- und Austrittsmanagement steht ebenfalls stellvertretend für selbstverschuldeten Stress, aufgrund der blockweisen Planung. Oft finden Ein- und Austritte gleichzeitig statt. Patienten werden empfangen und angehalten, pünktlich zu sein. Bei Ankunft auf Station müssen sie dann erst einmal warten.

Mitarbeitende, die im Tagesverlauf Phasen grossen Arbeitsdrucks erleben, beschreiben den Tag anschliessend als „stressig". Ein Ziel müsste sein, die Arbeitsbelastung besser über den ganzen Tag hin zu verteilen. Der Schichtplan muss der tatsächlichen Belastung Rechnung tragen. Viele Pläne sind zu statisch und entsprechen nicht der Realität. Es lohnt sich für Krankenhäuser, die unausgeglichene Belastung von Mitarbeitenden zu bekämpfen. Die Lean-Technik dazu heisst „Heijunka". Die Mitarbeitenden einer Bettenstation gleichmässiger auszulasten, zahlt sich sofort aus. Das Arbeitsklima wird spürbar ruhiger.

Unausgeglichen belastet zu sein, ist schlecht („Mura")

M
MURA (UNAUSGEGLICHENE AUSLASTUNG)

M
MUDA (VERSCHWENDUNG)

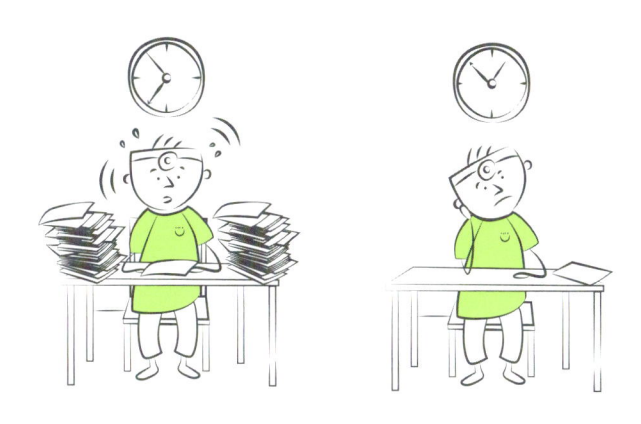

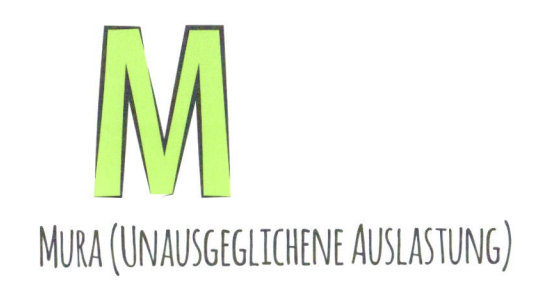

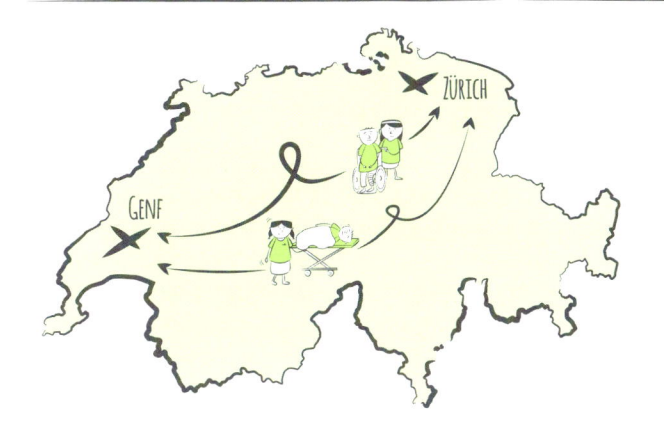

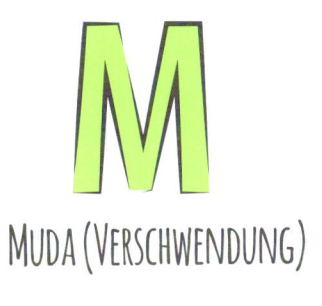

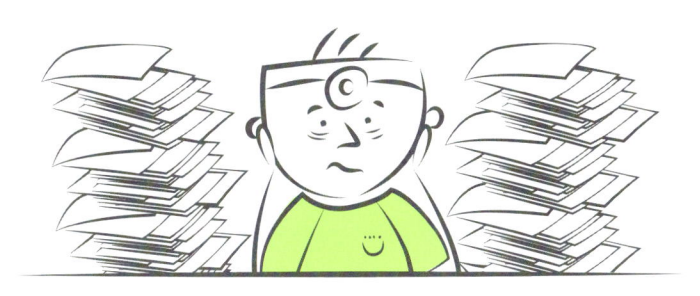

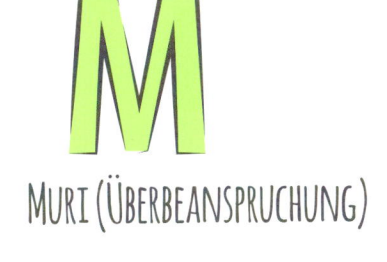

M
MURI (ÜBERBEANSPRUCHUNG)

Abb. 16 Die drei M

Was für eine Verschwendung („Muda")

„Muda" steht für Verschwendung und kann eine direkte Folge der unausgeglichenen Auslastung sein. Die mangelhafte Planung und Absprache zwischen den Berufsgruppen führt beispielsweise zu Problemen im Informationsfluss. Die Verbindlichkeit ist zu tief. Man ist sich nicht sicher, ob die Information aktuell ist. Wurde das jetzt bereits dokumentiert? Um sicher zu gehen, fragt man lieber noch einmal nach – eine weitere Verschwendung. Das hat im schlimmsten Fall Auswirkungen auf die Patientensicherheit. Im oben beschriebenen Gemba war es eine über eine längere Zeit offenliegende Wunde.

Die kontinuierliche Eliminierung von Verschwendung ist eines der Merkmale von *Lean*. Verschwendung ist das Gegenstück zur Wertschöpfung beziehungsweise zum Mehrwert. Im Krankenhaus bedeutet Mehrwert, mit dem Patienten zielgerichtet zu arbeiten. Im Grundsatz sollen Arbeiten direkt beim Patienten verrichtet werden. Patientenfernes Arbeiten oder unterlassene Kommunikation zu Team und Patient führen zu Verschwendung. Auch Mehrfachuntersuchungen oder Mehrfachbefragungen von Patienten können Verschwendung sein.

Überspitzt kann man aus Sicht der Patienten sagen, dass Wertschöpfung dasjenige ist, wofür er bereit ist, zu bezahlen. Wenn man konsequent hinschaut, bleibt da gar nicht viel. Das ist kein Grund zur Verzweiflung, weil auch bei gut geführten Industrieunternehmen der Wertschöpfungsanteil selten über 20% liegt. Wichtig ist aber, diesen Anteil kontinuierlich zu steigern. Eines der grossen Probleme im Gesundheitswesen ist der hohe Anteil an wertunterstützender Tätigkeit. Dazu gehören Dinge wie Dokumentation, Berichtswesen, Medikamente für Patienten richten usw. Wichtig ist dabei, sich dieser notwendigen Arbeiten bewusst zu sein und die wertunterstützenden Prozesse für den Patienten sichtbar zu machen. Das gilt auch für die Aus- und Fortbildung, welche für die Zukunft wichtig ist.

Lean **kennt sieben Arten der Verschwendung.** Übersetzt auf die Situation einer Bettenstation sind dies die Folgenden.

Warten ist die Verschwendung, die oft als erste genannt wird. Diese Verschwendung steht ganz oben auf der Liste, weil sie bezeichnend ist für viele systemische Mängel im Krankenhaus. Wenn jemand wartet, stimmt etwas mit dem Arbeits- und Informationsfluss nicht. Das Beispiel aus dem Gemba, der nur 19 Minuten gedauert hat, offenbarte viele Mängel. Wer musste alles warten? Die Aufzählung ist nicht vollständig:

- Der Patient Meier wartete auf die Weiterführung der angefangenen Tätigkeit. Sein Verband war entfernt worden, es kam aber lange Zeit niemand, um einen neuen Verband anzulegen.

- Der Patient Meier wartete auf das Mittagessen, das die übrigen Patienten im Zimmer bereits erhalten hatten. Es konnte nicht gebracht werden, weil sein Verband offen war.
- Im OP wartete ein ganzes Team auf Oberarzt Dr. Wylandt. Der hatte den OP verlassen, da er warten musste und sich darum entschied, zwischen zwei Operationen eine Visite durchzuführen.
- Beim Patienten wartete Pflegefachmann Kovacik auf den Assistenzarzt Meinrad. Weil er wusste, dass dieser vermutlich nicht sofort kommt, machte er sich auf die Suche nach dem neuen Verbandsmaterial.
- Der Assistenzarzt Meinrad wartete beim Patienten Meier auf Pflegefachmann Kovacik, gab aber schnell auf. Das bescherte ihm später eine Unterbrechung.
- Oberärztin Sandmayer wartete auf Pflegefachmann Kovacik, weil sie die Visite weiterführen wollte.

Bestände sind eine wichtige Verschwendung, weil sie Hinweise auf die Effizienz geben. „Zeige mir Deine Materialbestände und ich sage Dir, wie effizient Du bist." Diese Aussage hat viel Wahres an sich. Bestände gibt es auf Bettenstationen viele:

- Die spannende Frage an einem Gemba ist, an wie vielen Orten Verbrauchsmaterial gelagert wird und wie lange es dauert, bis der gesamte Lagerbestand vollständig umgeschlagen ist. Auf Bettenstationen werden teilweise an über zehn Orten Verbrauchsmaterialien gelagert. Die Umschlagszeit kann in der Regel nicht berechnet werden. Die Pflege ist nicht dazu ausgebildet, Materialbestände professionell zu bewirtschaften.
- In unserem Beispiel musste sich Pflegefachmann Kovacik das Material für den Verbandwechsel im Materialraum zusammensuchen. Für diese Aufgabe ist er überqualifiziert. Besser wäre es, wenn er ein Materialset für den Verbandwechsel zur richtigen Zeit zum Patientenbett geliefert bekäme.
- Zu den Beständen gehören auch Arbeiten, die begonnen und später fertig gestellt werden, zum Beispiel die Dokumentation von Tätigkeiten, die auf einen späteren Zeitpunkt verschoben wird. In unserem Beispiel hat Pflegefachmann Kovacik den Verband geöffnet und die Aufgabe unterbrochen, indem er in den Materialraum ging, um das Material für den Verbandwechsel zusammenzusuchen. In der Industrie hat man früher oft mit der Produktion eines Werkstücks begonnen, um es als Halbfabrikat ins Lager zu legen. Zu einem späteren Zeitpunkt hat man es wieder in den Produktionsprozess eingespeist. Man spricht in diesem Zusammenhang von Stapelverarbeitung. Das Flusskonzept ist gegenüber der Stapelverarbeitung um mindestens 30% effizienter. Das zeigen mathematische Modelle, aber auch die Erfahrung.

2 Der Realität auf der Spur

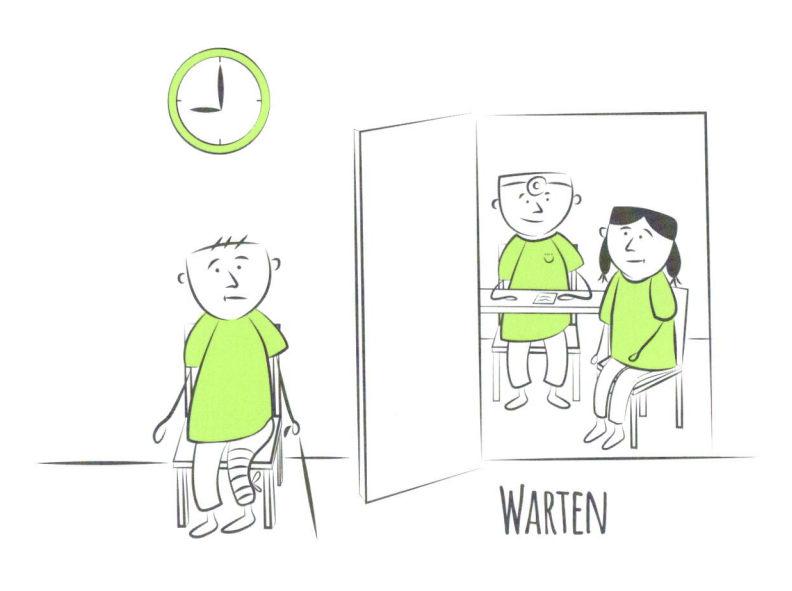

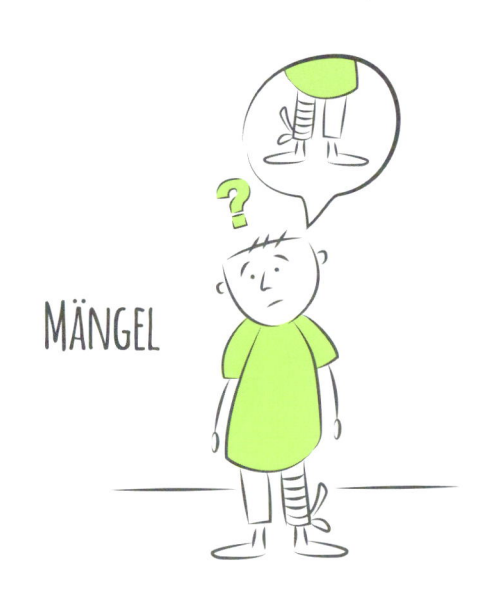

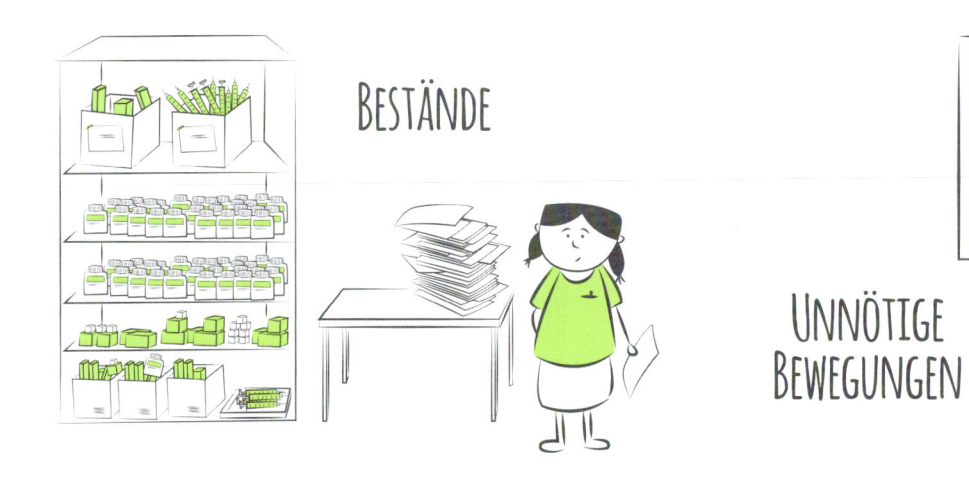

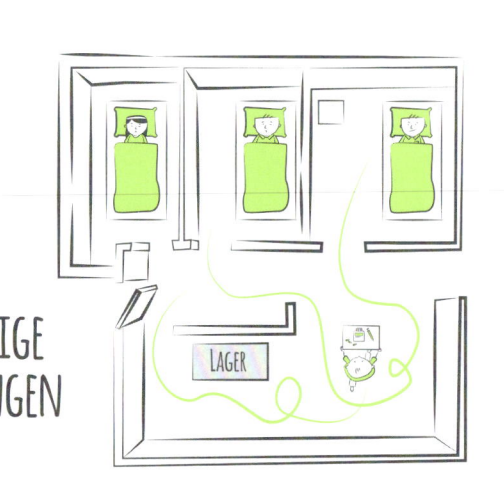

WARTEN

MÄNGEL

BESTÄNDE

UNNÖTIGE BEWEGUNGEN

LAGER

Abb. 17 Die 7 Verschwendungen

Was für eine Verschwendung („Muda")

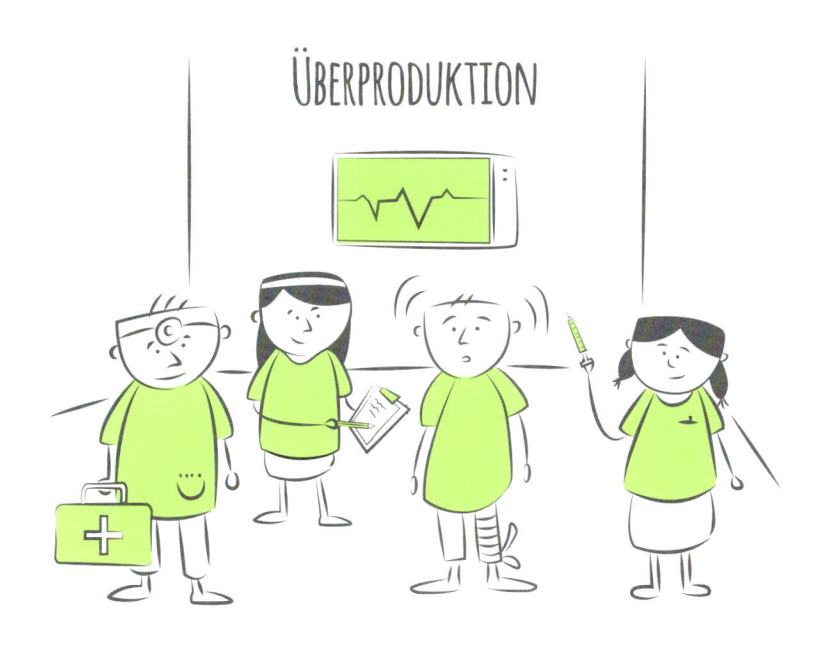

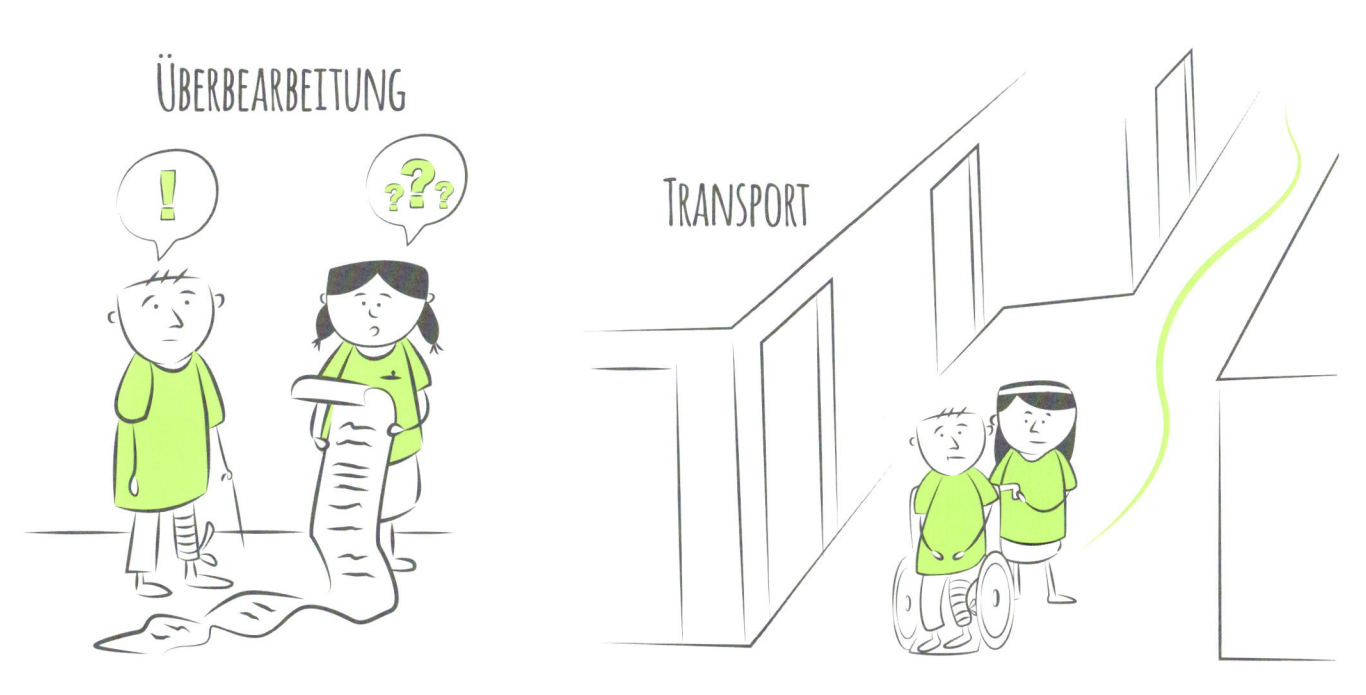

ÜBERPRODUKTION

ÜBERBEARBEITUNG

TRANSPORT

2 Der Realität auf der Spur

- Zu den Beständen gehören die Patienten, mit denen nichts geschieht. Grundsätzlich müsste mit Patienten auf Bettenstationen mehr gearbeitet werden, um deren Aufenthaltsdauer reduzieren zu können. Wegen des geringen Wertschöpfungsanteils könnte man so weit gehen, Bettenstationen als Patientendepots zu betrachten. Das ist eine etwas radikale Betrachtungsweise. Es geht dabei aber darum, das Tempo des Heilungsprozesses und den damit verbundenen Zeitrahmen gut zu kennen. Innerhalb dieses Fensters sollte mit dem Patienten proaktiver und transparenter gearbeitet werden, Fehler in der Austrittsplanung sollten die Aufenthaltsdauer nicht künstlich verlängern.

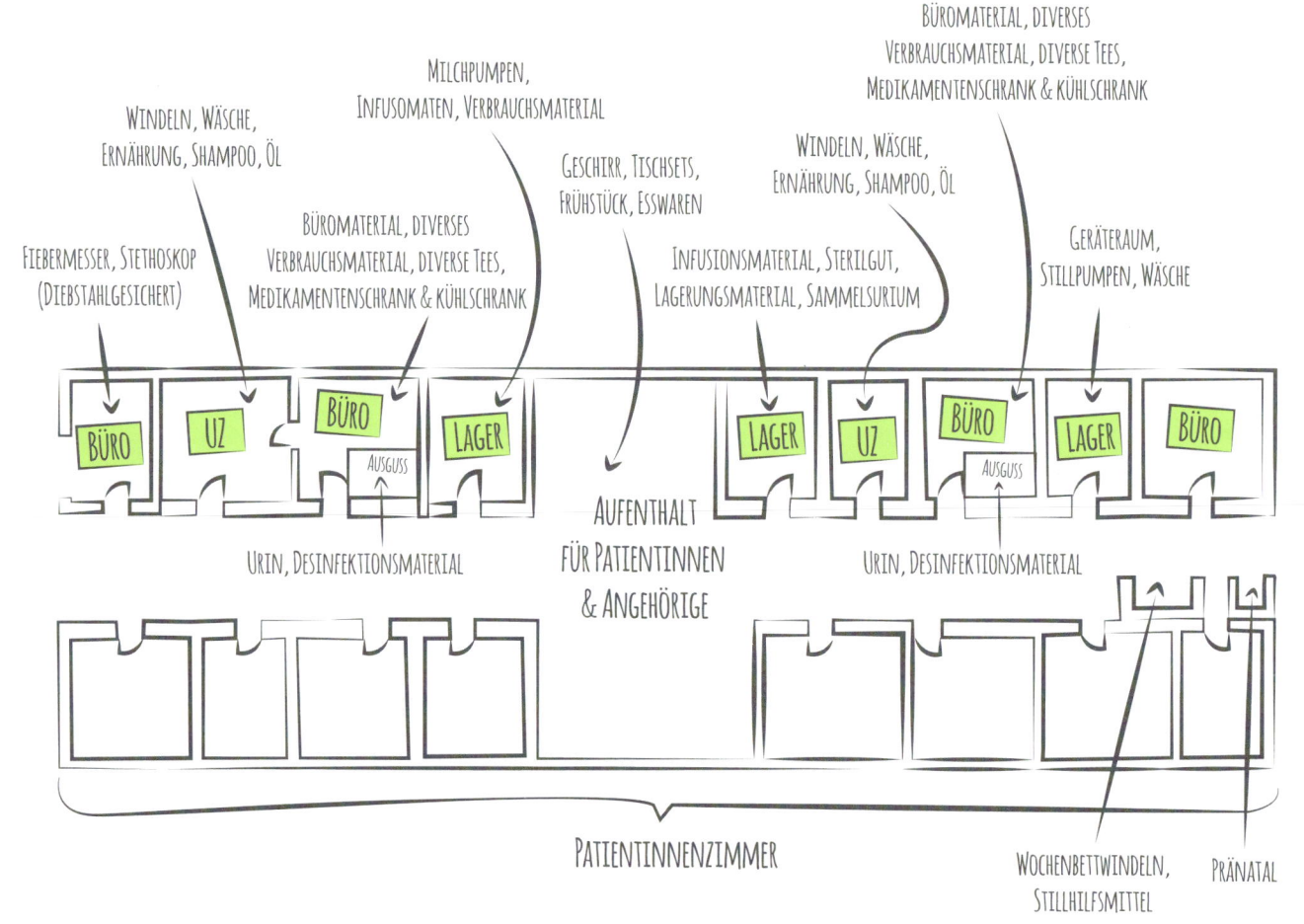

Abb. 18 Beispiel von Lagerorten auf einer Bettenstation

Was für eine Verschwendung („Muda")

Mängel sind eine weitere Verschwendungsart, die im Krankenhaus häufig vorkommt. Nach Schätzungen von Experten geht knapp ein Drittel aller Kosten im Krankenhaus auf die Behebung von Fehlern zurück. Die Fehlerhaftigkeit von Prozessen zu korrigieren, ist deshalb ein wichtiges Ziel einer Lean-Bettenstation. Der Begriff Mängel ist sehr weit gefasst. Die Mängelliste im Beispiel oben ist sehr lang. Die meisten Mängel sind systemischer Natur. Sie gehen auf traditionelle Arbeitsweisen zurück, die isoliert betrachtet Sinn machen, aber nicht auf das Geschehen des Gesamtsystems abgestimmt sind. Die Darstellung von Wertströmen hilft, die Quellen systematischer Fehler zu identifizieren und zu beheben.

- Zu den Mängeln gehören alle Arten von Unterbrechungen. Telefonanrufe und Lichtrufe sind grösstenteils auf Mängel zurückzuführen. Unterbrechungen führen dazu, dass Aufgaben nicht in einem Zug abgeschlossen werden können (s. Kap. 2, „Was lehrt uns diese Episode?"; Fragmentierung).
- Das Krankenhaus ist ein komplexes, arbeitsteiliges System. Ursache vieler Mängel ist, dass Tätigkeiten zu wenig standardisiert sind oder bestehende Standards nicht eingehalten werden. Wenn jeder nach seinem Gutdünken arbeitet, entsteht Chaos. Eine Abstimmung auf das Team und ein Aufbau von Erfahrungswerten wird verunmöglicht.
- Zu den Mängeln gehören im Weiteren alle Aktivitäten, die potenziell die Sicherheit von Patienten gefährden. In unserem Fall war es das Öffnen von Verbänden frisch operierter Patienten.
- Die Defektrate von Krankenhäusern liegt bei über 2%. Die beiden häufigsten Ursachen von Defekten sind Informationsfehler und Krankenhausinfektionen. Nicht aufeinander abgestimmte Arbeitsweisen gefährden die Sicherheit von Patienten. Das Nicht-Einhalten von Hygienevorschriften – an erster Stelle steht da die Handhygiene – geht zulasten der Patienten.
- Manchmal sind Prozesse zu wenig fehlerresistent. Es kann lange dauern, bis sie entdeckt werden. Wenn bei einem Patienten die Versicherungskategorie falsch eingetragen wurde, kann es sein, dass er mehrere Tage auf der falschen Abteilung liegt.

Die Verschwendung **Transport** bezieht sich im Krankenhaus auf den Transport von Patienten und von Material. Transportiert wird in Krankenhäusern viel:

- In einem mittelgrossen Schweizer Krankenhaus werden pro Tag über 270 Kilometer Patiententransporte durchgeführt. Täglich werden Patienten in Betten und in Rollstühlen von Zürich nach Genf geschoben.
- Transporte von Essen, Medikamenten, Laborproben, Geräten, Verbrauchsmaterialien, Sterilgütern usw. geschehen in Krankenhäusern in getrennten

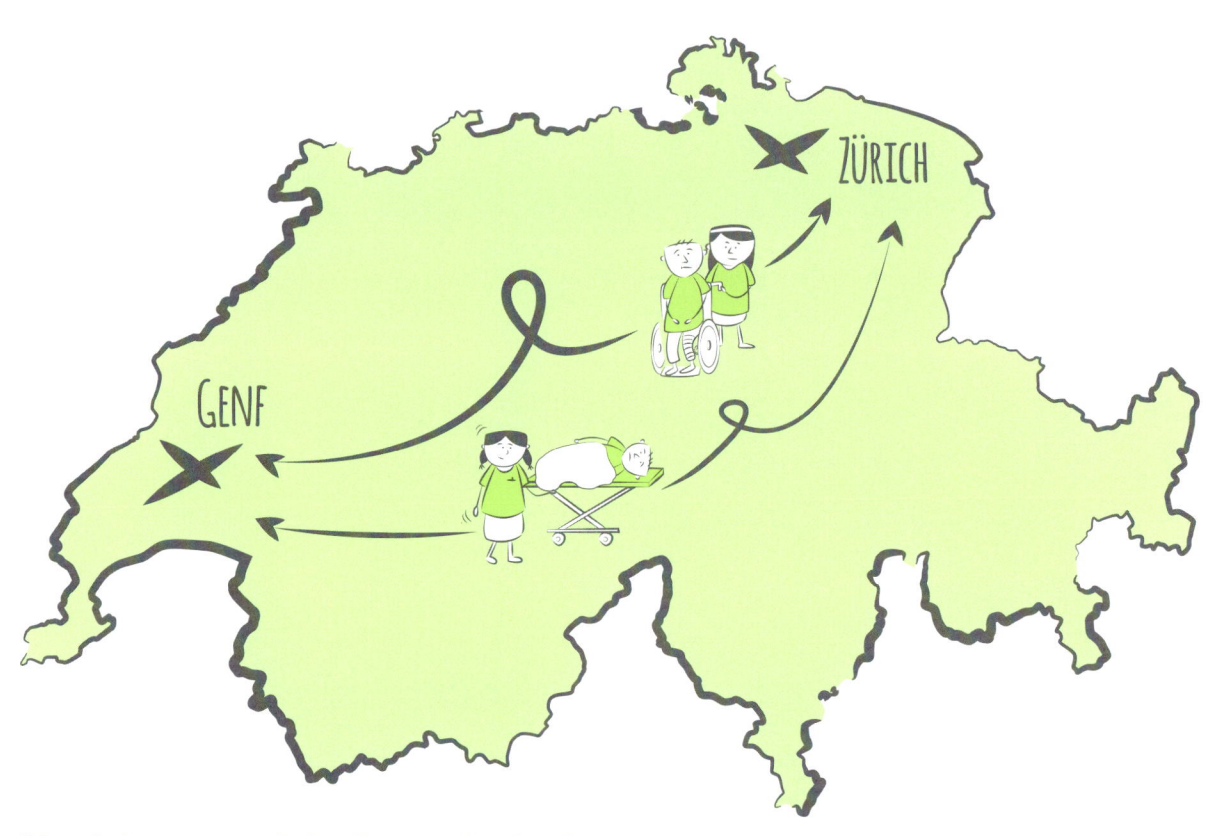

Abb. 19 Patiententransporte: in einem Tag von Zürich nach Genf

Strömen. Auf Bettenstationen ist ein zu häufiges Kommen und Gehen von Personen, die mit der Versorgung beauftragt sind.
- Transporte entstehen auch dort, wo Bereiche im Krankenhaus räumlich weit auseinanderliegen, obwohl sie häufig und eng zusammenarbeiten.

Unnötige Bewegungen beziehen sich insbesondere auf die Wege, die das Personal zurücklegt. Unnötige Bewegungen haben wir im Beispiel oben viele. Die meisten Bewegungen sind auf die Fragmentierung von Tätigkeiten zurückzuführen. Bei den unnötigen Bewegungen lohnt es sich, die Distanz und die Frequenz separat anzuschauen.
- Das Spaghettidiagramm von Pflegefachmann Kovacik ist beeindruckend. Es macht nur 19 Minuten aus. Es würde anders ausschauen, wenn er nach dem Prinzip „One-Piece-Flow" arbeiten würde.

- Oberarzt Wylandt springt von einer Tätigkeit zur anderen. Er kann nicht im „Fluss" arbeiten und zieht daraus seine Konsequenzen. Damit erschwert er die Arbeit der anderen Mitarbeitenden, und auch er bezahlt einen hohen Preis.
- Je grösser der subjektiv empfundene Arbeitsdruck, desto grösser ist das Risiko, Aufgaben zu fragmentieren. Das heisst, sie werden begonnen, aber nicht abgeschlossen. Dadurch entstehen zusätzliche Wege und die emotionale Belastung der Mitarbeitenden steigt.
- Hektik im Krankenhausflur ist ein deutliches Symptom dafür, dass nicht im „Fluss" gearbeitet wird. Unnötige Bewegungen entstehen, weil nicht alles zum Patienten kommt. Das Material muss geholt werden, aber auch der Assistenzarzt, der die Wunde nochmals sehen will.

Überproduktion ist im Krankenhaus sehr häufig anzutreffen. Darunter fallen jene Routinetätigkeiten, die unabhängig vom Status für alle Patienten durchgeführt werden, aber nur von einer geringen Anzahl benötigt werden. Zur Kategorie der Überproduktion gehören auch Aktivitäten, die zu früh durchgeführt werden, aber nicht für alle Patienten nötig sind. Ein wichtiges Grundprinzip von *Lean* ist: Gib dem Patienten das, was er jetzt braucht. Die Überproduktion gilt als die schlimmste aller Verschwendungen: Sie kreiert nämlich Bestände und Wartezeiten, macht es schwierig, die Qualität eines Prozesses zu messen und verursacht unnötige Bewegungen und Transporte. Überproduktion ist immer auch ein Zeichen, dass ein ungenügendes Verständnis darüber besteht, was der Patient eigentlich braucht.

- In unserem Beispiel hat sich in der Klinik für Viszeralchirurgie die Praxis durchgesetzt, am zweiten Tag nach der Operation bei allen Patienten einen Verbandwechsel durchzuführen. Diese Praxis müsste hinterfragt werden. Die Assistenzärzte haben es sich zur Gewohnheit gemacht, die OP-Nähte aller Patienten zu inspizieren. Diese Praxis kann sich nachteilig auf die Wundheilung auswirken.
- Ein typisches Beispiel für Überproduktion ist, wenn die Vitalwerte aller Patienten auf täglicher Basis erhoben werden. Auch wenn diese gar nicht benötigt werden.
- Eine grosse Anzahl von Laboruntersuchungen sowie Bildgebungen gehören zur Kategorie der Überproduktion. Dies trifft insbesondere auf Notaufnahmen zu, oder wenn sich unerfahrene Assistenzärzte absichern möchten und einheitliche Vorgaben für Behandlungsprozesse fehlen.

Überbearbeitung sind Tätigkeiten, die unnötig kompliziert durchgeführt werden. Helfen würde, die Perspektive des Patienten einzunehmen. Was ist aus seiner Sicht unnötig oder zu kompliziert?

- Es leuchtet dem Patienten Meier nicht ein, dass sich so viele verschiedene Leute um den Verbandwechsel kümmern und dass sie das so kompliziert machen. Zuerst macht man den Verband auf, dann kommt ein Arzt, dann macht ein anderer weiter. Umständlich gestaltet sich auch die Beschaffung des Materials.
- Patienten beschweren sich, dass sie zur selben Sache mehrfach befragt werden. Bevor Notfallpatienten auf dem OP-Tisch liegen, werden sie von bis zu acht verschiedenen Personen zu ihrer Anamnese befragt. Das irritiert sie.
- Assistenzärzte schreiben sich ihre Notizen in ein Notizbuch, und nach Dienstschluss übertragen sie ihre Einträge ins Klinikinformationssystem.
- Pflegefachpersonen übertragen Informationen aus dem Klinikinformationssystem in ein Notizbuch oder auf eine ausgedruckte Patientenliste, damit sie die wichtigsten Informationen zu den Patienten immer bei sich haben. Am Ende ihrer Schicht übertragen sie die Informationen ins Klinikinformationssystem.

Verschwendungen zu bekämpfen, ist eine Daueraufgabe. Man kommt meistens nur in kleinen Schritten voran. Kaizen – die Philosophie der kontinuierlichen Verbesserung – dient hauptsächlich diesem Ziel. Wenn weniger Arbeitszeit und Energie durch Verschwendungen verloren geht, erhält man die Chance, Mehrwert für den Patienten zu schaffen: Es bleibt mehr Zeit für den Patienten, die in einem zweiten Schritt mit Inhalt gefüllt werden kann.

Konstant überlastet zu sein, ist nicht gut („Muri")

Die unausgeglichene Belastung und Verschwendungen kosten Zeit und Energie. Es passieren mehr Fehler. Diese zu korrigieren, kostet viel Zeit. Das kreiert wiederum Hektik und führt zu noch mehr Fehlern. Es handelt sich um einen Teufelskreis: Wir sprechen von „Muri" – der chronischen Überlastung. Dieselben Fehler und Probleme wiederholen sich täglich. Ein Beispiel dafür ist die Schichtplanung der Pflege. Sie ist darauf ausgerichtet, dass am Morgen Hochbetrieb herrscht. Das ist historisch gewachsen. Das entspricht jedoch nicht mehr der Realität. Die Auslastung ist heute ganztags hoch. Dem muss Rechnung getragen werden. Anschaulich dargestellt im Gemba ist die schlimmste Auswirkung von Muri. Man gewöhnt sich an Fehler und Verschwendung. Das Vertrauen untereinander sinkt. Das Arbeitsklima verschlechtert sich. Man gibt sich gegenseitig die Schuld an Fehlern.

Konstant überlastet zu sein, ist nicht gut („Muri")

Vorurteil Nummer 4: *Lean* stresst die Mitarbeitenden, da die anfallende Arbeit verdichtet wird."

Wie würden Sie argumentieren?

Auflösung: „Das Ziel ist es, dass Arbeitsabläufe weniger fehleranfällig sind und die Mitarbeitenden sich kontinuierlich und konzentriert ihren Aufgaben widmen können. Zusätzlich können sie sich auf die Arbeit vor und nach ihrer Tätigkeit verlassen. Der Arbeitsfluss entsteht, indem die Wertschöpfung maximiert und Verschwendungen reduziert werden."

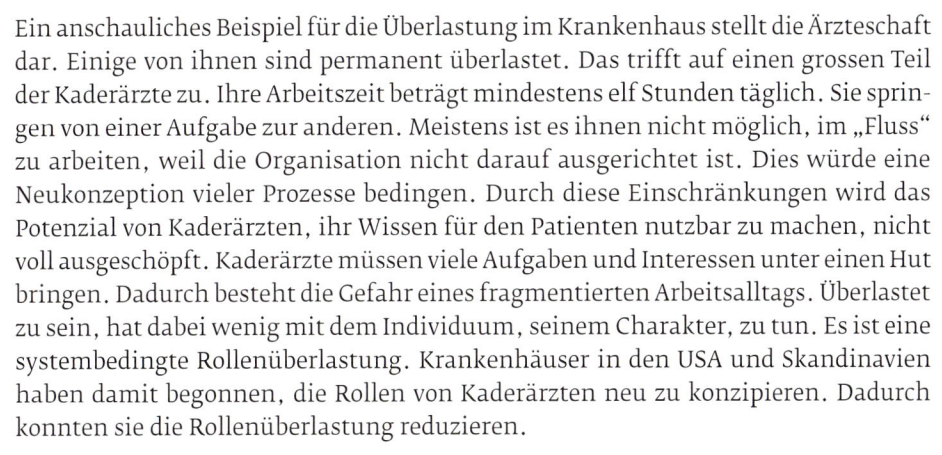

Ein anschauliches Beispiel für die Überlastung im Krankenhaus stellt die Ärzteschaft dar. Einige von ihnen sind permanent überlastet. Das trifft auf einen grossen Teil der Kaderärzte zu. Ihre Arbeitszeit beträgt mindestens elf Stunden täglich. Sie springen von einer Aufgabe zur anderen. Meistens ist es ihnen nicht möglich, im „Fluss" zu arbeiten, weil die Organisation nicht darauf ausgerichtet ist. Dies würde eine Neukonzeption vieler Prozesse bedingen. Durch diese Einschränkungen wird das Potenzial von Kaderärzten, ihr Wissen für den Patienten nutzbar zu machen, nicht voll ausgeschöpft. Kaderärzte müssen viele Aufgaben und Interessen unter einen Hut bringen. Dadurch besteht die Gefahr eines fragmentierten Arbeitsalltags. Überlastet zu sein, hat dabei wenig mit dem Individuum, seinem Charakter, zu tun. Es ist eine systembedingte Rollenüberlastung. Krankenhäuser in den USA und Skandinavien haben damit begonnen, die Rollen von Kaderärzten neu zu konzipieren. Dadurch konnten sie die Rollenüberlastung reduzieren.

Bei den Assistenzärzten ist der Fall etwas anders gelagert. Sie sind vor allem Opfer einer ungeeigneten Arbeitsweise. Sie können viele Aufgaben nicht selbständig abschliessen und warten auf die Freigabe ihrer Vorgesetzten – sie stapeln ihre Ergebnisse und kreieren damit Bestände an Entscheiden sowie Wartezeiten für Patient und Pflege. Im Ergebnis führt dies ebenfalls zu einer Fragmentierung und zu Leistungseinbussen. Assistenzärzte sind höchstens halb so produktiv wie voll ausgebildete Fachärzte. Assistenzärzte arbeiten zu viele Stunden und stehen unter permanentem Druck. Bei den Assistenzärzten liegt der Schlüssel bei der Reduktion der Fragmentierung. In der Lean-Sprache heisst das „One-Piece-Flow". Dies bedeutet eine deutlich höhere Erreichbarkeit und Präsenz der Kaderärzte in der ersten Reihe. Die historische Ausbildung der Assistenzärzte vom selbständigen, begleitetem Erlernen wird, umgekehrt in ein stark begleitetes Arbeiten bis auf ein gewisses Niveau und dann Entlassung in die Selbständigkeit.

Der Bekämpfung von „Muri" – konstante Überlastung – sollte in Krankenhäusern eine hohe Priorität eingeräumt werden. Überlasteten Mitarbeitenden unterlaufen mehr Fehler. Das Burnout-Risiko ist erhöht.

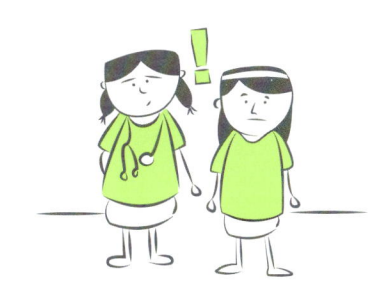

Eine Umfrage aus dem Jahr 2017 unter amerikanischen Pflegekräften[5] zeichnet ein klares Bild: Knapp die Hälfte der Befragten fühlen sich vom Management und der Verwaltung nicht wertgeschätzt, und jeder zweite überlegt sich, den Pflegeberuf aufzugeben. Überarbeitung ist der mit Abstand am häufigsten genannte Grund für die Aufgabe des Berufes. Der zu grosse Anteil an administrativen Aufgaben, die fehlende Zeit beim Patienten und die fehlende Freude am Job wurden als weitere wichtige Gründe genannt.

Die Entwicklung der Überlastung von Pflegenden in den letzten Jahren lässt dabei nichts Gutes erahnen: Knapp jeder zweite gab an, heute unter einer grösseren Belastung zu stehen als noch vor zwei Jahren. Nur knapp jeder Fünfte fühlt sich heute weniger belastet als früher. Die Ergebnisse zeigen: Der Handlungsbedarf nach Verbesserungen im Pflegeberuf ist gross – und er wird immer grösser.

Die häufigsten Probleme im stationären Bereich

Aus der Kombination der drei M ergeben sich typischerweise 25 bis 30 typische Probleme im stationären Bereich eines Krankenhauses. Natürlich gibt es je nach Fachrichtung, Unternehmens- und Teamkultur grosse Unterschiede. Einige Themen wiederholen sich jedoch oft. Eine Auswahl davon ist hier aufgelistet und mit einem Beispiel aus dem Gemba kombiniert:

- **Informationsverschwendung**: Informationen werden mehrmals erhoben und fliessen nicht richtig zwischen den Mitarbeitenden und den Berufsgruppen. Häufiges Nachfragen ist die Regel, weil Informationen nicht verfügbar sind. Diese Nachfragen führen zu Unterbrechungen.
  Ein Beispiel aus dem Gemba war die Erkenntnis des Assistenzarztes Meinrad, dass mit der Wunde von Herrn Meier alles in Ordnung war. Der Pflegefachmann Kovacik erhielt diese Information nicht.
- **Hoher Aufwand für Materialbewirtschaftung**: Unterschiedliche Logiken der Bewirtschaftung und Material am falschen Ort führen zu einem grossen Bewirtschaftungs- und Suchaufwand für Pflegende und auch für die Ärzteschaft.
  Das Material für den Verbandswechsel war für Herrn Kovacik nicht standardmässig vorbereit. Er musste sich das Benötigte zusammensuchen.
- **Unklare Verteilung von Aufgaben, Verantwortung und Kompetenzen**: Verantwortlichkeiten und Rollen sind oft nicht klar geregelt oder werden nicht eingehalten. Alle machen alles, gewisse Schlüsselpersonen sind permanent überlastet.

---

[5] RNnetwork 2017/02: Portrait of a Modern Nurse Survey Finds Half of Nurses Consider Leaving the Profession

Die häufigsten Probleme im stationären Bereich

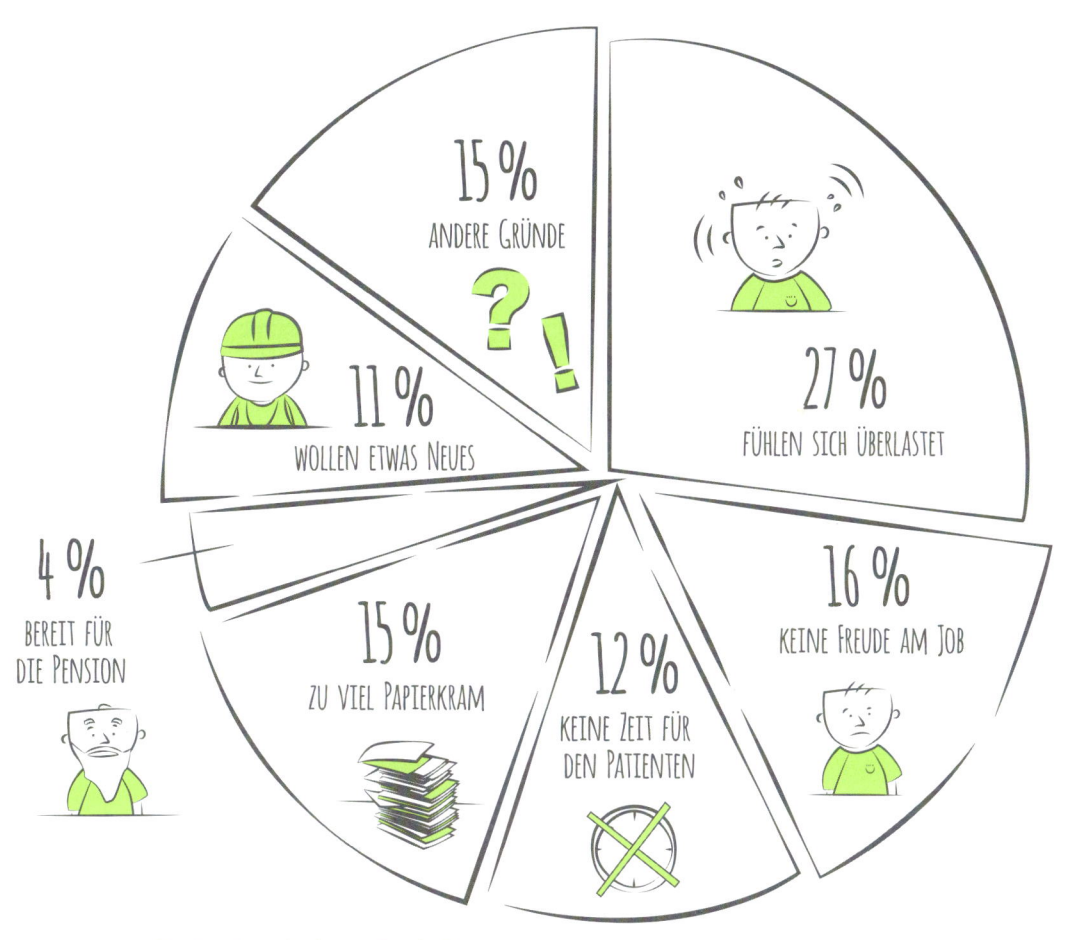

15 % ANDERE GRÜNDE

27 % FÜHLEN SICH ÜBERLASTET

11 % WOLLEN ETWAS NEUES

4 % BEREIT FÜR DIE PENSION

15 % ZU VIEL PAPIERKRAM

12 % KEINE ZEIT FÜR DEN PATIENTEN

16 % KEINE FREUDE AM JOB

Abb. 20 Gründe für den Jobwechsel von Pflegekräften

Im Beispiel oben war für Pflegeschüler Nick Millar nicht klar, wann er was machen sollte. Sein Einsatz war nicht optimal geplant. Er fühlte sich verunsichert.

- **Eintritts- und Austrittsmanagement**: Der Vorlauf bei Ein- und Austritten ist häufig zu kurz. Eintritte können für die Patienten unbefriedigend verlaufen, Austritte können aus nicht-medizinischen Gründen verzögert werden.

Während des Aufenthaltes von Herrn Meier war lange nicht klar, wann er wieder nach Hause gehen könnte. Schliesslich war die genaue Zeit des Austrittes unklar. Da seine Frau, eine Lehrerin, ihn nicht jederzeit abholen kann, wird es wahrscheinlich zu Verzögerungen bei seinem Austritt kommen.

- **Fragmentierung der Arbeitsabläufe:** Aufgaben werden oft durch Störungen unterbrochen. Angefangene Aufgaben werden nicht oder erst viel später zu Ende gebracht. Eine Person ist gleichzeitig für verschiedene Aufgaben an mehreren Orten eingeplant.
  Bei der Visite gab es gleich mehrfach Störungen. Pflegefachmann Kovacik wurde bei seinem Verbandswechsel unterbrochen. Hotellerieassistent Paul Lienhard konnte das Essen nicht wie geplant servieren, und Oberärztin Klara Sandmayer wurde auf die Notfallaufnahme gerufen. Herr Wylandt musste zurück in den OP. Nicht alle Störungen lassen sich eliminieren. Ein oder zwei der genannten liessen sich durch eine Entflechtung der Planung aber vermeiden.
- **Patienten- und Angehörigeninformation:** Die Patienten und ihre Angehörigen sind nicht ausreichend informiert über wichtige Dinge wie zum Beispiel die Tagesstruktur und den Behandlungsplan. Patienten und Angehörige wagen es zu selten, Fragen zu stellen.
  Herr Meier scheint in diesem Beispiel schlecht informiert worden zu sein. Für ihn entsteht der Eindruck, dass vieles zufällig und ungeplant geschieht. Das verunsichert ihn.
- **Patientenferne Leistungen:** Viele Aufgaben wie Dokumentation, Besprechungen, Übergaben und Rapporte finden nicht direkt beim Patienten statt. Diese Aufgaben benötigen oft viel Zeit und verlaufen ineffizient ab. Sie werden auch für die Patienten zu wenig sichtbar gemacht.
  Sowohl die Pflege (Kovacik) als auch die Ärzte (Meinrad) verbringen nur einen kleinen Teil ihrer Arbeitszeit mit und bei den Patienten. Verschwendungen und administrative Aufgaben rauben ihnen viel Zeit.
- **Interprofessionelle/interdisziplinäre Zusammenarbeit:** Das Zusammenspiel der verschiedenen Berufsgruppen ist nicht synchron. Man wartet gegenseitig aufeinander. Abmachungen werden nicht eingehalten oder sind im Team ungenügend bekannt. Die Verbindlichkeit leidet darunter. Gemeinsame Aktivitäten wie Rapporte und Visiten führen oft zu Frustration, weil sie unterschiedliche Wissensstände gar nicht mehr auffangen können.
  Im Beispiel war die Visite nicht abgestimmt und ungeplant. Weder für Assistenzarzt Meinrad, Oberarzt Wylandt noch für den Pflegefachmann Kovacik war die Situation befriedigend. Patient Meier ist das aufgefallen; es hat ihn irritiert.

Prof. Dr. Rebecca Spirig, Direktorin Pflege und MTTB, Universitätsspital Zürich: „Die Visite ist in den meisten Häusern, auch bei uns, ein schlecht abgestimmter interprofessioneller Prozess, bei dem viel Zeit und Energie für Nicht-Zusammenarbeit verlorengeht."

Diese Probleme tauchen in Statistiken oft nur teilweise oder gar nicht auf. Statistische und anekdotische Auswertungen reichen nicht aus. Um Probleme zu erkennen und um ihre Ursachen zu verstehen, ist der Gemba unersetzlich. Erst vor Ort wird klar, wo die wirklichen Brennpunkte einer Station liegen. Respekt und die Wertschätzung gegenüber allen Beteiligten sind dabei immens wichtig. Sie werden nicht individuell beurteilt. Es ist beeindruckend, dass das komplexe System „Bettenstation" trotz widriger Umstände und Rahmenbedingungen funktioniert.

Es klappt nur dank des hohen Einsatzes aller Mitarbeitenden. Stellen Sie sich vor, welche Leistungsfähigkeit erst erreicht werden könnte, wenn die Rahmenbedingungen besser wären? Die Mitarbeitenden verdienen es, dass man sie bei der Lösung ihrer Probleme unterstützt.

3   Besser bedeutet manchmal radikal anders

„Big Bang" ist kein Spaziergang

Die Einführung einer Lean-Bettenstation entspricht einem Systemwandel. In der Absicht, mehr Zeit für den Patienten zu gewinnen, werden viele Dinge gleichzeitig verändert. Je nach Situation sind es mehr als 30 Einzellösungen, die zusammen eingeführt werden. In der Lean-Terminologie spricht man von „Kaikaku", das steht für radikale Veränderung. An jedes „Kaikaku" schliesst nahtlos der kontinuierliche Verbesserungsprozess an, bekannt als „Kaizen". Ein Systemwandel (Kaikaku) geschieht mit einem Sprung, einem „Big Bang". Es gibt ein Einführungsdatum, und ab diesem Tag wird anders gearbeitet. Der Vorteil von „Kaikaku" ist, dass eine grosse Wirkung erzielt werden kann. Auf einer Bettenstation ist die Entlastung sofort spürbar. Aber die einzelnen Lösungen sind noch nicht perfekt. Sie müssen über die kommenden Monate und Jahre verfeinert werden. Ohne die kontinuierliche Verbesserung (Kaizen) kommt es zu einem langsamen Leistungsabfall.

Wer einmal eine Lean-Bettenstation live erlebt hat, erhält spannende Impulse. Dabei macht die Umsetzung der einen oder anderen Idee noch keine Lean-Bettenstation. Erst durch das Zusammenspiel vieler Lösungen entsteht die gewünschte Wirkung. Der Visitenstandard spielt mit den stündlichen Runden, den 7 P, dem Patientenboard, dem Tagesplan und dem Huddle zusammen (s. Kap. 5 für die detaillierte Beschreibung der Komponenten des Systems).

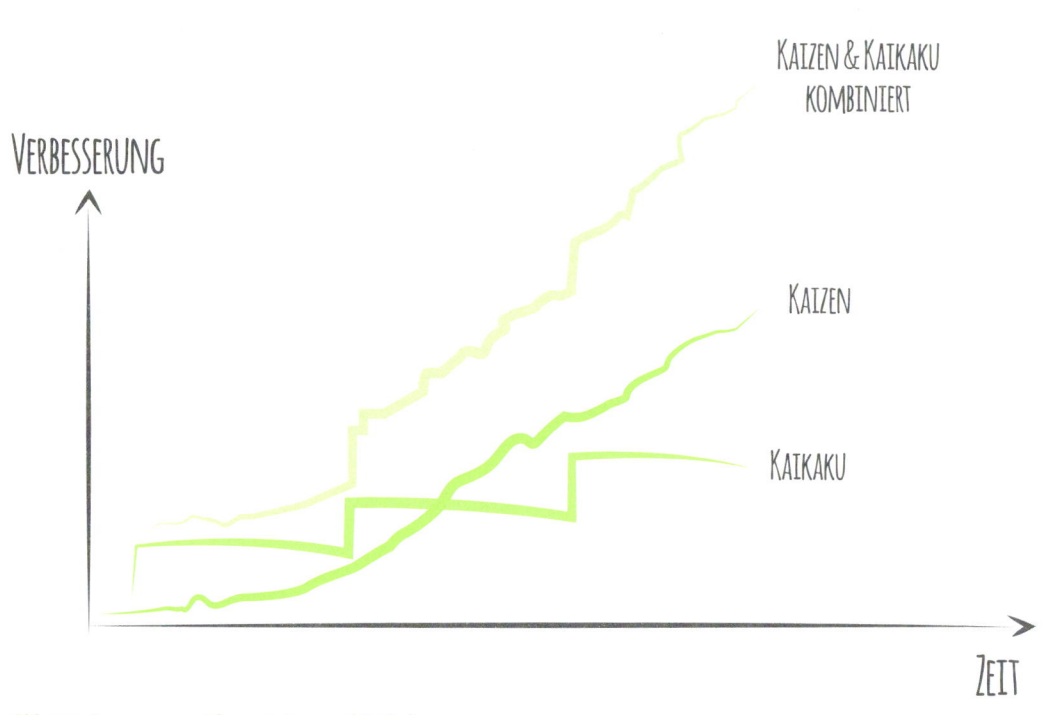

Abb. 21 Zusammenspiel von Kaizen und Kaikaku

Stephan Schärer, Leitung Pflegedienst, Spital Muri: „Für den Kulturwandel hat der grosse Wurf Vorteile. Mit kleinen Schritten kommt man deutlich langsamer vorwärts, weil die Massnahmen weniger ineinandergreifen können und dadurch der Nutzen weniger erlebbar ist. Es geht auch, man erreicht aber nicht den gleichen Effekt."

Die volle Wirkung erzielt eine Lean-Bettenstation erst, wenn auch die Schnittstellen nach Lean-Methoden arbeiten, das heisst der OP, die Logistik, der Patiententransport, die Küche, die Hotellerie, die Apotheke, die Informatik usw. Theoretisch wäre es optimal, wenn alle gleichzeitig einen Systemwandel vollziehen würden. Aus verschiedenen Gründen ist das nicht möglich. Es würde die Lernkapazitäten der Organisation Krankenhaus völlig überfordern. Das Ergebnis wäre ein unkontrollierbares Chaos. Ein Krankenhaus, das sich auf die Lean-Reise begibt, muss über viele Jahre mit Widersprüchen leben. Sobald man gesehen hat, wie es sein könnte, wird man anspruchsvoll. Man lernt zu sehen, und das macht einen unzufrieden mit dem heutigen Zustand.

Veränderung im stationären Betrieb

Lean ist in erster Linie eine Haltung, eine Denkweise. Durch diese Denkweise wird die Wahrnehmung verändert. Auf einer Lean-Bettenstation gilt der Leitsatz: Der Patient kommt immer zuerst. Alles, was nicht dem Patienten dient, wird abgeschafft oder reduziert. Da sieht man auf einmal Dinge, die man vorher nicht gesehen hat. Jedem Veränderungsprojekt muss die richtige Haltung zugrunde liegen. Wer dies verinnerlicht und seinen Alltag hinterfragt, hat bereits einen grossen Schritt getan. Es ist der erste Schritt in Richtung kontinuierlicher Verbesserung. Wenn die Mitarbeitenden nicht verstehen, weshalb man gewisse Dinge jetzt anders macht, können sie keinen Beitrag zur Weiterentwicklung leisten.

Das Praktische an *Lean* ist, dass nicht fertige Lösungen propagiert werden, sondern Prinzipien, nach denen der bestehende Zustand verbessert wird. Aus diesen Prinzipien lassen sich Abläufe und Routinen ableiten, mit denen im Alltag gearbeitet wird. Die Systemveränderung wird dadurch realisiert, dass ein Bündel von Prinzipien auf die Situation der Bettenstation angewendet wird. Das Ergebnis ist eine Organisation, in der Patienten, Angehörige, Ärzteschaft, Pflege, Informationen, Medikamente, Logistik, Technologien (Geräte), Prozesse und Standards optimal zusammenspielen.

Die Lean-Bettenstation ist das Ergebnis eines ständigen Lernprozesses. Durch diesen Lernprozess wird die Kultur verändert. Unter „Kultur" verstehen wir „gefestigtes" Verhalten. Wenn man zu hören kriegt: „Hier macht man es so", dann ist Kultur gemeint. Alles, was wahrnehmbar ist, gilt als kulturelle Manifestation. Dahinter stehen Überzeugungen, weshalb gewisse Dinge so gemacht werden müssen. Oftmals sind diese Handlungsmuster während vieler Jahre entstanden – und niemand erinnert sich heute noch daran, weshalb etwas genau so geregelt wurde. Nicht nur die Mitarbeitenden, sondern auch die Führung muss den neuen Weg einschlagen. Eine Lean-Bettenstation arbeitet mit einem Lean-Führungssystem. In einem ersten Schritt ist das Führungssystem eine Insellösung und kann seine Wirksamkeit nicht voll entfalten. Wer jedoch darauf verzichtet, kann keine Nachhaltigkeit erzielen, ganz zu schweigen von einer Weiterentwicklung.

Veränderung im stationären Betrieb

So einfach die grundlegenden Prinzipien von *Lean* sind, so anspruchsvoll ist deren Anwendung. Die Literatur zur Philosophie und Funktionsweise des Toyota-Wegs ist mannigfaltig. Die Anwendung von *Lean* setzt Lernprozesse über viele Jahre in Gang. Beim Lernen gibt es keine Abkürzungen, weder auf der persönlichen noch auf der organisatorischen Ebene. Auch intelligente Menschen benötigen Zeit, um gewisse Mechanismen zu erlernen. Sie müssen Erfahrungen sammeln und aus Misserfolgen lernen. Das System Krankenhaus zu verändern, ist anspruchsvoll. In diesem Kapitel sollen Denkanstösse zur Übersetzung der 14 Toyota-Prinzipien im stationären Betrieb eines Krankenhauses gegeben werden.

> **Die 14 Toyota-Prinzipien**[6]
> 1. Begründe deine Management-Entscheidungen auf einer langfristigen Philosophie, auch auf Kosten kurzfristiger finanzieller Ziele.
> 2. Implementiere einen kontinuierlichen Fluss von Leistungen.
> 3. Strebe das Zieh-Prinzip an.
> 4. Nivelliere deine Auslastung und nimm Stress aus dem System.
> 5. Mach es beim ersten Mal richtig.
> 6. Standardisiere, was immer du kannst.
> 7. Nutze die Kraft der visuellen Kontrolle, um dir einen schnellen Überblick zu verschaffen.
> 8. Benutze eine verlässliche Technologie, die den Prozessen und den Mitarbeitenden dient.
> 9. Entwickle Führungskräfte, welche die Philosophie leben und sie anderen Mitarbeitenden weitergeben.
> 10. Entwickle die Kompetenzen deiner Mitarbeitenden.
> 11. Nutze das Potenzial deines Netzwerks.
> 12. Erlebe die Situation vor Ort, um das Geschehen zu verstehen.
> 13. Suche den Konsens für Entscheidungen und implementiere Änderungen anschliessend rasch.
> 14. Leiste einen Beitrag, eine lernende Organisation zu werden und verbessere dich stetig.

Am Anfang jeder Veränderung steht eine Absicht oder das „Warum". Die Absicht einer Lean-Bettenstation ist, mehr Zeit für den Patienten zu haben. Dies geschieht durch die Eliminierung von Verschwendungen. Dieses Ziel kann man mittels der Instrumente erreichen, die später beschrieben werden. Es lohnt sich, bereits darüber hinaus zu denken. Die Existenzberechtigung eines Krankenhauses begründet sich darin, dass die Gesundheit von Menschen verbessert wird. Die Frage ist, welchen Beitrag eine Bettenstation dazu leisten kann. Nur schon mögliche Schädigungen von Patienten fernzuhalten, ist ein grosses Ziel. Lean-Organisationen sind gut darin, Ziele in Zahlen zu fassen und sich diesen Zielen entlang kontinuierlich zu verbessern.

---

[6] In Anlehnung an Liker J (2012) Der Toyota Weg: Erfolgsfaktor Qualitätsmanagement. FinanzBuch Verlag München

Bei einer Lean-Bettenstation sind es Aussagen zu Patientensicherheit, Patientenzufriedenheit, Wirtschaftlichkeit, Mitarbeiterengagement und Innovation. Diese Ziele in einem strukturierten Dialog festzulegen, ist ein wichtiger Teil des Veränderungsprozesses.

Eine zweite Komponente des Veränderungsprozesses ist dessen Strukturierung aus ganzheitlicher Sicht. Der Toyota-Weg wurde zu diesem Zweck in eine Pyramide übersetzt, die vier Ebenen umfasst:[7]

1. **Was ist die Philosophie?** Hier sind die Ziele festgehalten. Dabei geht es nicht primär um die Projektziele, sondern darum, welche Absichten die Organisation längerfristig verfolgt (Festhaltung der Mission beziehungsweise True North). Im Gesundheitswesen ist Veränderung speziell herausfordernd (s. Box „Veränderungen im Gesundheitswesen durchzuführen, ist besonders anspruchsvoll."), und die Klärung bezüglich der Prioritäten entlastet ungemein. Zu wissen, wohin die Reise geht, ist die Grundlage jeder Veränderung. Wofür steht unser Krankenhaus, wofür setzen wir uns ein? Für die Zufriedenheit der Patienten, für fehlerfreie und sichere Medizin, für zufriedene und engagierte Mitarbeitende? Legen wir den Fokus auf überragenden Service und einwandfreie Dienstleistungen oder auf eine wirtschaftliche Entwicklung, die nachhaltige Investitionen erlaubt? Diese *Herausforderungen* gilt es, zu priorisieren und langfristig zu verfolgen.
2. **Wie schaffen wir mehr Wert?** Wer etwas besser machen will, muss seine Arbeitsweisen und Prozesse verändern. Oder anders formuliert: Damit es besser wird, muss es anders werden. Prozessgestaltung ist der Schlüssel zur Erreichung von Zielen. Lean-Prinzipien unterstützen das Team darin, neue Arbeitsweisen zu entwickeln. Es ist ein kontinuierlicher Lernprozess. Manchmal ist aber auch ein grosser Schritt erforderlich. Das Zusammenspiel von „Kaizen" und „Kaikaku" muss sorgfältig geplant sein.
3. **Mit welchen Personen und Partnern müssen wir den Veränderungsprozess gestalten?** Will man wirksam Veränderungen umsetzen, ist das die entscheidende Ebene. Lernprozesse geschehen mit Menschen. Es muss geklärt sein, welche Personen einbezogen werden müssen, um sie am Lernprozess teilhaben zu lassen. *Lernen im Team* bedeutet, die gleichen Zielvorstellungen zu teilen und an einem Strang zu ziehen, um sie einzulösen. Im Zentrum der Arbeit steht der Patient und alle, die mit ihm oder für ihn direkt oder indirekt arbeiten, sind Teil des Teams.

---

[7] Toyota Production System (TPS). 4P-Model. URL: http://missiontps.blogspot.ch/p/starting-point-of-tps.html

4. **Welche Problemlösungen müssen wir erarbeiten, um unsere Ziele zu erreichen, und wie gestalten wir den Lernprozess?** Problemlösungen entstehen nach einem strukturierten Vorgehensmodell. *Lean* ist auch eine Denkschule, wie man Probleme strukturiert angeht. Im Rahmen des kontinuierlichen Verbesserungsprozesses wird mit Experimenten gearbeitet, deren Ergebnisse laufend evaluiert werden. Die Idee dahinter ist, bei Verbesserungen dort anzusetzen, wo der Erfolg vielversprechend ist und den Fortschritt in kurzen Abständen zu messen. Ganz wichtig bei jeder Problemlösung: „Geh und sieh' selbst", das heisst die Probleme dort zu analysieren und zu lösen, wo sie entstehen.

Die Pyramide des 4 P-Modells offenbart zwei Dinge, die sehr gut zur Expertenorganisation Krankenhaus passen: die kontinuierliche Verbesserung und der Respekt für den Einzelnen.

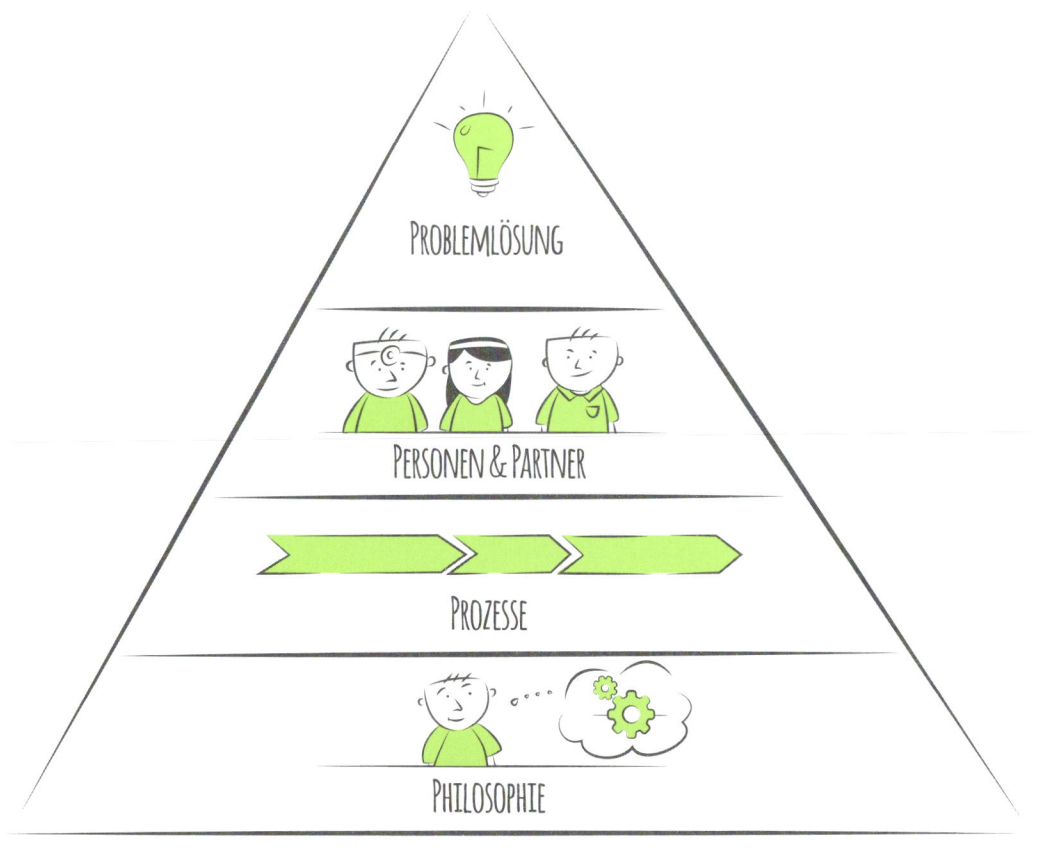

Abb. 22 Das „4P"-Modell

3

Veränderung im stationären Betrieb

> *Veränderungen im Gesundheitswesen durchzuführen, ist besonders anspruchsvoll.*

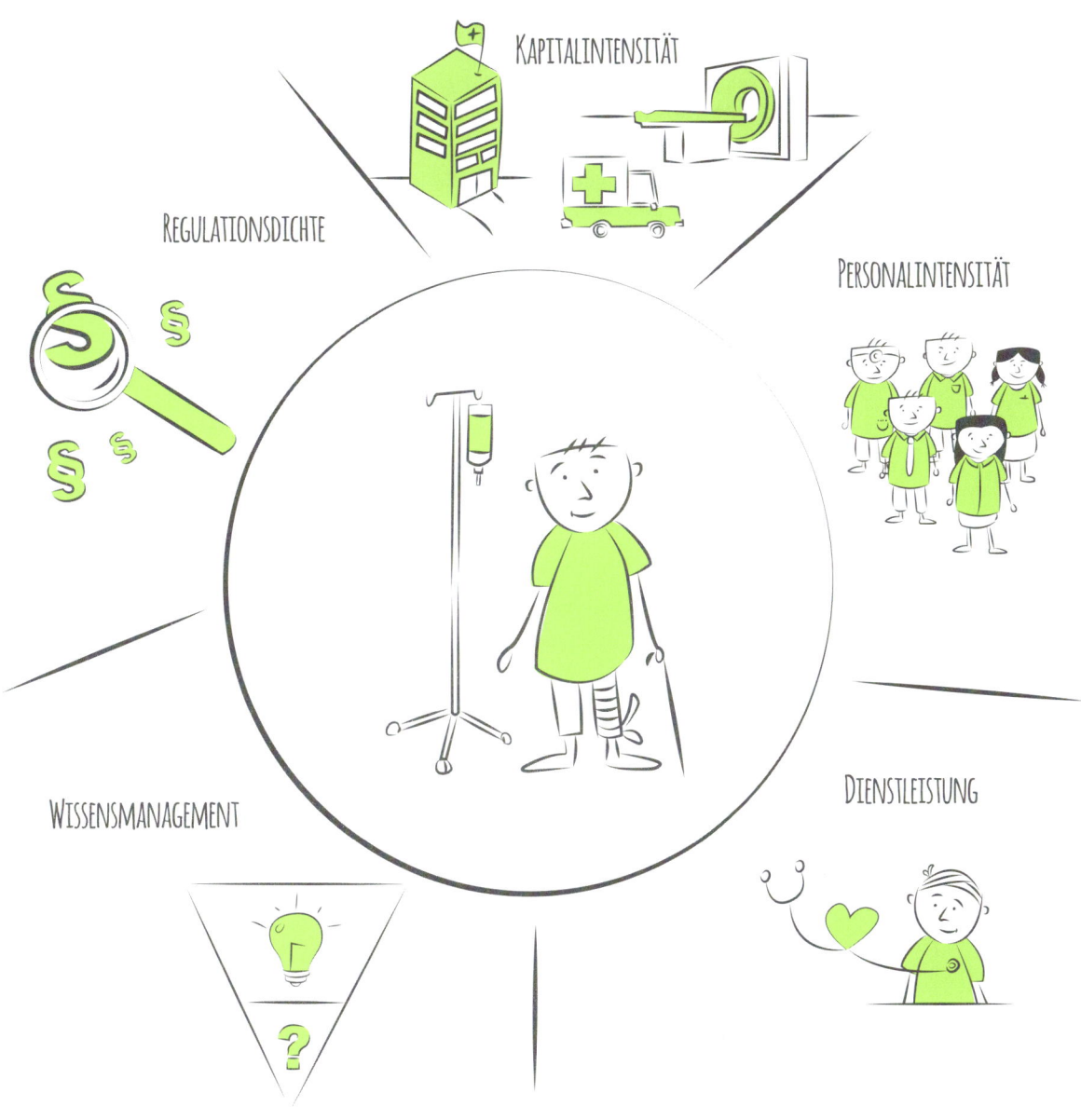

Abb. 23 Einflussfaktoren der Veränderung im Gesundheitswesen

Fünf Faktoren tragen gemäss James Hereford ehemals COO Stanford Medical Center und ein beeindruckender Lean-Leader zu dieser Aussage bei: Zuerst einmal gibt es ohne Patienten keine Gesundheitsdienstleistungen. Das Gesundheitswesen ist eine der wenigen Branchen, in welcher der Kunde an der Dienstleistung *mitarbeitet und selbst stark involviert ist. Die Dienstleistung ist* kapitalintensiv, *die Betreuung von Patienten erfordert teure Gebäude, Geräte und Apparate. Das Gesundheitswesen ist gleichzeitig auch* personalintensiv: *Eine Vielzahl bestausgebildeter Expertinnen und Experten kümmern sich direkt oder indirekt um den Patienten. Die Medizin ist im Kern eine Interaktion zwischen dem Patienten und einem Team von Fachkräften. Das wird trotz Digitalisierung und technologischem Fortschritt so bleiben. Wir sind aber im Gesundheitswesen nicht nur Erbringer von Dienstleistungen, sondern auch* Wissensmanager: *Die Systemleistung Medizin wird immer vernetzter erbracht, die Qualität der Informationen und der Kommunikation bestimmen das Endergebnis entscheidend mit. Zudem sind die Mitarbeitenden mit der höchsten Expertise täglich und dezentral in der Leistungserbringung eingebunden und nicht wie in anderen Branchen in Dienstleistungszentren im oberen Kader zentralisiert. Der fünfte Treiber der Komplexität ist die hohe* Regulierungsdichte *auf lokaler, regionaler und nationaler Ebene. Diese Vorschriften grenzen ein, was verändert werden kann.*

„Patient zuerst" als grundlegende Philosophie der Verbesserung

Die Lean-Arbeitsweise ist nicht nur eine Umstellung für die Pflege, die Ärzteschaft oder die unterstützenden Bereiche. Lean Hospital ist ein Managementsystem, das alle Bereiche des Krankenhauses umfasst und sich parallel zum Leistungssystem entwickelt. In einem ersten Schritt muss sich die Führung über den Umfang der Veränderung bewusst sein und eine konsequente Planung erarbeiten. So ist für die Führung sowie für die gesamte Organisation der Fokus stets klar. Das erste Prinzip der Lean-Philosophie nach Toyota lautet: „Ordne deine Entscheidungen einer langfristigen Vision unter."

> **Die 10 Wünsche der Patienten**
>
> Ein patientenfokussierter Ansatz kommt vom John Hopkins Hospital in Baltimore, Maryland, das die Rückmeldungen von Patienten auswertete und in einer Top-10-Liste zusammenfasste. Sie zeigt: Wenn wir die Patienten früh in die Diskussion einbeziehen, erhalten wir teils unerwartete, aber einfach nachvollziehbare Ergebnisse.

Die 10 Wünsche der Patienten sind:[8]
1. Lassen Sie mich schlafen.
2. Halten Sie den Geräuschpegel auf der Station niedrig.
3. Verlieren Sie meine persönlichen Gegenstände nicht.
4. Klopfen Sie an die Tür, bevor Sie eintreten.
5. Halten Sie mein Patientenboard auf dem neuesten Stand.
6. Informieren Sie mich und meine Familie über Veränderungen meines Zustandes.
7. Putzen Sie die Böden und Flächen täglich, um die Verbreitung von Keimen zu vermeiden.
8. Hören Sie mir zu und integrieren Sie mich in den Dialog.
9. Bitte helfen Sie mir, mich in meinem Zimmer und dem Krankenhaus zurechtzufinden.
10. Bitte verhalten Sie sich in allen Bereichen des Krankenhauses stets professionell.

Was Beobachter am Beispiel Toyota immer wieder begeistert, ist die Leidenschaft, mit der langfristige Ziele verfolgt werden. Führende Lean-Krankenhäuser zeichnen sich dadurch aus, dass sie ihre langfristigen Pläne konsequent und geradlinig verfolgen. Allen Lean-Organisationen gemein ist, dass sie sich kritisch damit auseinandersetzen, welche Werte sie für ihre Kunden schaffen. Wir haben im vorhergehenden Kapitel am Beispiel des Verbandwechsels gesehen, dass trotz bestmöglichem Einsatz aller Beteiligten wenig Wert für den Patienten auf der Abteilung erzielt wird. „Das Richtige richtig tun" heisst, den Patienten an die erste Stelle aller Handlungen zu setzen. Diese Vision eines Krankenhauses kann unterschiedliche Facetten abdecken, wie uns Besuche in führenden Lean-Krankenhäusern gelehrt haben: Das Virginia Mason Hospital in Seattle verfolgt bezüglich Qualität und Sicherheit eine Nullfehlerkultur, andere Organisationen wie die Palo Alto Medical Foundation oder das Seattle Children's legen Gewicht auf das Engagement der Mitarbeitenden. Die ambulanten Zentren der Everett Clinic nördlich von Seattle sind auf optimalen Fluss und bestmöglichen Zugang zu ihren Spezialisten ausgerichtet.

Der Patient kommt zuerst. Diese Denkhaltung einzunehmen, verändert bereits viel und bringt die richtigen Fragen ins Spiel. Es ist eine Frage der Konsequenz: Die Patienten und ihre Bedürfnisse stehen an erster Stelle. Wer sich das jeden Tag vor Augen hält, wird anders handeln. Wenn der Patient zuerst kommt, wird bis in die Chefetage der Fokus anders gelegt. In der Expertenorganisation Krankenhaus lassen sich Kunden- wie auch Patientenorientierung nicht verordnen. Die Führung muss Voraussetzungen schaffen, damit Patienten wirklich an erster Stelle stehen. Ein möglicher Weg

---
8 Pronovost P (2015) The Patient Wish List. John Hopkins Hospital

dazu ist die Definition eines sogenannten „True North" (Nordsterns), einer Handvoll wichtiger Erfolgsfaktoren, die in operative Zielvorgaben übersetzt werden können.

> *Zufriedene Patienten sind gesund für die Finanzen*
>
> *Zufriedene Patienten führen nachweislich zu einer Verbesserung des wirtschaftlichen Erfolges. Dies belegt eine Untersuchung von amerikanischen Krankenhäusern aus dem Jahr 2016:*
>
> *Krankenhäuser, die in standardisierten Patientenbewertungen die besten Noten erhielten, erzielen eine mehr als doppelt so hohe Nettomarge als Krankenhäuser in der unteren Hälfte der Ergebnisse. Dabei ist die Patientenzufriedenheit einer der bedeutendsten Faktoren für den finanziellen Erfolg.*
>
> *Krankenhäuser mit einer exzellenten Patientenzufriedenheit haben zwar höhere Kosten pro Patient, aber auch überproportional höhere Einnahmen, da sie unter anderem zusatzversicherte Patienten anziehen.*
>
> *Zudem korreliert eine hohe Patientenzufriedenheit mit einer hohen Zufriedenheit der Mitarbeitenden. Dies wirkt sich wiederum positiv auf die Personalfluktuation aus.[9]*

Bereiche, die nach Lean-Prinzipien geführt und entwickelt werden, erbringen eindrückliche Resultate: Die Patientenzufriedenheit steigt, die Aufenthaltsdauer sinkt, die Mitarbeitenden sind weniger Stress und Unterbrechungen ausgesetzt. Überstunden werden reduziert. Es wird Zeit frei für die Arbeit und Kommunikation mit den Patienten, für Weiterbildung und Fallbesprechungen.

Diese grossartigen Ergebnisse wecken aber auch Spargelüste. Die Versuchung ist gross, die freigewordene Zeit einfach wegzurationalisieren. Wer denkt, mittels der Lean-Philosophie liessen sich schnell Kosten sparen, der irrt. Wenn sich Mitarbeitende nämlich über Verbesserungsprojekte selber überflüssig machen, macht das schnell die Runde, in allen Branchen. Und niemand wird sich je wieder engagieren, die kontinuierliche Verbesserung voranzutreiben. Solche kurzfristigen Entscheide zeugen auch davon, dass das Management sich allzu sehr vom Tagesgeschäft entkoppelt hat. Wer regelmässig im Krankenhaus vor Ort ist, weiss, dass die meisten Teams nicht im grünen Bereich unterwegs sind, sondern meist an der Grenze ihrer persönlichen Leistungsfähigkeit arbeiten.

---

9 Betts D, Balan-Cohen A, Shukla M, Kumar N (2016) The value of the patient experience: hospitals with better patient-reported experience perform better financially. Deloitte Washington

Taktiken unterstützen die Lösungsfindung

! Wer denkt, mittels der Lean-Philosophie liessen sich schnell Kosten sparen, der irrt und war wahrscheinlich lange nicht mehr am Ort des Geschehens.

Taktiken unterstützen die Lösungsfindung

Viele Bettenstationen funktionieren heute stark personenabhängig. Jeder Experte und jede Expertin führen medizinische und pflegerische Tätigkeiten entsprechend ihrer Ausbildung, ihrer Routine oder ihrer Überzeugung aus. Je nachdem, wer Dienst hat, erlebt der Patient ganz Unterschiedliches. Täglich wird viel Intelligenz in die Bewältigung von Routineaufgaben, das Ausbügeln von Fehlern und in die Abstimmung zwischen den Berufsgruppen investiert. Die Lean-Prinzipien von Toyota helfen dabei, die Intelligenz einer Organisation fortlaufend in die Arbeitsprozesse einzubauen und die Arbeitsumgebung einfacher zu gestalten. Ein Leitsatz ist: Es muss einfach werden, das Richtige zu tun. So können sich die Mitarbeitenden auf die wirklich herausfordernden Aufgaben konzentrieren, zum Beispiel die Bewältigung komplexer Patientensituationen oder die Antizipation von Unvorhergesehenem.

Angewandt auf Bettenstationen lassen sich aus den Toyota-Prinzipien folgende Taktiken ableiten:

1. Bringe alle Leistungen zum Patienten (Maximierung der Wertschöpfung durch fliessende Prozesse).
2. Gib dem Patienten, was er jetzt braucht (Zieh-Prinzip).
3. Schliesse die Arbeit bei einem Patienten ab, bevor du zum nächsten gehst (Qualität beim ersten Mal durch Soforterledigung).
4. Arbeite mit Standards als Ausgangspunkt der Verbesserung (Standardisierung).
5. Mache das Geschehen sichtbar (Visuelles Management).
6. Versuche, Spitzenbelastungen zu vermeiden (Nivellierung).
7. Nutze Technologien zur Vereinfachung (Technologieeinsatz).
8. Arbeite im oberen Drittel deiner Qualifikation (Optimierung Skill Grade Mix).
9. Führe transparent und tagesaktuell (Daily Management).

3 Besser bedeutet manchmal radikal anders

- ☑ Bringe alle Leistungen zum Patienten (Maximierung der Wertschöpfung durch fliessende Prozesse)
- ☑ Gib dem Patienten, was er jetzt braucht (Zieh-Prinzip)
- ☑ Schliesse die Arbeit bei einem Patienten ab, bevor du zum nächsten gehst (Qualität beim ersten Mal durch Soforterledigung)
- ☑ Arbeite mit Standards als Ausgangspunkt der Verbesserung (Standardisierung)
- ☑ Mache das Geschehen sichtbar (Visuelles Management)
- ☑ Versuche Spitzenbelastungen zu vermeiden (Nivellierung)
- ☑ Nutze Technologien zur Vereinfachung (Technologieeinsatz)
- ☑ Arbeite im obersten Drittel deiner Qualifikation (Skill Grade)
- ☑ Führe transparent und tagesaktuell (Daily Management)

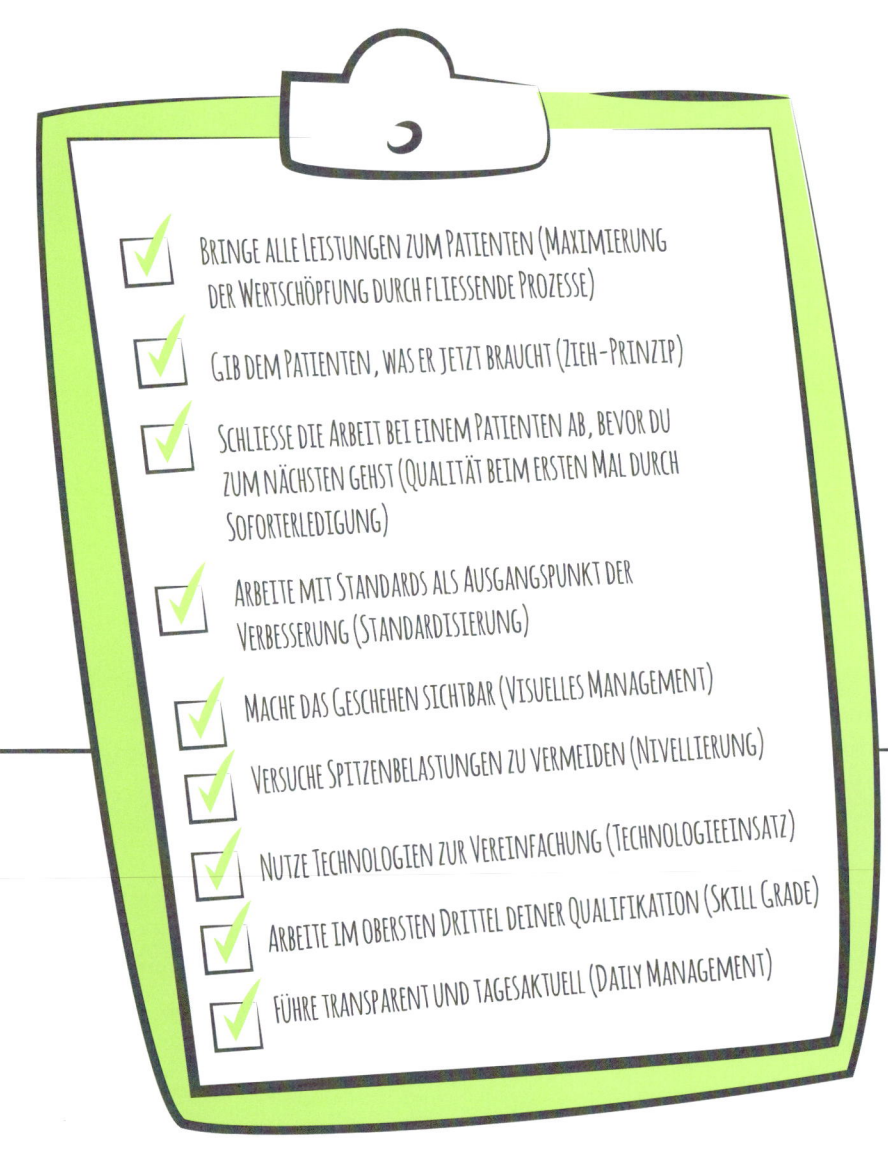

Abb. 24 Die Toyota-Prinzipien übersetzt für die Lean-Bettenstation

Taktiken unterstützen die Lösungsfindung

Die Taktiken der Lean-Bettenstation sind eine Hilfe, um Lösungen zu entwickeln und sich kontinuierlich zu verbessern. Was bedeuten sie genau?

Die Taktik „Bringe alle Leistungen zum Patienten" verlegt den Arbeitsplatz der Mitarbeitenden dorthin, wo Wertschöpfung entsteht, nämlich ans Patientenbett. Die Aufgaben von Pflegenden, Ärzteschaft, Therapien und Administration, die nicht direkt beim Patienten erbracht werden, werden konsequent hinterfragt. Weshalb muss der Patient die Station verlassen, um seine Physiotherapie zu erhalten? Weshalb finden Schichtübergaben nicht am Patientenbett statt, und weshalb kann der Status des Patienten auf der Visite nicht gemeinsam mit dem Patienten erfolgen? Die W-Fragen helfen, gewohnte Arbeitsweisen zu hinterfragen und neue Wege zu gehen. Der Fokus ist dabei immer auf den Patienten gerichtet. Das Patientenbett ist der Ort, an dem Verbesserung wirksam werden muss. Die Erhöhung der Zeit beim Patienten ist ein wichtiges Ziel einer Lean-Bettenstation. Indem möglichst viele Leistungen direkt beim Patienten erbracht werden, reduzieren sich Informationsverluste, und die Qualität der Betreuung steigt. Ein Beispiel dafür ist die Schichtübergabe am Patientenbett, die erwiesenermassen mehr Klarheit und Sicherheit in der Zusammenarbeit schafft – sowohl für die Mitarbeitenden wie auch für die Patienten. Ein wichtiger Grundsatz ist: Wenn der Patient einmal in seinem Zimmer ist, soll er möglichst nicht mehr bewegt werden. Dies ist übrigens auch eine Forderung, die das Royal College of Physicians[10], die britische Ärztevereinigung, gestellt hat. Ein Nebeneffekt dieses Prinzips ist die Reduktion von Krankenhausinfektionen.

Monika Berger, Stationsleiterin am Standort Liestal, Kantonsspital Baselland: „Wir erbringen viel mehr Leistungen direkt am Patientenbett, und wir pflegen einen aktiveren Austausch mit den Patienten: Wir planen den Tag gemeinsam mit den Patienten und achten auf eine klare, strukturierte Kommunikation."

---

10 Future Hospital Commission (2013) The Future Hospital Report. Royal College of Physicians

3 Besser bedeutet manchmal radikal anders

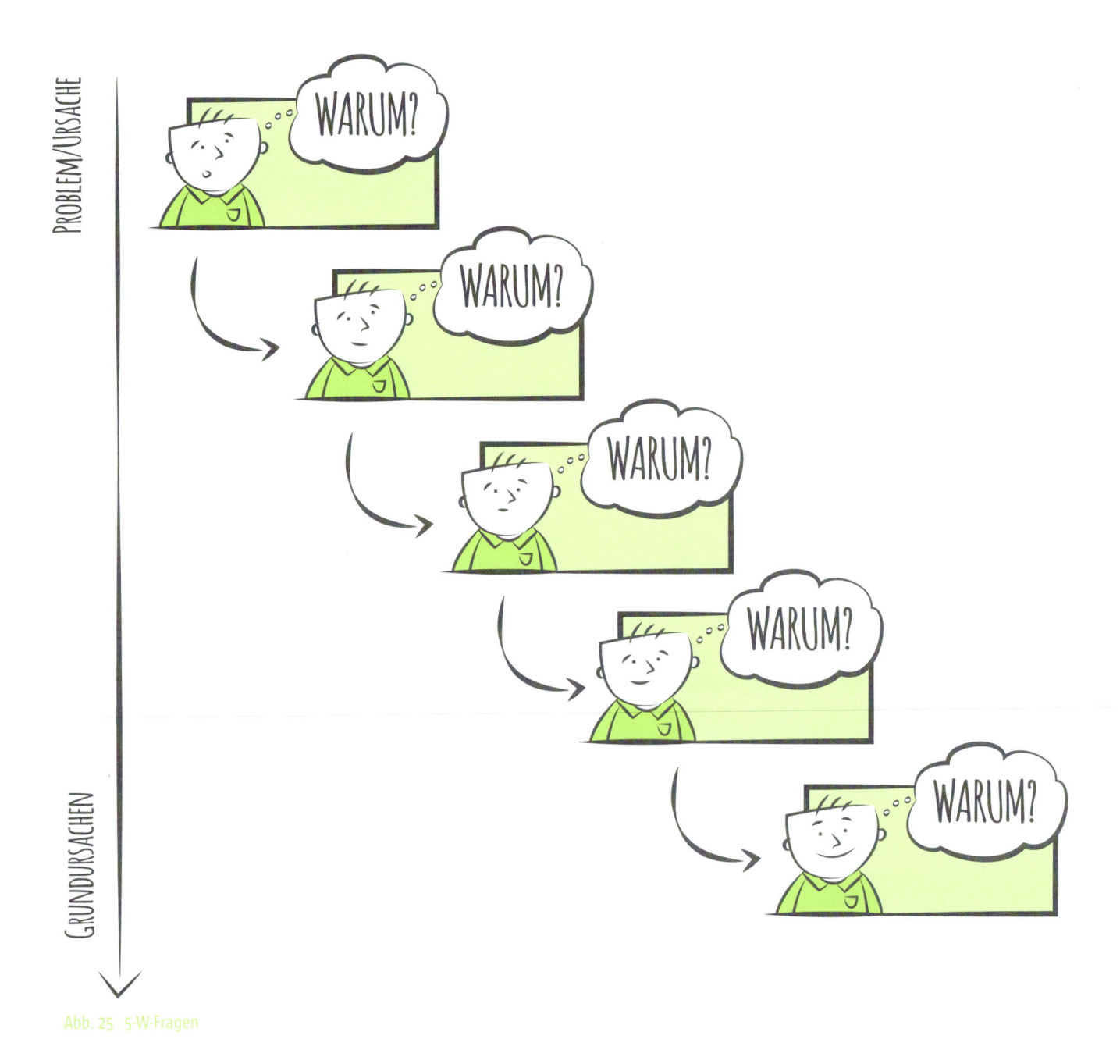

Abb. 25 5-W-Fragen

Taktiken unterstützen die Lösungsfindung

Gib dem Patienten, was er jetzt braucht (Zieh-Prinzip). Es ist keineswegs so, dass heute die Bedürfnisse der Patienten ignoriert werden. Im Alltag sind es organisatorische Unzugänglichkeiten, die es schwierig machen, patientenorientiert zu arbeiten. Die Umsetzung dieser Taktik setzt voraus, dass die Bedürfnisse des Patienten konsequent an erster Stelle stehen. Was in Lean-Organisationen immer wieder begeistert, ist deren Fokus auf den Ort, wo Wert geschaffen wird: direkt beim Patienten. Der Unterschied zur Industrie ist, dass der Mensch keine Maschine ist. Der Gesundungsprozess ist individuell. Der Patient wird nicht als Sammlung von Aufgaben gesehen, sondern als ein Mensch mit Bedürfnissen. Es ist eine Umkehr der bisherigen Arbeitsweise: Aus den Bedürfnissen leiten sich die Leistungen des Krankenhauses ab. Dies setzt jedoch voraus, mit den Patienten laufend im Dialog zu stehen, ihre Bedürfnisse aufzunehmen und das Handeln daran auszurichten. Kommunikationshilfen wie die 7P[11] oder ein Patientenboard können helfen, die Prioritäten gemeinsam mit den Patienten zu definieren und einen Plan zu entwickeln. Ein grosses Problem ist heute die unbewusste oder bewusste Rationierung von Leistungen. Weil Pflege und Ärzteschaft überlastet sind, erhalten einzelne Patienten nicht die Leistungen, die sie jetzt benötigen. Eine Lean-Bettenstation gewinnt Zeit beim Patienten. Dadurch kann die Rationierung von Leistungen vermindert oder ganz eliminiert werden.

Indem möglichst viele Leistungen direkt beim Patienten erbracht werden, reduzieren sich Informationsverluste. Die Qualität der Betreuung steigt.

---

11 7P (Person, Plan, Prioritäten, Pain, Persönliche Hygiene, Position und Präsenz) ist ein strukturiertes Instrument zur Patientenkommunikation, welches bereits in zahlreichen Spitälern in der Schweiz erfolgreich implementiert wurde.

3 Besser bedeutet manchmal radikal anders

> **Wie erbringen Höchstleister patientenzentrierte Medizin?**
> Die Studie des Armstrong Institute for Patient Safety and Quality (Johns Hopkins)[12] hat mehrere übereinstimmende Ansätze führender Spitäler identifiziert:

Lösung	Beschreibung	Lean Bettenstation
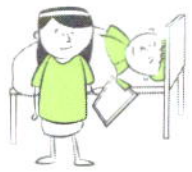 Stündliche Patientenrunden	Einmal pro Stunde sieht die Pflegeperson den Patienten nach einem Standard	✓
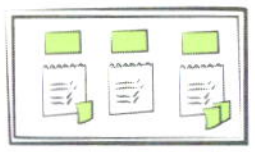 Kommunikationstafel	Auf einer Tafel sind Informationen zum Aufenthalt aktuell vorhanden	✓
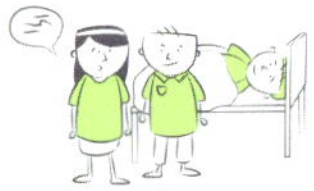 Schichtübergabe am Bett	Die Übergaben finden gemäss Standard am Patientenbett statt	✓
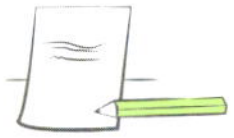 Austrittsdokumentation	Es gibt eine Patienten-individuelle Dokumentation zu Aufenthalt und Austritt	✓
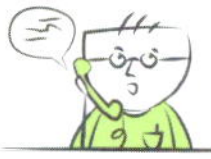 Sicherheitsanrufe nach Austritt	Patienten werden angerufen, um Unklarheiten zu vermeiden	✓
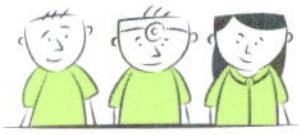 Standardisierte Visitenprozesse	Interdisziplinäre/Interprofessionelle Visiten gemäss Standard	✓
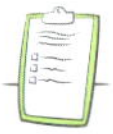 Leistungszahlen tagesaktuell	Die Bettenstation wird mittels tagesaktueller Zahlen geführt	✓

Abb. 26 Patientenzentrierte Medizin gemäss des Armstrong Institute for Patient Safety and Quality (Johns Hopkins)

---

[12] Armstrong Institute for Patient Safety and Quality. Best Practices in Patient-Centered Care. URL: http://www.hopkinsmedicine.org/armstrong_institute/improvement_projects/patient_centered_care/

Schliesse die Arbeit bei einem Patienten ab, bevor du zum nächsten gehst (One-Piece-Flow) funktioniert nach dem Prinzip der Soforterledigung. Wenn bei einem Patienten etwas zu tun ist, werden alle damit verbundenen Tätigkeiten abgeschlossen. Es wird nichts „auf später" verschoben. Im Alltag einer Bettenstation ist die Zerstückelung von Leistungen in viele Fragmente Ursache für viele Fehler und Qualitätsprobleme. Daraus folgen Unterbrechungen für andere, Hektik und Anspannung. Bei einer Aufgabe nicht gestört zu werden, ist eher die Ausnahme als die Regel. Das Ziel einer Lean-Bettenstation ist, ununterbrochene Patient-Arzt-Zeit beziehungsweise ununterbrochene Patient-Pflege-Zeit zu erreichen.

Indem verschiedene Teilaufgaben in einem Bündel zusammengefasst und abgeschlossen werden, reduziert sich die Fehleranfälligkeit und die Qualität erhöht sich. Wenn mehrere Involvierte gleichzeitig an einer Aufgabe arbeiten, ist die Fehlerrate geringer. In der Flugindustrie ist dieser Aspekt unter dem Begriff „Team Resource Management" bekannt. Für eine Visite sind beispielsweise alle Aufgaben abzuschliessen und zu überprüfen, bevor das Team den Raum verlässt. Konkret heisst das: Händedesinfektion, sichere Identifikation des Patienten, Kommunikation mit dem Patienten, Anpassungen der Medikation, Erfassung von Verordnungen, Überprüfung des Austrittszeitpunkts, Überprüfung des Behandlungsplans, Aktualisierung der Dokumentation, Leistungserfassung, Patientenaufklärung, Teaching und Händedesinfektion. Diese Arbeitsweise setzt mindestens vier Dinge voraus:

1. Klare Strukturierung des Ablaufs.
2. Paralleles Arbeiten am Patienten (während die einen untersuchen, schreiben die anderen) nach einem strukturierten Rollenmodell.
3. Standardisierung von Behandlungspfaden.
4. Gezielter Einsatz von Technologien.

Im Fachjargon nennt man das „One-Piece-Flow" oder eben „Ein Patient aufs Mal". Patienten reagieren positiv darauf, wenn Aufgaben vollständig abgeschlossen werden, weil dann auch für sie die Aufgabe abgeschlossen ist. Mitarbeitende fühlen sich weniger gestresst, wenn Aufgaben abschliessend erledigt sind. Dann ist der Kopf wieder frei für den nächsten Patienten. Das Dokumentieren beim Patienten wird von diesen nicht als störend empfunden. Vielmehr ergeben die Rückmeldungen, dass sie es als „sehr sicher", „professionell" und „modern" empfinden, wenn ihre Informationen und Werte direkt digital verarbeitet werden. Dass die technischen Hilfsmittel wie Laptops, Tablets und Computer in den Patientenzimmern mit dieser Taktik optimal zusammenspielen, ergibt sich von selbst.

Die neun Taktiken der Flugzeugproduktion bei Boeing

Boeing hat sich in seinen „9 Tactics" am Vorbild Toyota orientiert und diese in seinen Arbeits- und Führungsprozessen umgesetzt. Die Mitarbeitenden von Boeing nennen die Flugzeuge auf der Produktionsstrasse übrigens „Patienten". Mit etwas Kreativität und Grosszügigkeit lassen sich die Prinzipien auch gut ins Gesundheitswesen übersetzen:

1. Wertströme darstellen und analysieren.
2. Arbeit über verschiedene Teams und Arbeitsschritte nivellieren.
3. Arbeitsschritte klar standardisieren, sodass es schwirig ist, Fehler zu machen.
4. Visuelles Management einsetzen.
5. Arbeitsmaterialien am Ort der Benutzung lagern.
6. Ausserhalb der Produktionslinie vorbereiten, was nicht zwingend dort gemacht werden muss.
7. Ständige und radikale Neugestaltung der Prozesse entlang der Wertschöpfung.
8. Eine Taktung in die Prozesse bringen.
9. Ziehende Prozesse nach dem „One-Piece Flow"-Prinzip anstreben.

Arbeite mit Standards als Ausgangspunkt der Verbesserung. Erst wenn es alle gleich machen, lässt sich die Qualität messen und anschliessend verbessern. Künstlertum endet im Episodischen. Man kann sich lange darüber streiten, ob ein Bild „schön" oder „künstlerisch wertvoll" ist. Selbst das virtuose Zusammenspiel und Improvisieren einer Jazzband basiert auf Takt und Tonlage. In Expertenorganisationen ist naturgemäss jede und jeder davon überzeugt, es „am besten" zu machen. Wenn sich aus einer identischen Patientensituation zehn verschiedene Möglichkeiten des Reagierens ergeben, ist die Qualität nicht überprüfbar. Im Krankenhaus wird viel Energie dafür verwendet, individuelle Arbeitsweisen zu praktizieren und zu verteidigen. Laufend werden Dinge neu erfunden, die eigentlich längst klar wären. In den Behandlungsteams muss ein intensiver Dialog darüber geführt werden, welche Vorgehensweise die beste ist. Manchmal hilft dabei die Forschung. Wenn die Evidenz fehlt, muss ein Konsens her. Es braucht einen Dialog darüber, was eigentlich „gut" ist und wie man merkt, dass es gut ist. Unter medizinisch geschulten Fachpersonen wird das bedeuten, dass man sich auf eine „gute Praxis" festlegt und diese im Regelfall einhält. Dadurch kann ein vorgängig definierter Qualitätslevel erreicht werden. Man sieht die Abweichungen vom Standard deutlicher und kann einen kontinuierlichen Verbesserungsprozess einleiten. Qualität ist nicht mehr primär eine Frage der Erfahrung, sondern des Ergebnisses. Lean Hospitals versuchen Qualität in Echtzeit nachzuweisen, indem die Qualitätsindikatoren ein ganz normaler Teil des Alltags werden. Das ist die Voraussetzung dafür, unmittelbar auf Abweichungen reagieren zu können. Auf einer Lean-Bettenstation wird die Patientenzufriedenheit beispielsweise täglich erhoben und transparent diskutiert. Unzufriedene Patienten werden als sol-

Taktiken unterstützen die Lösungsfindung

che erkannt und Gegenmassnahmen innert Stunden eingeleitet. Damit reduziert sich die Zahl der negativen Patientenrückmeldungen nach Austritt drastisch.

Vorurteil Nummer 5: *„Lean* standardisiert zu viel und schlägt alles über einen Leisten."

Wie würden Sie argumentieren?

Auflösung: *„Lean* standardisiert nur, was sich standardisieren lässt und wo es Sinn macht. Für alle Tätigkeiten schafft ein Lean-System mehr Flexibilität und Agilität. Standardisierung ist ein Mittel, um unnötige Variation und existierende Probleme zu lösen. Sie macht kontinuierliche Verbesserung und die Messung des Fortschritts erst möglich."

Mache das Geschehen sichtbar (visuelles Management). Im Krankenhausalltag wird sehr viel telefoniert und kurzfristig organisiert. Vorausschauende Planung ist einem Betrieb, der im „Notfallmodus" arbeitet, eher fremd. Für alle Beteiligten ist es schwierig, sich einen Überblick zu verschaffen, weil sich die Dinge ständig ändern. Dabei hat vieles, was im Krankenhaus unter dem Begriff Notfall läuft, eher mit einem Mangel an Struktur zu tun. Es ist die Arbeitsweise, nicht die Dringlichkeit des Patienten. Die Individualität von Patientensituationen wird gerne als Grund dafür genommen, die Planbarkeit grundsätzlich infrage zu stellen und eine Ad-hoc-Organisation aufrechtzuerhalten. Lean-Bettenstationen nutzen visuelle Signale, um die Transparenz über das Geschehen zu erhöhen und Abweichungen sichtbar zu machen. Man spricht in diesem Zusammenhang von visuellem Management. Man orientiert sich an den Prioritäten und damit der Frage, was wirklich wichtig ist, um im Alltag erfolgreich zu arbeiten. Die Mitarbeitenden erhalten gezielt jene Informationen, die sie benötigen, um bessere Entscheidungen treffen zu können. Damit visuelles Management für die Mitarbeitenden nützlich ist, muss es zeitnah und zuverlässig sein. In der Praxis zeigt sich, dass gutes visuelles Management der 3x3-Regel genügt: Aus drei Schritten Entfernung sind innert drei Sekunden die drei Prioritäten klar. Visuelles Management ist die Grundlage für schnelles Reagieren. Es ist wie in einem Cockpit: Wenn eine rote Lampe leuchtet, richten wir unsere Aufmerksamkeit auf ein Problem.

Monika Berger, Stationsleiterin am Standort Liestal, Kantonsspital Baselland: „Sehr wertvoll für mich als Stationsleiterin ist das visuelle Management: Wir setzen klare Prioritäten und machen diese sichtbar. Mein Team sieht auf einen Blick, was für die Patienten und uns wichtig ist."

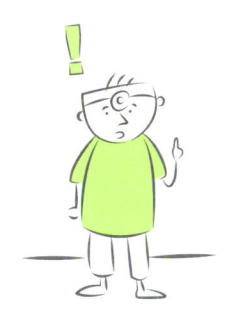

3 ABWEICHUNGEN/PRIORITÄTEN DES TAGES:

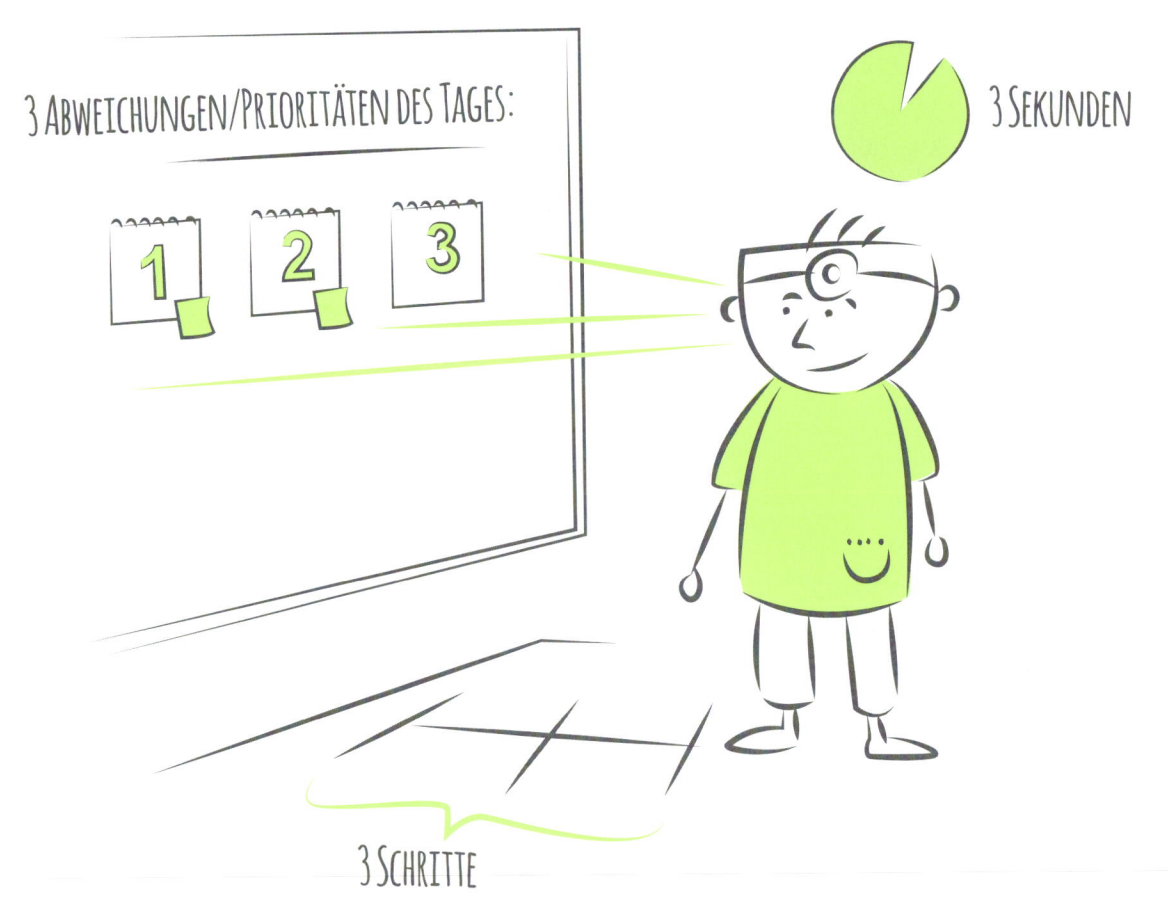

3 SEKUNDEN

3 SCHRITTE

Abb. 27 Visual Board 3x3

Versuche, Spitzenbelastungen zu vermeiden (Heijunka). Bettenstationen arbeiten in der Regel nach einem Tagesablauf, der versucht, den Ansprüchen von verschiedenen Berufsgruppen gerecht zu werden. In der Folge gibt es Hochdruckphasen und Zeiten, in denen kaum Arbeit anfällt. Sobald die ersten 5 Taktiken ihre Wirkung entfalten, wird es einfacher, die Belastung der Mitarbeitenden besser auf den Arbeitstag zu verteilen. Ein standardisierter Tagesablauf, der mit Ärzteschaft, Pflege, Hotellerie und Therapien gemeinsam entwickelt wurde, kann den Alltag wesentlich beruhigen. Aufgaben, die nicht zwingend zu einem bestimmten Zeitpunkt erledigt werden müssen, können als flexibel eingeplant werden. Durch einen Tagesplan, der verschiedene Berufsgruppen integriert, wird der Bedarf nach kurzfristiger Rücksprache und

Störungen reduziert. All jene, die mit dem Patienten arbeiten, planen ihre flexiblen Aufgaben vorausschauend. Wenn Behandlungsteams überlastet sind, kann dies signalisiert werden. Indem die Teams ihre Auslastung öfter (zum Beispiel einmal stündlich) überprüfen und den Ausgleich organisieren, kommt es weniger oft zu Überstunden und dem Gefühl, nach einem Arbeitstag ausgelaugt zu sein. Mitarbeitende, die noch über Kapazitäten verfügen, können kurzfristig unterstützen. Die gewonnene Ruhe und Konzentration überträgt sich sofort auf die Patienten: Sie spüren, dass die Behandlung und die Pflege gut koordiniert und ausbalanciert sind.

Nutze Technologien zur Vereinfachung liest sich wie ein einfaches Prinzip, setzt aber ganz viele Dinge voraus, die oben erwähnt wurden. Ohne Standardisierung und fliessende Prozesse kann das Potenzial von Technologien nur ansatzweise ausgenutzt werden. Das Automatisierungspotenzial ist grösser, als heute viele denken. Vom Check-In Zuhause bis zum Eintreffen im Patientenzimmer oder im OP kann der Patient den Prozess selber steuern. Doch die grössten Veränderungen finden im Kerngeschäft statt. Durch die Digitalisierung wird die Medizin in den kommenden Jahren weiterhin grosse Veränderungen erfahren. Ganze Berufsgruppen werden sich neu aufstellen müssen. Aufgaben von Radiologen werden teilweise durch selbstlernende Expertensysteme ersetzt. Roboter werden Routineaufgaben bei der Pflege von Patienten übernehmen – und diese werden es lieben, wie erste Erfahrungen zeigen.

Arbeite im oberen Drittel deiner Qualifikation ist der Schlüssel zur Verbesserung des Zusammenspiels. Berufsgruppen und deren Standesvertreter haben klare Vorstellungen darüber, welche Aufgaben durch sie erledigt werden müssen. Überlastungssituationen ergeben sich meistens dadurch, dass Rollen mit Aufgaben überfrachtet sind. Es ist kritisch zu hinterfragen, welche Qualifikation für welche Aufgabe erforderlich ist. Dabei ist zwischen Planung, Steuerung, Durchführung und Überprüfung zu unterscheiden. Der Patient erwartet in der Interaktion mit medizinischen Fachpersonen möglichst viel Klarheit. Die Durchführung kann oftmals delegiert werden. Das funktioniert aber nur, wenn sich die verschiedenen Berufsgruppen als Behandlungsteam formieren. Mit den Patienten zu arbeiten, erhält den höchsten Wert. Sie in ihrer Verletzlichkeit zu schützen, ist Aufgabe des gesamten Teams.

Führe transparent und tagesaktuell bedeutet, sich zuerst um einen sicheren Betrieb zu kümmern und nachher um alles andere. Der Schlüssel zum Erfolg ist eine standardisierte und tagesaktuelle Führung. Mit Lean Hospital rückt die Führung näher ans Tagesgeschäft und markiert Präsenz vor Ort. Das Grundprinzip ist, Störungen sofort zu erkennen und anzugehen. So wird ein Klima der kontinuierlichen Verbesserung gefördert.

Medizin ist Teamarbeit und deshalb können auch Verbesserungen nur im Team erreicht werden: Mehrwert für Patienten wird dann geschaffen, wenn verschiedene Professionen und Disziplinen zusammenwirken. Die angestrebte Wirkung wird erst nachhaltig, wenn die verschiedenen Leistungen optimal ineinandergreifen.

> *Christina Gregor, Stationsleiterin, Universitätsspital Basel: „Durch das neue System herrscht Transparenz auf der Station. Ich weiss jederzeit, was wo stattfindet und wo es Probleme gibt."*

Mit Taktiken zu arbeiten, hat viele Vorteile. Taktiken geben eine Leitlinie vor, nach der man sich kontinuierlich verbessern kann. Wer mit Taktiken arbeitet, entwickelt Lösungen, die anschlussfähig sind. Es gibt viele Wege, wie man zum Beispiel alle Leistungen zum Patienten bringen kann. Am Ende arbeitet keine Lean-Bettenstation genau gleich wie die andere. Das ist gut so, denn kontinuierliche Verbesserung hat kein Ende.

Weiterführende Literatur

Gawande A (2009) The Checklist Manifesto. How To Get Things Right. Profile Books London
Liker J (2012) Der Toyota Weg: Erfolgsfaktor Qualitätsmanagement. FinanzBuch Verlag München

4   Führung dient dem Patientenwohl

Manager in Krankenhäusern haben ein schweres Dasein. In der Kantine fallen sie auf, da sie nicht die übliche Berufskleidung tragen. Sie stehen unter Generalverdacht, den Profit über das Patientenwohl zu stellen. Sie kürzen Budgets, und sie sind dafür verantwortlich, dass man nicht kriegt, was man zum Arbeiten braucht. Sie verstehen zu wenig von den Problemen, mit denen man im Alltag als Pflegefachperson oder als klinisch tätiger Arzt zu kämpfen hat.

Diese Wahrnehmung ist komplett unfair, aber weit verbreitet. Deshalb will jetzt keiner mehr Manager sein. Der „Leader" und der „Coach" haben ein besseres Image. Ein „Leader" zeigt „Leadership", das heisst er hat Visionen, blickt in die Zukunft und vertritt Werte.

Vorurteil Nummer 6: „*Lean* entmündigt die Mitarbeitenden und degradiert sie zum Ausführen rigider Vorgaben."

Wie würden Sie argumentieren?

Auflösung: „Lean Hospital gründet auf Respekt für den Einzelnen und kontinuierliche Verbesserung: Die Mitarbeitenden sind die wichtigsten Treiber des Fortschritts. Sie definieren radikal bessere Arbeitsweisen und entwickeln diese kontinuierlich weiter."

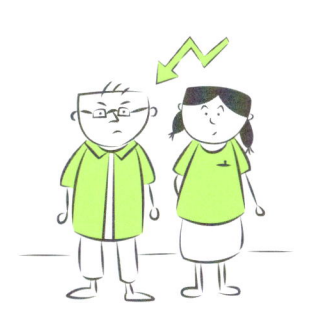

Teilweise hat diese Rollenerwartung mit dem gesellschaftlichen Wertewandel zu tun. Es ist aber auch so, dass das Krankenhaus kein Wirtschaftsunternehmen ist. Es ist eine Expertenorganisation, die einen ethischen Anspruch vertritt.

Natürlich muss ein Krankenhaus gut geführt (gemanagt) sein. Aber damit hat es sich nicht. Patienten zu behandeln, ist eine Tätigkeit, die emotional aufgeladen ist. Es geht um Werte und Überzeugungen. Interessanterweise wird angenommen, diese Werte seien allen klar, und deshalb würden alle richtig handeln. Doch leider ist dem nicht so. Wer in einem Krankenhaus genau hinschaut, sieht: In allen Berufsgruppen gibt es Mitarbeitende, bei denen das Patientenwohl nicht an erster Stelle steht. Was im Leitbild des Krankenhauses steht, zeigt in der Praxis wenig Wirkung. Patienten erleben in Krankenhäusern inkonsistentes Verhalten. Man lässt sie warten, man hört ihnen nicht zu, man vertuscht Fehler, man lässt sie im Unklaren über den weiteren Verlauf usw. Die Ursache dafür ist, dass der Patient im Krankenhaus nicht an erster Stelle steht, jedenfalls nicht in der Praxis. Die Organisation auf gemeinsame Ziele auszurichten und dies im alltäglichen Handeln zu verankern, ist speziell im Krankenhaus eine grosse Herausforderung. Wer diese Aufgabe scheut, muss sich nicht wundern, dass Veränderungsaktivitäten mit grossen Widerständen zu kämpfen haben.

Wertorientierte Führung erzeugt Spannungen

Die Königsdisziplin der Führung ist, Veränderungen wirksam umzusetzen und diese nachhaltig in der Organisation zu verankern. Krankenhäuser stehen vor grossen Herausforderungen. Eine Vielzahl von Projekten und Initiativen werden auf den Weg gebracht. Doch leider erreicht nur ein Teil davon seine Ziele. Das Ergebnis ist Frustration. Ärzteschaft und Pflegeberufe sind im Abwehrmodus: Schon wieder ein neues Projekt! Es gibt schon so viele, weshalb noch eins? Man schafft ja kaum den Alltag und muss an Workshops und Projektsitzungen teilnehmen. Was vielen Projekten fehlt, ist ein motivierendes „Warum". Warum sollen wir die Mühsal auf uns nehmen, etwas zu verändern? Krankenhäuser führen Lean-Bettenstationen ein, weil sie die Zeit beim Patienten – die wertschöpfende Zeit – erhöhen wollen. Das zieht viele andere Dinge nach sich. Wenn man mehr beim Patienten ist, reduziert sich die Zeit, in der man administrative Tätigkeiten erledigt. Die Zeit, die man gewinnt, kann man für gezielte Arbeit mit dem Patienten einsetzen und dadurch dessen Aufenthaltsdauer reduzieren.

Es ist die Aufgabe der Führung, den Sinn von Veränderungen zu verdeutlichen. Edmond Tondeur, einer der Begründer der Gruppendynamik, sagte:

> *„Führung dient dazu,* die Energien der Mitarbeitenden für das gemeinsame Ziel zu mobilisieren." Doch was ist das gemeinsame Ziel?

Ohne gemeinsames Ziel können die Energien der Mitarbeitenden nicht mobilisiert werden. Ist es erstrebenswert, dass Ärzte und Pflegende mehr wertschöpfende Zeit beim Patienten verbringen? Es gibt solche, die würden das verneinen. Sie wären nicht bereit, für die Erreichung dieses Ziels etwas von ihrer wertvollen Zeit zu investieren.

Die Krankenhausführung irrt, wenn sie glaubt, die Sinnhaftigkeit würde sich von selber erschliessen. Im Idealfall ist das Krankenhaus eine Gemeinschaft von Menschen, die ihr Handeln an denselben Werten und Überzeugungen ausrichten. Kranke Menschen sind verletzlich. Ihnen zu helfen, macht Sinn. Das alleine bedeutet aber noch nicht, dass man dies auf der Basis gemeinsamer Werte tut. Man kann eine gute Medizin machen und gleichzeitig die Bedürfnisse von Patienten ignorieren. Dies nach dem Motto: Der Patient darf froh sein, dass er meine Hilfe überhaupt erhält. Der Motivationstrainer und Kulturanthropologe Simon Sinek meinte, die Aufgabe der Führung sei, eine Gemeinschaft von Menschen zu schaffen, die dieselben Werte und Überzeugungen teilen. Auch wenn sich das in unseren Ohren etwas fremd anhört, trifft es die Sache ziemlich gut. Wenn wir nämlich von Menschen umgeben sind, die unsere Werte teilen, geschieht etwas Interessantes: Es entsteht Vertrauen. Vertrauen ist eine Voraussetzung dafür, dass Menschen Risiken eingehen. Darum: Starten wir Veränderung mit ihrer Existenzberechtigung, dem „Warum".

Mitarbeitende gehen dann Risiken ein, wenn sie wissen, dass sie Fehler machen dürfen. Auf der persönlichen Ebene heisst das: Vertrauen entsteht, wenn ich von Menschen umgeben bin, die dieselben Werte und Überzeugungen teilen wie ich selber. Umgekehrt ist es nämlich so: Menschen sind verunsichert, wenn ihre Vorgesetzten widersprüchliche Signale senden. Im Klartext bedeutet das: Ihre Vorgesetzten haben den Dialog über Werte und Überzeugungen nicht ausreichend geführt. Wenn Menschen verunsichert sind, ist ihre Lernfähigkeit eingeschränkt. Wenn wir der Führung vertrauen, lassen wir uns auf neue Dinge ein. Diese Erfahrung haben alle gemacht: Am meisten lernen wir von jenen Menschen, denen wir vertrauen. Das sind unsere Vorbilder.

Wie kann man die Mitarbeitenden im Krankenhaus darin unterstützen, die Organisation und sich selber weiterzuentwickeln? Von der Fähigkeit zum Fortschritt hängt die Zukunft jeder Organisation ab. Die Lernkapazität einer Organisation kann entwickelt werden. Der erste Schritt dazu ist die Herausbildung von gemeinsamen Werten und die Entwicklung von Überzeugungen. Wichtig zu wissen ist: Überzeugungen beeinflussen das alltägliche Handeln sehr stark, sobald eine grosse Anzahl von Menschen diese Überzeugungen teilen.

Kultur ist, wenn jemand sagt: Bei uns macht man das so! Man könnte auch sagen, Kultur ist betoniertes Verhalten. Natürlicherweise ist es so, dass es im Krankenhaus nur so wimmelt von Überzeugungen. Manche dieser Überzeugungen sind hart wie Beton. Wer die Organisation Krankenhaus auf die Bedürfnisse der Patienten ausrichten will, benötigt deshalb Geduld und Humor. Ein Beispiel für eine solche Überzeugung ist der Glauben vieler Ärztinnen und Ärzte, sechs bis sieben Dinge gleichzeitig tun zu müssen, nämlich Patienten zu behandeln (z.B. im OP tätig sein), den Nachwuchs auszubilden, Sprechstunden durchzuführen, auf der Bettenstation präsent zu sein, ins Notfallzentrum zu eilen, wenn man gerufen wird, und abends noch ein Forschungspapier fertigzustellen. Die Konsequenz ist, dass man zu wenig richtig gut macht, ausser vielleicht ein bis zwei Dinge. Im OP trifft man verspätet ein, in der Sprechstunde lässt man Mitarbeitende und Patienten warten, im Notfallzentrum verzögert sich der Behandlungsprozess für Patienten und das Notfallteam, Assistenzärztinnen werden ins kalte Wasser geworfen, auf Station ist die Visite nicht organisiert, die Zuweiser erhalten Sprechstundenberichte viel zu spät, und das Forschungspapier müsste auch schon längst eingereicht worden sein. Das Ergebnis ist Frustration. Sobald man Ärzte damit konfrontiert, vielleicht müsste man etwas an der Klinikorganisation verändern, stösst man auf Widerstand. Das ist ein Angriff auf die Freiheit. Im Krankenhaus hat man das schon immer so gemacht, und alle machen das so. Ein Teil dieses Widerstands hat mit dem hohen Autonomieanspruch der Mediziner zu tun. Die Freiheit der Therapie schliesst die Freiheit, sich schlecht zu organisieren, nicht ein. Eine der Ursachen des Widerstands sind Werthaltungen, zum Beispiel jene, man müsse den Nachwuchs fördern (Werthaltung) und das müsse auf eine bestimmte Art und Weise geschehen (Überzeugung).

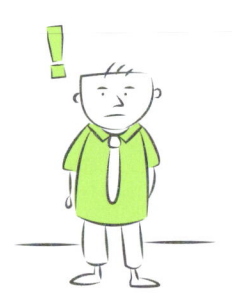

Vorurteil Nummer 7: „*Lean* ist etwas für die Pflege und vielleicht noch für die Ärzte. Die müssen endlich effizienter werden. Das betrifft uns als Krankenhausführung nicht."

Wie würden Sie argumentieren?

Auflösung: „Der starke Fokus auf *Lean* als Ansatz zur Prozessoptimierung greift zu kurz. Dort wo die Führung Lean Hospital an die Mitarbeitenden im Tagesgeschäft delegiert, kommt man nicht voran. Die Reise beginnt mit der Führung, um nachhaltig und langfristig Erfolg zu haben."

Führung ist harte Arbeit, denn Führung besteht hauptsächlich darin, mit den Mitarbeitenden die Auseinandersetzung über Werte und Überzeugungen zu führen. Das geschieht nicht „by walking around" beziehungsweise im Vorbeigehen, sondern, indem man als Führungsperson Werte und Überzeugungen vermittelt, sie in praktische Handlungen übersetzt und sie vorlebt. Das geht nicht ohne Spannungen und

Verhaltensweisen, die zum Erfolg führen

Konflikte. Wer Werte verändert, riskiert, Menschen zu verlieren, die ein bestimmtes Krankenhaus genau wegen seiner Kultur, seiner Werte und Überzeugungen gewählt haben. Im Prinzip sind sich alle darin einig, dass sich die Welt verändert. Doch dass diese Veränderungen auch unsere Werte beeinflussen und dass die Überzeugungen von gestern nicht diejenigen von morgen sein werden, ist vielen nicht bewusst. Die Gesellschaft durchläuft einen Wertewandel, und der macht auch vor der Eingangstür der Krankenhäuser nicht Halt. Patienten wollen als Partner gesehen werden. Sie wollen mitreden, ins Geschehen einbezogen werden. Den Patienten an die erste Stelle zu setzen, ist ein Gebot der Stunde. Alles Handeln an dem Wert „Patient zuerst" auszurichten, ist eine grosse Herausforderung für die Führung. Es führt zu Konflikten mit jenen, welche diese Werte nicht teilen.

An drei Dingen erkennt man erfolgreiche Führung:

1. Die Mitarbeitenden kennen das gemeinsame Ziel und bekennen sich dazu. Sie wissen, was den Erfolg des Krankenhauses ausmacht. Sie sind überzeugt davon.
2. Die Mitarbeitenden wissen, was sie zu tun haben, um das Ziel zu erreichen und wollen es erreichen. Sie wissen auch, wo sie bezüglich Zielerreichung stehen.
3. Die Mitarbeitenden erhalten Unterstützung, wenn sie daran gehindert werden, das Ziel zu erreichen. Sie sind selbstbewusst und verändern ihr Arbeitsumfeld, wenn es dazu dient, das Ziel zu erreichen.

Verhaltensweisen, die zum Erfolg führen

Wer einmal verstanden hat, dass es bei der Führung um Werte und Überzeugungen geht, wird sich als Führungsperson anders verhalten. Was müssen Führungspersonen tun, damit sie im Krankenhaus wirkungsvoll werden?

Schritt 1

Eine wirkungsvolle Führungsperson lebt Werte und steht zu ihren Überzeugungen. Sie beschreibt mit Geschichten und Bildern, was ihr wichtig ist.

Sie beschreibt beispielsweise, weshalb es wichtig ist, dass Patienten während ihres Aufenthalts nicht gesundheitlich geschädigt werden. Das Krankenhaus erhält das Vertrauen von Patienten und Angehörigen und darf dieses nicht enttäuschen. Sie hat eine klare Vision und ist ambitioniert, zum Beispiel bei uns wird kein Patient während seines Aufenthalts geschädigt. Eine wirkungsvolle Führungsperson hinterfragt Mythen, indem sie ihnen Fakten entgegenstellt. Sie geht offen mit Fehlern um und zeigt auf, welche Konsequenzen diese Fehler für die Patienten, ihre Angehörigen, die Mitarbeitenden und das Krankenhaus haben. Sie argumentiert mit Fakten (Daten), um Entwicklungspotenzial aufzuzeigen. Sie vernetzt sich mit anderen, um von ihnen zu lernen.

> Monika Berger, Stationsleiterin am Standort Liestal, Kantonsspital Baselland: „Die Stationsleiterin muss überzeugen und Fans der neuen Arbeitsweise dazu motivieren, ihre Kolleginnen und Kollegen ebenfalls zu begeistern."

Schritt 2

Eine wirkungsvolle Führungsperson trainiert ihr Team und verbessert kontinuierlich die Problemlösefähigkeiten ihrer Mitarbeiter.

Es gibt Führungspersonen, die lieben es, wie die Feuerwehr von einer Katastrophe zur anderen zu eilen. Sie geniessen die Anspannung und lösen die Probleme in ihrem Umfeld höchstpersönlich. Damit unterstreichen sie ihre fachliche Überlegenheit. Man spricht in diesem Zusammenhang von heroischem Management. Etwas anspruchsvoller ist es, die eigenen Mitarbeiter zu entwickeln. Das ist weniger spektakulär, ja geradezu bescheiden. Der Nachteil ist: Man kann nicht mehr auf dem Mist der anderen wachsen. Das Ziel müsste sein, die Problemlösefähigkeiten des eigenen Teams auf ein Niveau zu bringen, das Feuerwehreinsätze unnötig macht. Andere zu trainieren, braucht Zeit und Geduld. Was einem dabei hilft, ist die Standardisierung. Über Standards lernen Mitarbeitende viel schneller, was eine gute Praxis ist. Zu Beginn bedeutet das Mehrarbeit. Der Aufwand zahlt sich aber aus. Standardprobleme können so gut aufgefangen werden. Es kann nicht sein, dass Dinge, die einmal im Monat vorkommen, jedes Mal die Aufmerksamkeit der Führung beanspruchen und die Organisation in Aufregung versetzen. Wirkungsvolle Führungspersonen verstehen sich als Trainer und planen ihren Einsatz entsprechend. Sie reservieren sich Zeit – jeden Tag, jede Woche – in ihrem Kalender, um ihre Mitarbeitenden voranzubringen.

„Leader Standard Work"

Standardisierung schafft Verbindlichkeit und Transparenz auch in der Führungsaufgabe. Die im Krankenhaus tätigen Führungspersonen sind häufig überlastet. Neben ihren Führungsaufgaben betreuen sie Patienten, bilden den Nachwuchs aus und forschen. Das Ziel muss sein, Führung so einfach wie möglich zu gestalten. Unter „Leader Standard Work" versteht man die Standardisierung von Führungsaufgaben. Damit wird die tägliche Disziplin zur Sicherstellung des Betriebs und der kontinuierlichen Verbesserung

Verhaltensweisen, die zum Erfolg führen

erreicht. Jede Führungsperson führt individuell. Dennoch macht es Sinn, gewissen Führungsaufgaben eine gemeinsame Struktur zu geben. So können häufig wiederkehrende Führungsaufgaben anhand eines Standards strukturiert werden, beispielsweise das gezielte Coaching von Mitarbeitenden. Ein weiteres typisches Element von „Leader Standard Work" ist ein standardisierter Wochenplan, in welchem Zeitfenster für bestimmte Aufgaben blockiert werden, zum Beispiel für die Durchführung von Coaching-Aktivitäten.

Dr. med. Katharina Rüther-Wolf, Programmleitung Lean Hospital, Universitätsspital Basel: „Die sinnvolle Standardisierung gibt den Freiraum, den wir brauchen für die komplexen und aussergewöhnlichen Fälle, die viel Flexibilität verlangen."

Schritt 3

Eine wirkungsvolle Führungsperson ist ein Modell. Sie lebt mit Disziplin vor, was sie predigt.

Menschen lieben es, in einem Strassencafé zu sitzen und andere zu beobachten. Menschen lernen viel über Beobachtung. Sie denken darüber nach, was sie sehen und sie reden darüber. Als Führungsperson steht man unter permanenter Beobachtung. Mitarbeitende denken viel darüber nach, weshalb sich Vorgesetzte auf eine bestimmte Art und Weise verhalten. Das ist gut so, denn wenn man ein gutes Modell abgibt, werden die Mitarbeitenden Verhaltensweisen kopieren. Man muss nicht perfekt sein, um ein Modell abzugeben. Man darf zu seinen Schwächen stehen. Wichtig ist, am Ball zu bleiben, Entwicklung sichtbar zu machen. Ein gutes Modell lebt Werte vor, überträgt sie in den Alltag. Sobald man erfährt, dass ein Patient schwierig ist, kann man sich dem als Führungsperson annehmen, auf ihn zugehen, zuhören, nach Wegen suchen, wie man den Bedürfnissen dieses Patienten gerecht werden kann. Wer sich als Vorgesetzter abwertend über Patienten äussert, muss sich nicht darüber wundern, dass dies andere auch tun. Was soziale Lernprozesse enorm beschleunigt, ist das Ausprobieren mit anschliessendem Feedback. Um beim Beispiel oben zu bleiben: Die Sozialkompetenz von Mitarbeitenden kann man verbessern, indem man eine Gesprächssituation mit einem unzufriedenen Patienten nach einem Standard im Rollenspiel trainiert und anschliessend unter Begleitung anwenden lässt. Das ist ebenfalls modellhaft.

FÜHRUNGSVERHALTEN

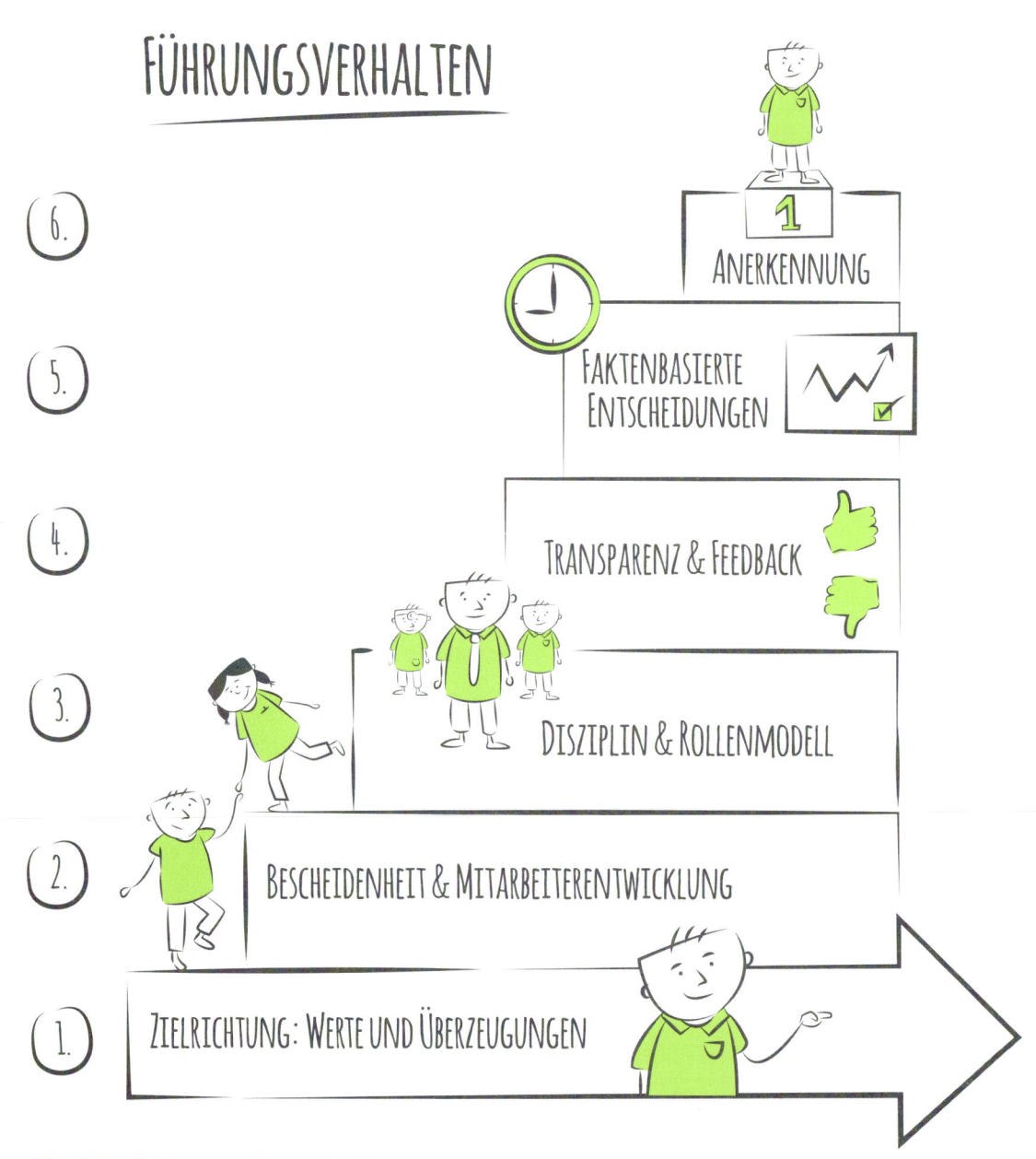

6. Anerkennung
5. Faktenbasierte Entscheidungen
4. Transparenz & Feedback
3. Disziplin & Rollenmodell
2. Bescheidenheit & Mitarbeiterentwicklung
1. Zielrichtung: Werte und Überzeugungen

Abb. 28 In 6 Schritten zu wirkungsvoller Führung

Schritt 4

Wirkungsvolle Führungspersonen lassen keinen Zweifel darüber offen, was sie erwarten.

Mitarbeitende schätzen Klarheit und Transparenz. Meistens können sie mit einem Nein umgehen. Das erstaunt immer wieder von Neuem. Unsichere Führungspersonen tendieren zu Unklarheit. Sie sind undurchschaubar. Das schafft Verunsicherung und behindert Lernprozesse. Wirkungsvolle Führungspersonen verlangen Qualität beim ersten Mal. Fehler sind erlaubt, aber nicht jedes Mal dieselben. Sie verlangen eine Lösung, denn alle sind dazu verpflichtet, sich und ihr Arbeitsumfeld weiterzuentwickeln. Das Krankenhaus ist ein Umfeld, das wenige Fehler verzeiht. Die Summe kleiner Fehler führt schnell einmal dazu, dass Patienten geschädigt werden oder sogar sterben. Die Mitarbeitenden müssen damit beginnen, für ihre Handlungen am Patienten Verantwortung zu übernehmen. Was selbstverständlich erscheint, ist im Krankenhaus ein schmerzhafter Prozess. Das Verwischen und Weitergeben von Verantwortung ist die Regel, nicht die Ausnahme. Wichtig ist, dass Mitarbeitende bei der Problemlösung unterstützt werden. Klare Vorgaben und Ziele sind dabei eine Hilfe, keine Einschränkung. Kreativität ist ausdrücklich erlaubt – vor allem dann, wenn es um die Entwicklung von Lösungen geht.

Wirkungsvolle Führungspersonen machen es ihren Mitarbeitenden einfach, das Richtige zu tun. Sie visualisieren Ziele, indem sie den Grad der Zielerreichung aufzeigen. Sie geben täglich Feedback zur Zielerreichung und unterstützen das Team bei der Umsetzung von Gegenmassnahmen. Sie verändern das Arbeitsumfeld gezielt, um die Leistungsfähigkeit und die Flexibilität zu erhöhen. Damit verändern sie nicht nur die Organisation an sich, sondern auch die Kultur.

> *Dr. med. Stephanie Acklin-Geigy, Leitende Ärztin Kinder- und Jugendmedizin, Kantonsspital Graubünden: „Man muss sich Zeit nehmen, immer wieder motivieren und einen regelmässigen Sitzungsrhythmus festlegen, um Entwicklungen festzuhalten und Fortschritte zu erzielen."*

Schritt 5

Was nicht gemessen wird, wird nicht getan. Die Führung begründet ihre Entscheidungen mit Fakten.

Wer Verbesserungen vorantreiben will, muss mit Messgrössen arbeiten. Wirkungsvolle Führungspersonen nutzen Zahlen, um deutlich zu machen, was „gut" ist, und sie begründen diese Entscheidung. Sie visualisieren den Grad der Zielerreichung, damit allen klar ist, wo man jetzt steht und wie der Trend ist. Sie verlieren sich nicht im Anekdotischen. Mittels Fakten und Zahlen hinterfragen sie die Mythen der Organisation. Die tägliche Auseinandersetzung mit den Zielen der Organisation verändert die Wahrnehmung der Mitarbeitenden. Mit der Zeit geschieht eine Fokussierung. Die Diskussionen laufen anders. Man muss nicht immer bei Adam und Eva anfangen. Die Ausrichtung ist klar und man fragt sich, was man unternehmen kann, um ein bestimmtes Ziel zu erreichen.

Schritt 6

Belohnungen machen das Leben lebenswert.

Aufmerksamkeit ist ein Luxusgut. Das gilt auch bei der Führung. Wirkungsvolle Führungspersonen nehmen sich Zeit für ihre Mitarbeitenden. Sie entwickeln sie und zeigen Anerkennung. Weil sie nah dran sind, fällt es ihnen viel einfacher, positives Feedback zu geben. Sie sehen nämlich den Fortschritt. Wenn ein Ziel erreicht ist, darf man es feiern. Es ist nichts einfacher, als ein Team zu führen, das Erfolg hat. Man kann auch den Erfolg einer einzelnen Person feiern und sie aufs Podest hieven. Die Voraussetzungen dafür sind einfach: Man muss wissen, wann ein Ziel erreicht ist und was „gut" ist. Wer einen Chef hat, der in allem diffus ist, wird auch nie mit gutem Gewissen feiern dürfen. Es wäre auf dem Weg zur fehlerarmen Medizin doch ein Fest wert, weil es mehr als 1'000 Tage her ist, seit man zum letzten Mal einen Patienten geschädigt hat.

Das Ergebnis dieser 6 Schritte ist, es auch als Führungsperson einfacher zu haben. Man muss keine Feuerwehrübungen mehr durchführen, und man hat ein Team, auf das man sich verlassen kann. Die Patienten profitieren von einer sichereren Medizin, besserer Servicequalität und freuen sich über den Teamspirit.

> **IHI Framework**[13]
>
> Das Institute for Healthcare Improvement (IHI) publizierte 2017 ein vielbeachtetes Set von neun Elementen, welche eine sichere, zuverlässige und effektive Behandlung der Patienten garantieren.
>
> Die richtige Kultur und Lernfähigkeit der Organisation sind gemäss dem IHI die beiden wichtigsten Elemente einer Hochleistungsorganisation. Die Lernfähigkeit drückt sich dadurch aus, dass ein Team in der Lage ist, das eigene Handeln kritisch zu reflektieren und Stärken sowie Schwächen zu identifizieren und anzugehen.
> 1. Führung: Ermöglichung von Teamarbeit, Verbesserungsinitiativen, Respekt und psychologischer Sicherheit

---

13 Frankel A, Haraden C, Federico F, Lenoci-Edwards J (2017) A Framework for Safe, Reliable, and Effective Care. White Paper. Cambridge, MA: Institute for Healthcare Improvement and Safe & Reliable Healthcare

2. Psychologische Sicherheit: Es ist akzeptiert, Fehler und kritische Ereignisse offen anzusprechen.
3. Verantwortungsübernahme: Verantwortung für seine Handlungen übernehmen, soweit es die Prozesse und Systeme erlauben.
4. Team-Work: Gemeinsames Verständnis der Kultur und der erfolgreichen Arbeitsweisen sowie aktiver Umgang mit Patientenbedürfnissen und Problemen im Behandlungsprozess.
5. Verhandlungsführung: einvernehmliche Entscheide bezüglich der Elemente, die wichtig für Patienten und Mitarbeitende sind.
6. Transparenz: Fakten offen und sichtbar teilen, um Verbesserung zu ermöglichen.
7. Zuverlässigkeit: Einsatz evidenzbasierter Methoden und Reduktion nicht-patientenspezifischer Variation.
8. Verbesserung & Messbarkeit: Einsatz des PDCA-Zyklus sowie der relevanten Messgrössen.
9. Kontinuierliche Lernprozesse: regelmässiges Lernen von Erfolgen und Fehlern.

Der Angelpunkt beider Bereiche ist die Führung: Sie hält die Werte Sicherheit, Zuverlässigkeit und Effektivität hoch und stellt sicher, dass sich ein Prozess des kontinuierlichen Lernens einstellt. Ein wichtiger Treiber für den Erfolg der Führung ist die Nähe zum Tagesgeschäft und funktionierende Feedbackprozesse, welche das Engagement der Mitarbeitenden erheblich zu steigern vermag.

Welche Elemente können die Kultur gezielt verändern? Das IHI unterstützt Team-Huddles, da dort Feedback zur Leistung und zu Verbesserungsmöglichkeiten offen kommuniziert werden kann. Simulationen und regelmässige Fallbesprechungen können dabei helfen, das gegenseitige Verantwortungsgefühl aller Beteiligten in der Behandlungskette zu erhöhen. Gleichzeitig trainieren die Mitarbeitenden, sich mit verschiedenen Perspektiven auseinanderzusetzen und einen Kompromiss zu finden.

Bezüglich organisationalem Lernen unterstreicht das IHI die Wichtigkeit des visuellen Managements, sei dies in Form von Skill-Matrizen oder Huddleboards. Sie machen die Leistung und Abweichungen sichtbar: Damit wird Verbesserung erst möglich. Wichtig ist auch, dass die Führungsperson regelmässig über diese Boards mit den Mitarbeitenden in Dialog tritt. Ein grosses Potenzial für zuverlässige Prozesse liegt in der Standardisierung und der Vereinfachung von Routineaufgaben in 80 Prozent der Fälle. Das IHI propagiert ebenfalls einen starken Fokus auf evidenzbasierte Praktiken, die punkto Qualität und Effektivität überlegen sind. Gerade hier liefert Lean Hospital eine Auswahl an Instrumenten, die die Zuverlässigkeit radikal erhöhen können. Wichtig scheint auch, dass „anders auch besser" bedeutet, sich die Veränderung messen lässt und die Resultate in die gewünschte Richtung zeigen. Ein solides Training in den Methoden der Problemlösung aller Mitarbeitenden ist essenziell. Zuletzt unterstreicht das IHI, dass Fehler und Probleme möglichst in Echtzeit identifiziert und Gegenmassnahmen eingelei-

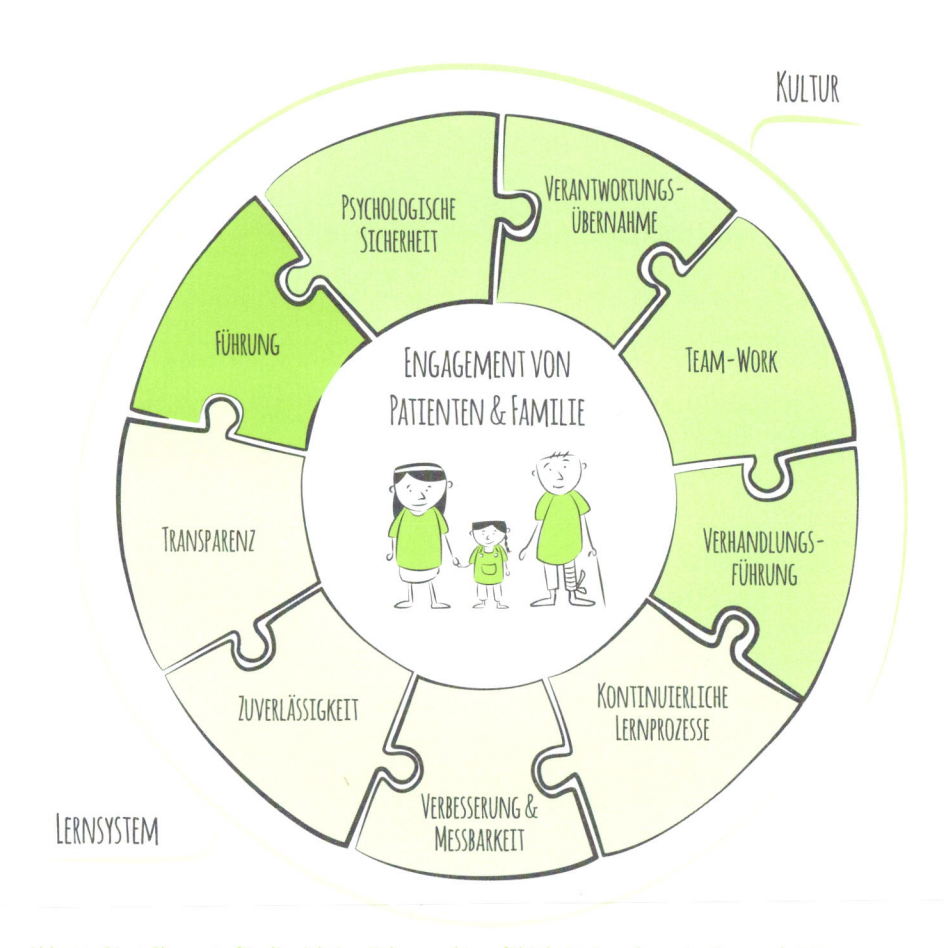

Abb. 29 Die 9 Elemente für die richtige Kultur und Lernfähigkeit einer Organisation nach IHI

tet werden sollten. Daten, die täglich erhoben werden, müssen zeitnah und verständlich den Mitarbeitenden zur Verfügung gestellt werden. Nur so können sie daraus lernen.

Aller Konzepte und Praktiken zum Trotz: Im Zentrum des Konzepts steht der Patient und seine Angehörigen. Sie wollen spüren, dass ihre Behandlung aktiv geführt wird und dass sie eine klare Ansprechperson haben, die sich verantwortlich zeichnet. Auch sie sollen sich sicher fühlen, ihre Bedenken gegenüber ihrem Behandlungsteam zu äussern. Sie verdienen Transparenz und können die Mitarbeitenden gleichzeitig dabei unterstützen, den Behandlungsprozess zu überprüfen und zuverlässiger zu gestalten. Auch die Patienten müssen Teil der Verbesserungsarbeit sein. Ihre Erfahrungen und Rückmeldungen sind besonders wertvoll.

Lean ist in erster Linie ein Managementsystem

Die Begeisterung für *Lean* kommt daher, dass es im Krankenhaus funktioniert. Das Managementsystem ist ein wichtiges Element zur Verankerung und Weiterentwicklung von „Patient zuerst" in einem Krankenhaus. Es geht weiter als das, was man bei einem Besuch auf einer Bettenstation beobachten kann. Man sieht dort verschiedene Tafeln (Boards) und Visualisierungen mit Angaben zur Leistungsfähigkeit und zur Patientensicherheit, Kaizen-Aktivitäten, Informationen zu Zuständigkeiten und Lösungen zu aktuellen Problemen des Betriebs. Mindestens zweimal täglich beobachtet man die Mitarbeitenden, wie sie sich vor einer solchen Tafel versammeln und kurz die Prioritäten des Tages durchgehen. Das Managementsystem fasst die Führungsaktivitäten in einem Krankenhaus zusammen und bringt sie in eine Systematik.

Das Lean-Managementsystem hat drei Stossrichtungen:

1. Das Managementsystem unterstützt das Krankenhaus darin, sich eindeutig auszurichten („True North") und zeigt auf, wie die Ziele der Organisation in den Arbeitsalltag übersetzt werden. Den gemeinsamen Werten und Überzeugungen müssen Handlungen folgen.
2. Das Managementsystem unterstützt das Tagesmanagement (Daily Management). Es regelt, wie der tägliche Betrieb organisiert wird und wie mit Abweichungen (Störungen) umgegangen werden soll. Es ist ein altbekanntes Prinzip, wonach man nicht weiterarbeiten soll, wenn ein Fehler auftritt. Wenn man einfach so tut, als ob er nicht geschehen wäre, gibt man den Fehler weiter in die Organisation. Später müssen sich dann andere darum kümmern.
3. Das Managementsystem schafft Strukturen, in denen Mitarbeitende niederschwellig alltägliche Verbesserungsaktivitäten (Kaizen) umsetzen können, richtet diese aus und steuert die grossen Veränderungsvorhaben (Kaikaku). Kontinuierliches Lernen ist ein Wert an sich. Wer es schafft, diese Haltung in der Organisation zu verankern, hat bereits viel gewonnen.

Ein gutes Managementsystem schafft Konsistenz. Das bedeutet, die Signale, welche die Organisation aussendet, sind so weit wie möglich widerspruchsfrei. Man kann nicht Überstunden grosszügig entschädigen und sich danach wundern, dass sie in grosser Zahl vorkommen. Das Ziel müsste sein, die Arbeitsbedingungen so zu gestalten, dass Überstunden nicht anfallen. Man kann nicht im Leitbild davon sprechen, dass der Patient zuerst kommt und gleichzeitig in Kauf nehmen, dass Patienten im Notfallzentrum stundenlang warten müssen. Einer Organisation, die etwas anderes tut, als was sie predigt, wird nicht vertraut.

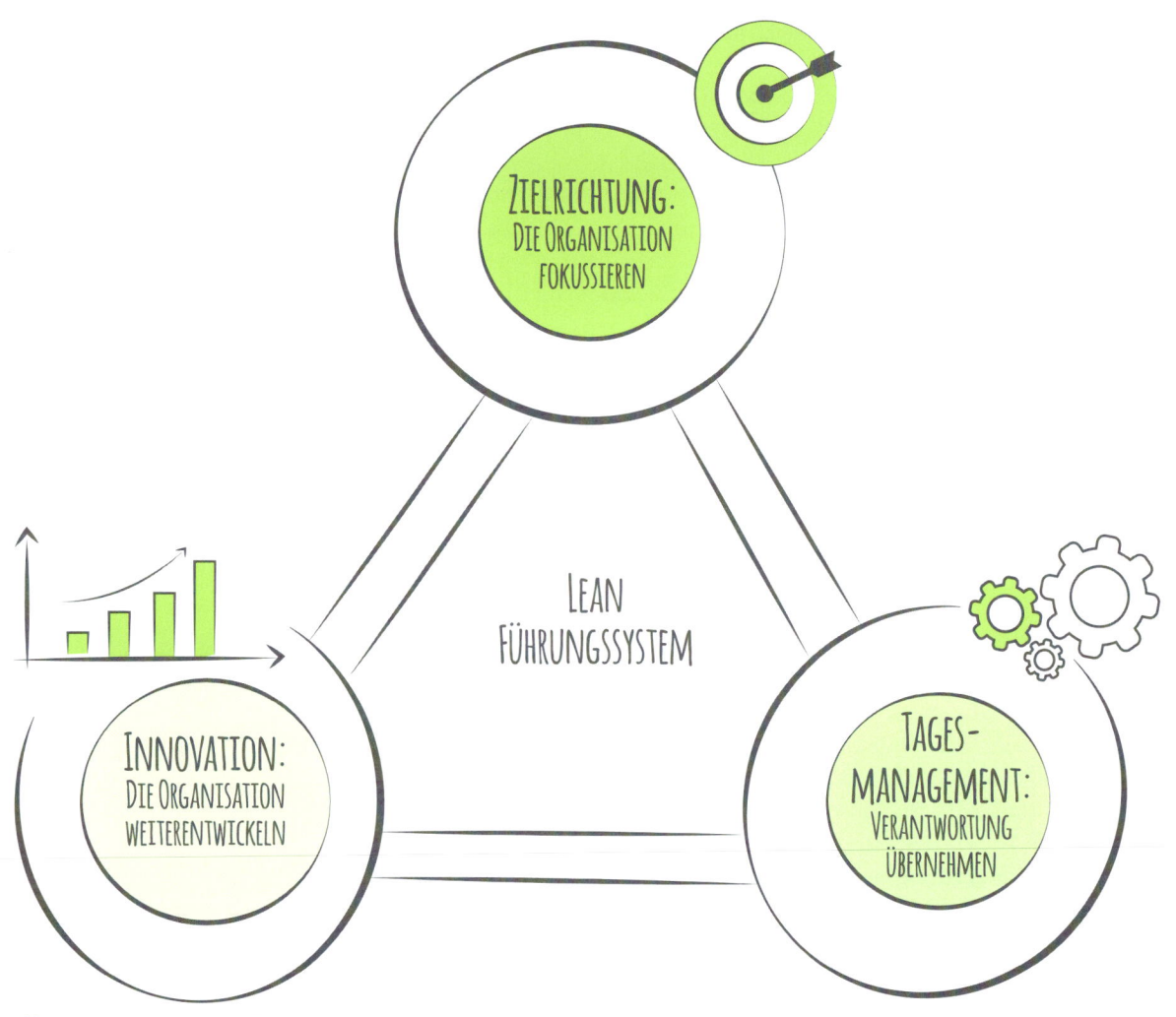

Abb. 30 Lean-Management-System

Lean-Bettenstation – veränderter Führungsalltag

Auf der Reise zu einer Lean-Bettenstation sind Führungspersonen herausgefordert. Es geht nicht nur um die Entwicklung und Durchsetzung neuer Arbeitsweisen. Sie sind selber betroffen, weil sich auch ihr Führungsalltag und ihre Führungsrolle verändern. Der Fokus der Führungsaufgabe geht weg vom reinen Organisieren zum

Managen von Risiken. Der Alltagsbetrieb muss soweit geklärt sein, dass die Mitarbeitenden aller Berufsgruppen wissen, wie mit kleinen Fehlern und Abweichungen umgegangen werden kann. Die Führung schafft Fokus und klärt, was die Existenzberechtigung des Teams ist. Warum arbeiten wir jeden Tag als Team?

Führung auf der Lean-Bettenstation umfasst die fünf klassischen Zieldimensionen eines Krankenhauses: Die vier Grundpfeiler *Planung & Transparenz, Zusammenarbeit & Mitarbeiterengagement, Sicherheit & Qualität* sowie *Wirtschaftlichkeit* bilden die Basis. Diese Ziele gehen Hand in Hand mit der Maxime der *Patientenorientierung*, ganz im Sinne von „Patient zuerst".

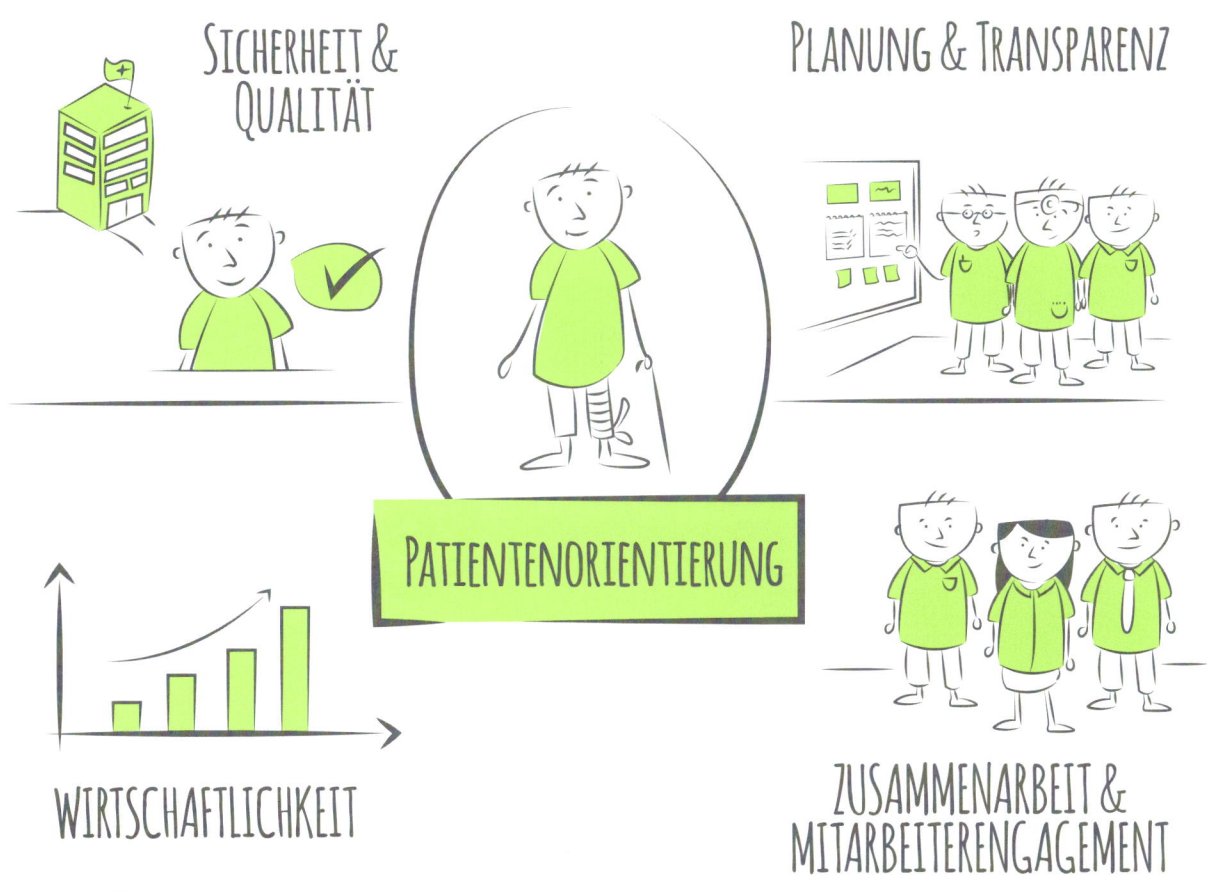

Abb. 31 Zieldimensionen

Die Führungspersonen befähigen das Team, ihren Alltag zu bewältigen. Die Problemlösefähigkeiten der Mitarbeitenden verbessern sich und die Führung wird von Feuerwehraufgaben entlastet. Wirkungsvolle Führungspersonen beachten die Schritte, die im Abschnitt vorher beschrieben wurden. Dadurch wissen sie sehr genau, wo die Schwachpunkte liegen und können sich auf die Weiterentwicklung der Abteilung konzentrieren. Sie begleiten Mitarbeitende, beobachten sie und geben Feedback. Sie sprechen mit Patienten und holen Rückmeldungen ein. Sie steuern das Tagesgeschehen vorausschauend, indem sie mit tagesaktuellen und für die Mitarbeitenden relevanten Messgrössen arbeiten. Der Tagesablauf der verschiedenen Berufsgruppen ist aufeinander abgestimmt (in einem sogenannten „Standard-Kalender") und lässt täglich Zeit für Verbesserungsaktivitäten und für den Austausch mit Schnittstellen. Es geht darum, die „Gesundheit" des Prozesses und der Zusammenarbeit regelmässig zu überprüfen, Abweichungen und Gegenmassnahmen sichtbar zu machen und die Verbesserung kontinuierlich und nachhaltig voranzutreiben.

Führungspersonen, die mit dem Lean-Management-System arbeiten, wollen nicht zurück. Das hat eine Umfrage unter Führungspersonen im Stationskontext ergeben. Sie sind der Meinung, dass es einfacher geworden ist, Führung wahrzunehmen. Sie schöpfen aus der Führungstätigkeit mehr Befriedigung, weil sie die Wirkung ihrer Arbeit sehen und sich über das Engagement ihrer Mitarbeitenden freuen.

Gleichzeitig sind sie realistischer geworden. Sie wissen ziemlich präzise, was gut läuft und wo Entwicklungsbedarf besteht. Ihre Entscheidungen basieren zunehmend auf Fakten. Das macht es einfacher, Prioritäten zu setzen. Als hilfreich empfinden sie, dass sie durch die Anwendung der Lean-Taktiken ein besseres Verständnis für Verschwendung und Wertschöpfung gewonnen haben. Die Kommunikationswege sind kürzer geworden. Führungspersonen aller Stufen sind häufiger an der Patientenfront anzutreffen. Sie interessieren sich für das Geschehen im Kerngeschäft. Auch die oberste Führung interessiert sich dafür, mit welchen Schwierigkeiten man im Alltag zu kämpfen hat. Durch die Lean-Bettenstation sind viele Dinge transparenter geworden. Man muss nicht darüber diskutieren, ob ein Problem wirklich existiert. Es ist offensichtlich, dass es da ist. Man kann sich nicht mehr hinter Ausreden verstecken – und startet voller Elan in die Verbesserungsarbeit.

Weiterführende Literatur

Hoeft S, Pryor R (2015) The Power of Ideas to Transform Healthcare: Engaging Staff by Building Daily Lean Management Systems. CRC Press Boca Raton, Florida USA

Rother M (2009) Toyota Kata: Managing People for Improvement, Adaptiveness and Superior Results: Managing People for Improvement, Adaptiveness and Superior Results. McGraw Hill Professional New York

5 Die Komponenten des Systems Lean-Bettenstation

Zu Besuch auf der Lean-Bettenstation 9.2

Wenn man eine Lean-Bettenstation besucht, sieht man rasch: Hier wird anders gearbeitet. Es gibt eine Reihe von Innovationen, die alle zusammen zu einer Systemveränderung führen. Bei der Entwicklung einer Lean-Bettenstation muss man drei Elemente berücksichtigen:

1. Innovationen entstehen durch die Anwendung von Lean-Taktiken in einer spezifischen Umgebung. Es gibt unterschiedliche Ursachen, weshalb die Leistungsfähigkeit einer Bettenstation eingeschränkt ist. Abhängig von den Ursachen gibt es verschiedene Optionen, wie man ein Problem lösen kann. Gelegentlich muss man radikale Lösungen in Betracht ziehen.
2. Innovationen bedingen veränderte Arbeitsweisen. Diese müssen gemeinsam definiert und trainiert werden. Die Abhängigkeiten, die in einem Krankenhaus bestehen, werden gerne unterschätzt. Um einen neuen Prozess zum Laufen zu bringen, sind viele Dinge anzupassen und entsprechend auch viele Leute einzubeziehen. Eine ganzheitliche Sicht einzunehmen, ist dabei eine grosse Hilfe (Wertstrom-Sicht).

3. Innovationen brechen mit Mythen und Überzeugungen („Man hat das hier schon immer so gemacht"). Lernen ist mit Widerstand verbunden, selbst wenn sich alle darin einig sind, dass Neues notwendig ist. Fortschritt benötigt deshalb viele Lern- und Entwicklungsschlaufen. Bei der Weiterentwicklung von Gruppen gibt es keine Abkürzungen; viele Mitarbeitende sind am Lern- und Entwicklungsprozess zu beteiligen.

Wie sieht eine Lean-Bettenstation aus? Welches sind mögliche Innovationen, die eine neue Arbeitsweise ermöglichen? Um das herauszufinden, gehen wir an den Ort des Geschehens und besuchen die Lean-Bettenstation 9.2 in einem mittelgrossen Krankenhaus.

Kurz vor sieben Uhr morgens treffen wir uns auf der Station. Wir folgen der diplomierten Pflegefachfrau Rosa Meier. Nach zwei Wochen Ferien freut sie sich auf ihren Dienst. Was sofort auffällt: Sie geht nicht ins Stationszimmer, sondern orientiert sich am zentralen „Huddleboard". Sie informiert sich, in welcher Zone sie eingeteilt und für welche Patienten sie heute verantwortlich ist. Danach holt sie einen „mobilen Pflegewagen" und begibt sich in ihre Zone. Dort trifft sie die Fachangestellte Gesundheit Marlen Bianchi. Rosa Meier und Marlen Bianchi bilden heute ein Pflegeteam („Duo"). Sie lesen sich in die Patientenakten ein und besprechen die wichtigsten Risiken. Zwischenzeitlich kommt die Nachtwache für eine kurze strukturierte Übergabe vorbei. Danach überprüft Frau Bianchi die Medikamente auf Vollständigkeit und Richtigkeit. Um 7.15 Uhr begibt sich Frau Meier zu ihren Patienten auf die erste Runde. Beim Gespräch mit den Patienten fallen einige Dinge auf. Frau Meier hat alle Informationen, Materialien, Geräte und Medikamente auf einem Pflegewagen bei sich. Es ist alles vorhanden, was sie für ihre Arbeit benötigt. Das erlaubt ihr, effizient zu arbeiten und verhindert Unterbrechungen.

Mit auf dem Wagen befinden sich Standards, welche die Qualitätsanforderungen und Routinetätigkeiten auf der Station einfach und klar beschreiben. Frau Meier verwendet diese Hilfsmittel zum Beispiel bei der Kommunikation mit den Patienten. Die Standardfragen lauten nicht „Wie geht es Ihnen heute?" oder „Haben Sie gut geschlafen?", sondern folgen dem Kommunikationsstandard – es sind die sieben „P". Frau Meier hat mehrere Trainings durchlaufen, um diesen Standard richtig anzuwenden.

Stündliche Runden und Kommunikationsstandards: Takt und Verbindlichkeit in der Pflege

Der „Gemba" aus Kapitel 2 zeigt eindrücklich, wie auf vielen Pflegestationen gearbeitet wird. Die Pflege reagiert – im wahrsten Sinne des Wortes reaktiv – auf die Bedürfnisse der Patienten, meist ausgelöst durch Klingelrufe. Die Zusammenarbeit über die ganze Station ist nicht synchron. Es fehlt ein gemeinsamer Takt. Das erhöht die Komplexität der Arbeit.

„Patient zuerst" bedeutet auf einer Lean-Bettenstation, dass man die Bedürfnisse der Patienten antizipiert. Dies wird durch regelmässige Patientenrunden im stündlichen Takt sichergestellt. Dieser Takt bildet die Grundlage der interprofessionellen Zusammenarbeit auf der Station.

Stündliche Patientenrunden beziehungsweise „Hourly Safety Rounds" werden auch „Intentional Rounding" (Definition des National Health Service in Grossbritannien), „Bullet Rounds", „Hourly Nursing Rounds", „Care Rounds" oder „Ward Rounds" genannt. Die stündlichen Runden sind ein gutes Beispiel dafür, wie Lean Hospital funktioniert: Bewährte Methoden, die sich am Wohl des Patienten ausrichten, gehen einher mit Lean-Taktiken und können problemlos integriert werden. Das Prinzip ist einfach: Sämtliche Verrichtungen am Patienten werden 60 Minuten im Voraus und im Team geplant. Die regelmässigen Runden gewährleisten, dass jeder Patient pro Stunde einmal gesehen wird. Der Patient kann sich auf diese Art besser auf den nächsten Behandlungsschritt einstellen. Das fördert Sicherheit und Vertrauen.

Der National Health Service (NHS) in Grossbritannien setzt auf das Konzept. In über 90 Prozent der britischen Krankenhäuser werden stündliche Runden bereits praktiziert. Die positive Wirkung ist empirisch belegt.

Die Effekte sind eindrücklich:
1. Das Patientenerlebnis verbessert sich.
2. Die Patientenzufriedenheit steigt.
3. Es kommt nach dem Aufenthalt zu weniger Beschwerden.
4. Die Patientensicherheit ist erhöht. Das Risiko für Stürze und Wundliegen sinkt.
5. Die Reaktionszeit auf Patientenrufe sinkt.
6. Die Anzahl der Patientenrufe geht zurück.
7. Die Wege des Pflegepersonals verkürzen sich.
8. Die Zeit, die das Pflegepersonal beim Patienten verbringt, erhöht sich.

Als Unterstützung für die stündlichen Runden dient der Kommunikationsstandard der 7P/4P. Der Standard hilft Pflegenden und Ärzten bei der Strukturierung ihrer Kommunikation mit dem Patienten. Er gibt Sicherheit und Klarheit für den Patienten. Der Standard dient als Rahmen für jeden Patientenkontakt, egal ob bei der Schichtübergabe,

Auf der ersten stündlichen Patientenrunde

✓ **Person**
sich als Betreuungsperson vorstellen, Rundenmodell vorstellen
✓ **Plan**
den Plan des Patienten für den Tag vorstellen
✓ **Prioritäten**
was ist dem Patienten heute wichtig, was möchte er erledigt haben?

Auf jeder stündlichen Patientenrunde

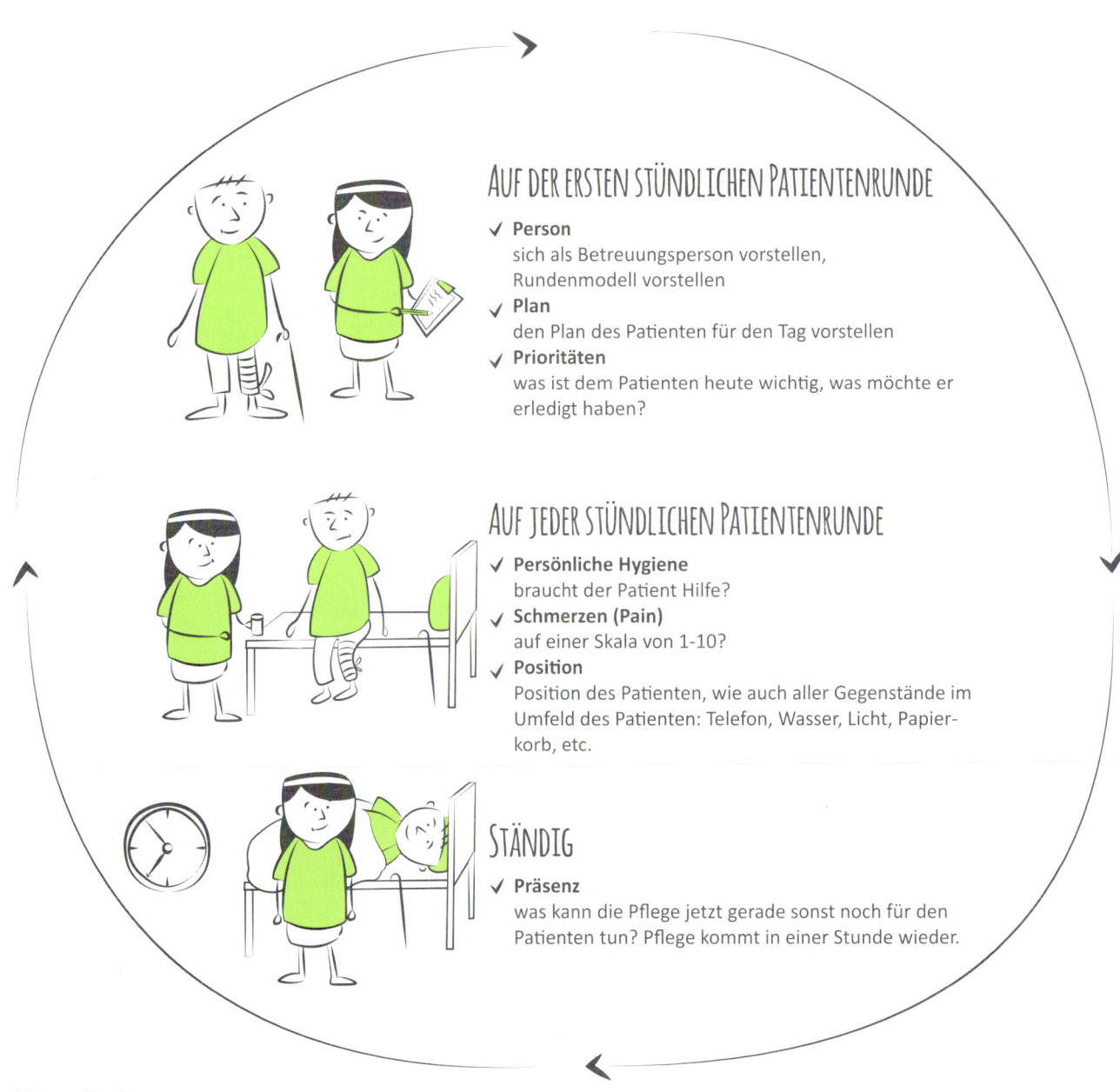

✓ **Persönliche Hygiene**
braucht der Patient Hilfe?
✓ **Schmerzen (Pain)**
auf einer Skala von 1-10?
✓ **Position**
Position des Patienten, wie auch aller Gegenstände im Umfeld des Patienten: Telefon, Wasser, Licht, Papierkorb, etc.

Ständig

✓ **Präsenz**
was kann die Pflege jetzt gerade sonst noch für den Patienten tun? Pflege kommt in einer Stunde wieder.

Abb. 32 Die 7P

auf der Visite oder auf der stündlichen Runde. Es geht dabei weniger um das sture Abarbeiten einer Checkliste. Vielmehr soll sichergestellt werden, dass der Patient in seiner Gesamtheit erfasst und betreut wird. Das Massachusetts General Hospital in Boston war eines der ersten Krankenhäuser, die den 7P/4P Standard flächendeckend einsetzten.

Die stündlichen Runden und der Kommunikationsstandard 7P/4P sind zwei der wichtigsten Komponenten im System der Lean-Bettenstation. Ihre grösstmögliche Wirkung erzielen sie aber erst im Zusammenspiel aller Komponenten des Gesamtsystems. Die Umsetzung fordert Disziplin, Konsequenz, intensives Training und Coaching. Auf einer Lean-Bettenstation gehört das zur täglichen Führungsarbeit.

Monika Berger, Stationsleiterin am Standort Liestal, Kantonsspital Baselland: „Die Betreuung ist kontinuierlicher, und die Patienten haben Gewissheit, in regelmässigen Abständen betreut zu werden. Das sorgt für Sicherheit und Vertrauen."

Was bei der Beobachtung sofort auffällt: Der Patient bringt sich aktiv in die Tagesplanung ein. Ebenso wird er täglich nach seiner Zufriedenheit gefragt. In den Zimmern hängt neben jedem Patientenbett eine Weisswandtafel. Darauf finden sich die Namen der für die Betreuung zuständigen Personen sowie die Informationen über den Tagesablauf des Patienten. Diese Informationen sind aufgrund der Privatsphäre anonymisiert und lassen keine Rückschlüsse auf Diagnosen zu.

Prof. Dr. med. Carsten T. Viehl, Ärztlicher Leiter Departement Chirurgie, Spitalzentrum Biel: „Das Patientenboard ist ein grosser Fortschritt. Das ist eigentlich etwas völlig Simples, doch wir vermeiden damit Informationsschlaufen und stellen Verbindlichkeit und Übersicht her. Patientinnen und Patienten sind begeistert. Sie und ihre Angehörigen können selber nachschauen, was die nächsten Schritte und die Vereinbarungen sind."

Nachdem Frau Meier alle Patienten mithilfe der 7P begrüsst und versorgt hat, trifft sie sich mit Frau Bianchi an der „Flow Station", dem Treffpunkt des Pflegeteams einer Zone. Um 7.58 Uhr planen die beiden den Verlauf ihrer Schicht und was sie als Team in der nächsten Stunde erledigen werden. Sie markieren ihren Plan auf dem sogenannten „Flowboard". Das dauert jedoch nicht lange: Nach zwei Minuten setzen sie die Arbeit bei den Patienten fort. Bei der weiteren Begleitung fällt auf, dass alle Teams auf der Station synchronisiert und nach demselben stündlichen Rhythmus arbeiten.

Um 9.00 Uhr trifft sich das ganze Team der Station 9.2, das heisst die Pflegenden, die Ärzteschaft, die Physiotherapeuten und das Hotelleriepersonal, vor dem „Huddleboard". Dieses Treffen ist kein Rapport im herkömmlichen Sinne, sondern ein sogenannter „Huddle" – ein interprofessionelles Kurztreffen. Das Team überprüft strukturiert tagesaktuelle Kennzahlen, die Patientenzufriedenheit, Risiken und

Abweichungen vom Standard. Gemeinsam werden Probleme antizipiert und entsprechende Gegenmassnahmen eingeleitet.

Huddle: die wertvollsten sieben Minuten des Tages

Das Konzept des Huddles stammt aus dem American Football. Vor jedem Spielzug stecken die Spieler kurz die Köpfe zusammen (engl. to huddle) und besprechen ihre Taktik. Die Anzeigetafel gibt dazu Anhaltspunkte: Ist das Team auf dem Weg, das Spiel zu gewinnen? Wieviel Zeit verbleibt, um das Resultat zu beeinflussen? Entscheidend dabei ist, dass man gemeinsam als Team nach vorne schaut, zielgerichtet kommuniziert und konkrete Handlungen ableitet. Im Krankenhaus bedeutet das, dass sich ein Behandlungsteam mehrmals täglich für einen kurzen Austausch trifft. Die Bezeichnung „Huddle" ist wichtig, um den Unterschied zu anderen Treffen aufzuzeigen: Ein Huddle ist kein Rapport und keine Sitzung. Und: Man sitzt nicht, sondern man steht. Das beschleunigt das Ganze.

Es geht darum, sich in kurzer Zeit (maximal sieben Minuten) gemeinsam als interprofessionelles Team einen Überblick über das Geschehen basierend auf Kennzahlen zu verschaffen. Besprochen werden die tägliche Auslastung, Abweichungen vom Standard und besondere Ereignisse. Als „Anzeigetafel" dient das Huddleboard. Stimmt die Leistung in einem Bereich nicht oder tauchen Probleme auf, werden konkrete Gegenmassnahmen definiert. Falls ein Problem vom Team nicht innerhalb von 24 Stunden gelöst werden kann, wird es auf die nächste Führungsstufe eskaliert.

In einem Lean Hospital finden Huddles täglich auf allen Führungsstufen statt – von der Lean-Bettenstation bis auf der Stufe der Geschäftsleitung. Alle tragen auf ihrer Stufe dazu bei, Fortschritte bezüglich der strategischen Ziele des Krankenhauses zu erzielen und erhalten dazu täglich Feedback.

Nach dem Huddle findet die Visite statt. Wir folgen wiederum Frau Meier. Das Zusammenspiel zwischen Pflege und dem Ärzteteam fällt positiv auf. Allen sind ihre Rollen und Aufgaben bewusst. Die Teilnehmenden der Visite sind vorbereitet. Die Visite folgt einem Ablauf; sie ist strukturiert. Auch hier gilt „Der Patient kommt zuerst". Patienten und Angehörige werden aktiv in die Diskussionen einbezogen. Während Frau Meier das Gespräch mit dem Patienten beginnt, aktualisiert der Assistenzarzt das Patientenboard. Das Team arbeitet während der ganzen Visite parallel, um möglichst viel bereits erledigen zu können. Dank der Soforterledigung sind Verordnungen und Dokumentation nach jedem Patienten bereits abgeschlossen. Alle offenen Fragen – insbesondere die des Patienten und seiner Angehörigen – sind geklärt. Um 10 Uhr endet die Visite. Sie hat pünktlich begonnen und endet pünktlich. Es bleibt sogar noch Zeit für eine kurze Teaching-Einheit.

Beobachtern fallen die patientennahe Arbeitsweise und die ruhige Atmosphäre auf. Die Pflegenden verbringen den grössten Teil ihrer Arbeitszeit bei den Patienten. Eine dezentrale Organisation und klare Zuständigkeiten ermöglichen den Pflegeteams eine weitgehend autonome Arbeitsweise. Sie steuern ihren Arbeitsalltag selber. Die Verantwortungsübernahme für die Patienten ist hoch. Die Bedürfnisse der Patienten werden antizipiert. Das interprofessionelle Zusammenspiel funktioniert. Die stationsübergreifende Organisation scheint gut eingespielt. Auf dem Korridor befinden sich weder Material noch Geräte. Bei den Mitarbeitenden herrscht keine Hektik. Sie arbeiten ruhig und konzentriert. Alle wissen, was zu tun ist.

Nun könnte man einwenden, dass dies auch an anderen Orten der Fall ist – bei niedriger Auslastung. Auf der 9.2 sind jedoch alle 32 Betten belegt. Was also ist das Geheimnis dieser Ruhe? Sind es die Pflegewagen? Ist es der Standard 7P, oder ist es der Huddle? Die Patientenboards wirken sehr praktisch, und die Patienten schätzen sie. Alles in allem scheint das Konzept sehr einfach zu sein, und auch die einzelnen, beobachteten Komponenten wirken nicht komplex.

Ein naheliegender Gedanke ist: Das können wir in unserem Krankenhaus morgen schon umsetzen.

Das System ist mehr als die Summe seiner Komponenten

Es ist ein Effekt, dem wir auf unseren Studienreisen in Europa oder in den USA oft begegnen: Beobachtbar ist oft nur die Spitze des Eisbergs – in diesem Fall einzelne Instrumente wie das Patientenboard. Die Gefahr besteht, den Eindruck zu erhalten, dass einzelne Komponenten den Unterschied ausmachen und sich somit leicht kopieren lassen. Die Erfahrung zeigt jedoch, dass nicht alle Veränderungen auf einer Lean-Bettenstation während eines Kurzbesuches beobachtbar und sofort erkennbar sind. Das System kann erst durch eigenes Erleben vollständig verstanden werden; es ist ein System aus neuen Arbeitsinstrumenten, Führungsroutinen sowie einer Kultur der kontinuierlichen Verbesserung.

> **Vorurteil Nummer 8:** *„Lean ist eine Sammlung von Tools zur Verbesserung."*
>
> Wie würden Sie argumentieren?
>
> **Auflösung:** „*Lean* stellt ein schlagkräftiges Instrumentarium zur Verbesserung bereit. *Lean* ist aber viel mehr als das: Es ist in erster Linie eine Denkhaltung und -kultur. Darüber hinaus ist es ein starkes Konzept zur Entwicklung der eigenen Mitarbeitenden, ein Führungsverständnis und Managementsystem, ein Ansatz zur Prozessverbesserung. Das Zusammenspiel dieser fünf Faktoren ergibt einen einheitlichen Ansatz zur Führung und Leistungsverbesserung."

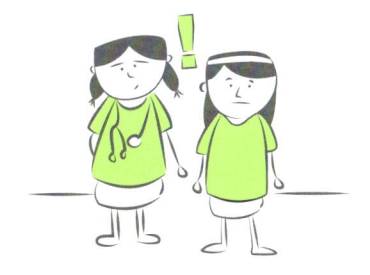

Das System der Lean-Bettenstation und die dazugehörigen Komponenten lassen sich nicht einfach kopieren. Man kann das versuchen, aber das Ergebnis wird nicht befriedigend sein.

Das ist nicht anders als in anderen Bereichen, die *Lean* anwenden. Manager von Automobilherstellern besuchten Toyota und sahen dort ebenso verblüffende wie überzeugende Lösungen. Sie versuchten, diese zu kopieren – und scheiterten grandios. Man kann sich von Innovationen inspirieren lassen. Die Anwendung ist aber jedes Mal ein Lern- und Entwicklungsprozess. Es gibt keine Abkürzungen. *Lean* lässt sich nicht schnell umsetzen – zumindest nicht nachhaltig.

Eine Lean-Bettenstation ist dann erfolgreich, wenn das System auf die Ausgangssituation der entsprechenden Station adaptiert wird. Der Weg dahin führt über die konsequente Umsetzung der neun Taktiken der Lean-Bettenstation (s. Kap. 3). Daraus folgen je nach Situation bis zu dreissig Komponenten. Die Komponenten bilden ein System. Es ist kein Werkzeugkasten, aus dem Lösungen nach Belieben ausgewählt werden können. Die grosse Wirkung erzielt die Systemleistung durch das Zusammenspiel der Komponenten. Die konsequente Umsetzung einer Lean-Bettenstation hat weitreichende Auswirkungen und führt zu positiven Resultaten in folgenden Dimensionen:

1. Prozesse
2. Infrastruktur & Technologie
3. True North
4. Kultur
5. Problemlösungskompetenz

Das System ist mehr als die Summe seiner Komponenten

5

True North

Problem-Lösungskompetenz

Prozesse

Kultur

Infrastruktur & Technologie

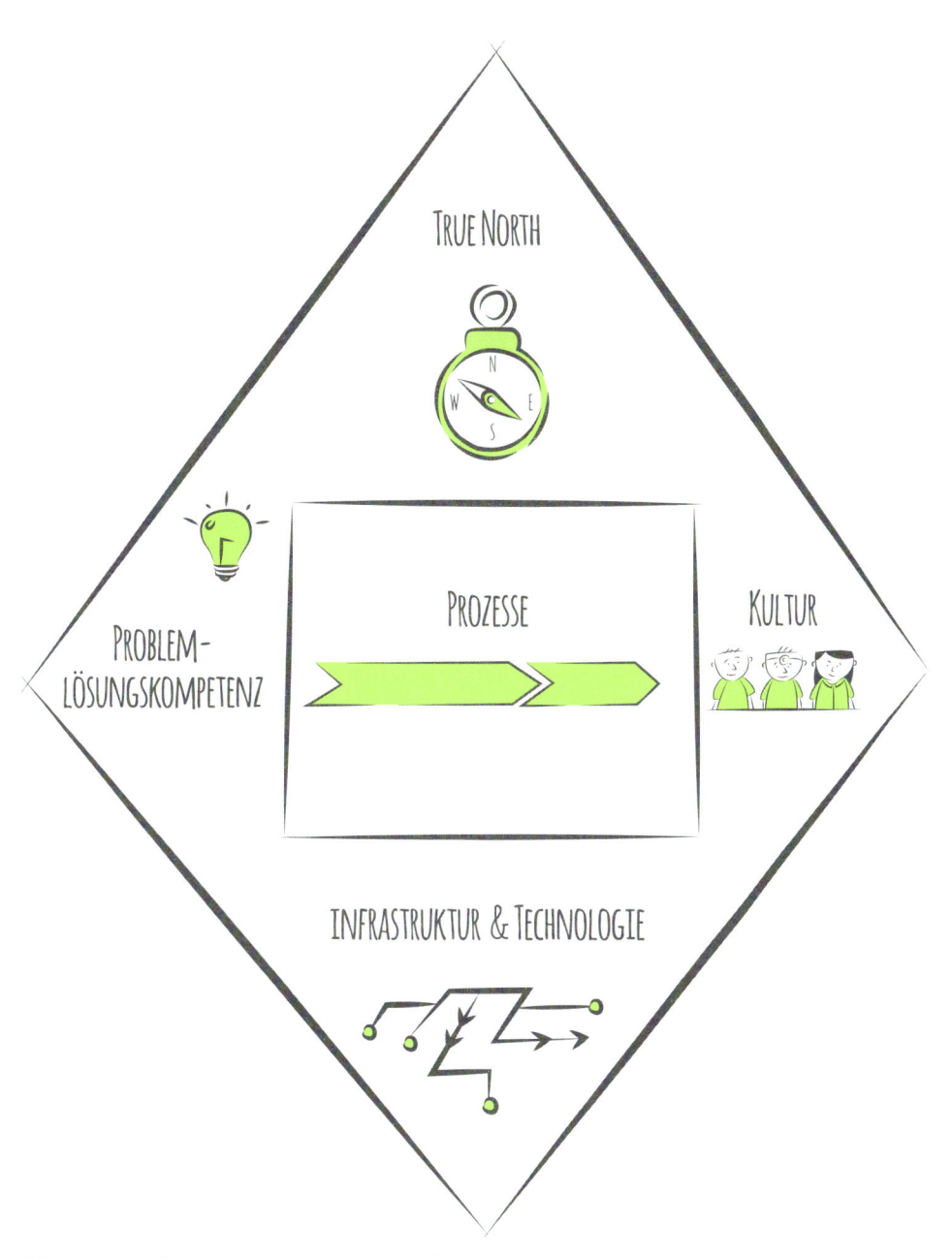

Abb. 33 System der Lean-Bettenstation (Diamant)

Der Kern: Prozesse

Vor Ort zu beobachten sind in erster Linie die Komponenten des Systems, die sich auf die Prozesse beziehen. Eine wichtige Rolle spielt dabei die Standardisierung. Ausgehend von Vorbildern und den Erfahrungen der Mitarbeitenden sucht man nach einem möglichen Standardvorgehen. Über Entwürfe (Prototypen) und das Testen dieser Entwürfe entstehen neue Lösungen und schliesslich ein neuer Prozess. Dies betrifft Patienten-, Führungs-, Planungs- und Unterstützungsprozesse. Standardprozesse vereinfachen die Zusammenarbeit und sparen Zeit. Die gewonnene Zeit setzt man für eine bessere Betreuung von Patienten und als Reserve für nicht planbare Tätigkeiten ein. Ein Beispiel dafür: Die tägliche Arbeit der Station folgt einem stündlichen Rhythmus, das heisst Patienten werden im Rahmen von stündlichen Runden betreut. Dadurch wird die Zeit bei den Patienten erhöht. Das Ziel ist es, alle Aufgaben pro Patient zu bündeln, um Unterbrechungen zu vermeiden. Der Rhythmus führt zu Ruhe und Konzentration in der Arbeit. Das erhöht die Qualität der Betreuung.

Die Kommunikation mit den Patienten ist beim ersten Patientenkontakt pro Schicht gemäss den 7P und während der stündlichen Runden gemäss den 4P strukturiert. Diese Struktur stellt sicher, dass alle relevanten Informationen abgefragt werden und vereinfacht die Kommunikation. Die Informationen aus diesen Runden werden im Rahmen von stündlichen Kurztreffen (stündlicher Flow) in dezentralisierten Betreuungsteams verarbeitet. Aufgrund der gesammelten Informationen wird die Arbeit vorausschauend für die nächste Stunde geplant und bei Bedarf Unterstützung angefordert.

Auch der Führungsprozess folgt dem stündlichen Rhythmus. Die Führung überprüft stündlich, ob die Behandlungsteams im Fluss arbeiten, ob sie Hilfe benötigen oder Hilfe anbieten können. Führungsstandards unterstützen die Verantwortlichen darin, Mitarbeitende, die beim Patienten arbeiten, bei der Lösung ihrer Probleme zu unterstützen (Leader Standard Work). Sie kann zum Beispiel die Auslastung unter den Betreuungsteams ausgleichen. Die Abstimmung von Patientenprozess (7P/4P, stündliche Runde), der Planung (stündlicher Flow) und der Führung (stündliche Überprüfung vor Ort, Leader Standard Work) folgt dem PDCA-Zyklus. Dadurch entsteht eine viel höhere Frequenz an Feedback für Patienten, Mitarbeitende und die Führungsperson. Alle wissen, wo das Team gerade steht und welche Herausforderungen im Laufe des Tages anstehen.

Das System ist mehr als die Summe seiner Komponenten

Problemlösung & Nivellierung der Auslastung

Planung der nächsten Stunde

Leader Standard Work

A / P / C / D — 60 MIN

7P/4P Stündliche Runde

Stündlicher Check

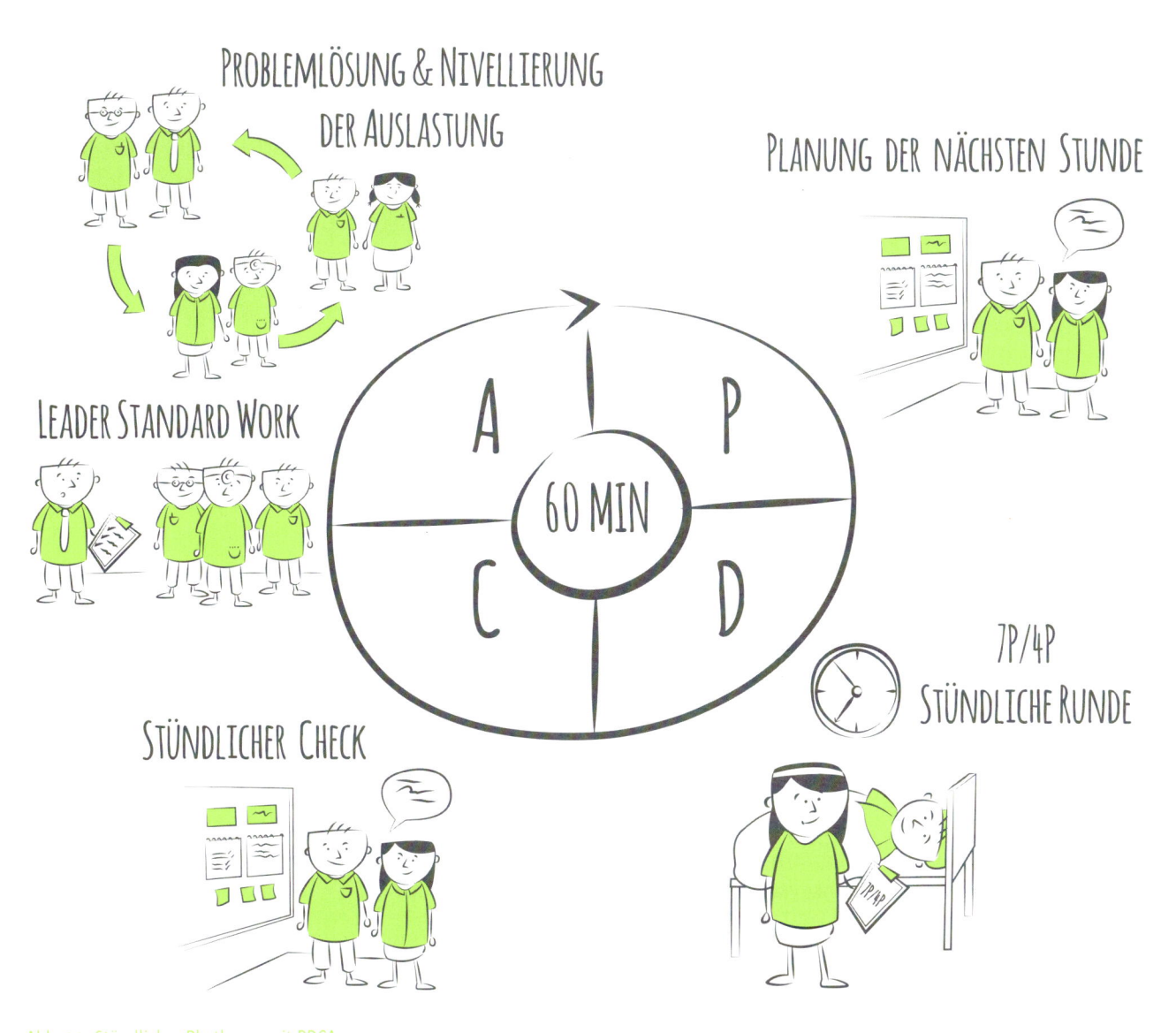

Abb. 34 Stündlicher Rhythmus mit PDCA

103

Auch die Visite birgt Potenzial zur Standardisierung. Die Visite ist für viele Patienten der wichtigste Anlass des Tages. Innert weniger Minuten wird der Status diskutiert, der Patient informiert und in Entscheidungen einbezogen, die Arbeit im Team delegiert und strukturiert sowie die Planung der Behandlung durchgeführt. Diesen Prozess zu standardisieren, ist anspruchsvoll. Auf einer Lean-Bettenstation ist dieser Prozess klar strukturiert und patientenorientiert ausgestaltet. Die Rollen und Aufgaben sind klar verteilt. Alle Beteiligten übernehmen als Team die Verantwortung für die nächsten Schritte und arbeiten parallel. Die Visite orientiert sich am Prinzip des „One-piece-flow" – ein Patient aufs Mal. Alle Aufgaben werden direkt beim Patienten durchgeführt und abgeschlossen. Verordnungen werden direkt beim Patienten ins System eingegeben. Nach der Visite kommt es zu fast keinen Nachfragen, weil allen klar ist, was getan werden muss. Qualität und Effizienz steigen dadurch gleichermassen.

Die Durchsetzung von Standards ist Aufgabe der Führung. Wer die Standardisierung bei seinen Mitarbeitenden durchsetzen will, muss auch seine eigenen Routinen überprüfen und strukturieren. Die Überprüfung von Standards folgt deshalb ebenfalls einem Standard. Konkret bedeutet das, dass der Alltag einer Führungsperson auf einer Lean-Bettenstation einem standardisierten Kalender entsprechend strukturiert ist. Bestimmte Zeitpunkte pro Tag sind blockiert für das tägliche Coaching und Gespräche vor Ort. Die Führungsarbeit selbst ist ebenfalls mithilfe von Checklisten (Leader Standard Work) strukturiert. Die täglich und wöchentlich zu überprüfenden Punkte werden gemeinsam mit dem Team definiert. Diese Routinen und Standards entlasten die Führung im Alltag. Die Verantwortung wird auf mehrere Schultern verteilt. Die Führung erfolgt weniger abhängig von Einzelpersonen.

Optimale Voraussetzungen schaffen: Infrastruktur & Technologie

Ebenfalls gut beobachtbar vor Ort sind die Infrastruktur und die eingesetzten Technologien. Oft steht die Frage im Raum, ob der Umbau einer Station eine notwendige Voraussetzung für *Lean* sei. Grundsätzlich gilt „Form follows Function follows Process". Prozesse kommen bei der Verbesserung zuerst. Probleme auf einer Lean-Bettenstation werden nicht durch neue Räume und neue technische Möglichkeiten gelöst. In einer konsequenten Umsetzung werden die Prozesse der Zukunft zuerst mit Mitarbeitenden und Patienten getestet. Erst in einem späteren Schritt folgt die bauliche und technologische Umsetzung. Mehr Details dazu finden sich in Kapitel 7.

Die Entlastung von Ärzteschaft und Pflegeberufen durch verbesserte Prozesse ist wichtiger, als eine perfekte Infrastruktur zu haben. Die Umgebung kann so gestaltet werden, dass Verschwendungen reduziert werden. Leider hat man nur selten die Gelegenheit, einen grösseren Umbau oder einen Neubau zu realisieren. Auf einer Lean-

Das System ist mehr als die Summe seiner Komponenten

Bettenstation muss es einfach sein, das Richtige zu tun. Manchmal kann man mit kleinen Massnahmen viel erreichen.

Alle Leistungen an das Patientenbett – die Pflege arbeitet mobil.

Grundsätzlich ist es wichtig, den Mitarbeitenden die Arbeit so einfach wie möglich zu machen. Das Symbol dafür ist der Pflegewagen, der mobile Arbeitsplatz der Pflegenden. Alle Materialien, Medikamente und die IT-Unterstützung sind vor Ort bei den Patienten vorhanden. Die Präsenz bei den Patienten wird dadurch erhöht. Es ist möglich, alle Aufgaben vor Ort durchzuführen und direkt abzuschliessen. Unterbrechungen und unnötige Wege werden dadurch reduziert. Das fördert die Effizienz und Qualität. Das gleiche Prinzip gilt für alle patientennahen Arbeiten. Auf der Visite nutzen die Ärzte mobile Arbeitsstationen, um die Soforterledigung von Aufgaben zu erreichen.

Susanne Fink, Leiterin Pflege Departement Chirurgie, Spitalzentrum Biel: „Das sofortige Dokumentieren am Patientenbett ist ein Paradigmenwechsel. Die Beteiligten begreifen aber rasch, dass rund laufende Prozesse weniger Unterbrüche und spezielle Einsätze bedeuten, dafür besser eingesetzte Zeit für die sorgfältige Patientenbetreuung. Dadurch steigt die Zufriedenheit. Der aktive Einbezug der Patienten und ihr Mitdenken wirken sich positiv aus."

Die räumliche Aufteilung der Station ist eine weitere Möglichkeit der Entlastung. Die Station ist so organisiert, dass die Raumlogik effizientes Arbeiten fördert. Materiallager sind zum Beispiel mühelos zu erreichen, und es ist einfach, sich einen Überblick zu verschaffen, was wo gelagert wird. Noch besser ist, wenn in Materialräumen weder Pflegende noch Ärzteschaft anzutreffen sind. Die Teams auf der Station arbeiten autonom in dezentralisierten Bereichen. Um unnötige Wege zur Materialsuche zu verhindern, werden Materialien in Form von standardisierten Pflegesets den autonom arbeitenden Teams geliefert.

Die gesamte Materialbewirtschaftung ist gemäss dem Kanban-Prinzip organisiert. Die Menge von Materialien ist standardisiert und richtet sich nach dem täglichen Bedarf der Station. Nachbestellungen lassen sich durch einfache Signale auslösen.

Qualifikationsgerechter Personaleinsatz – Materialbestellung in fünf Sekunden.

„Patient zuerst" bedeutet für das Betreuungsteam primär mehr Patientenkontakt: Diese Zeit kann einerseits durch weniger Verschwendungen in den Prozessen geschaffen werden. Andererseits verbringt das Betreuungsteam wesentlich weniger Zeit mit der Korrektur von Mängeln und Fehlern. In Krankenhäusern gibt es nicht nur viel Verschwendung. Es wird auch zu viel Zeit für wertunterstützende Tätigkeiten – wie etwa das Dokumentieren – aufgewendet. Führende

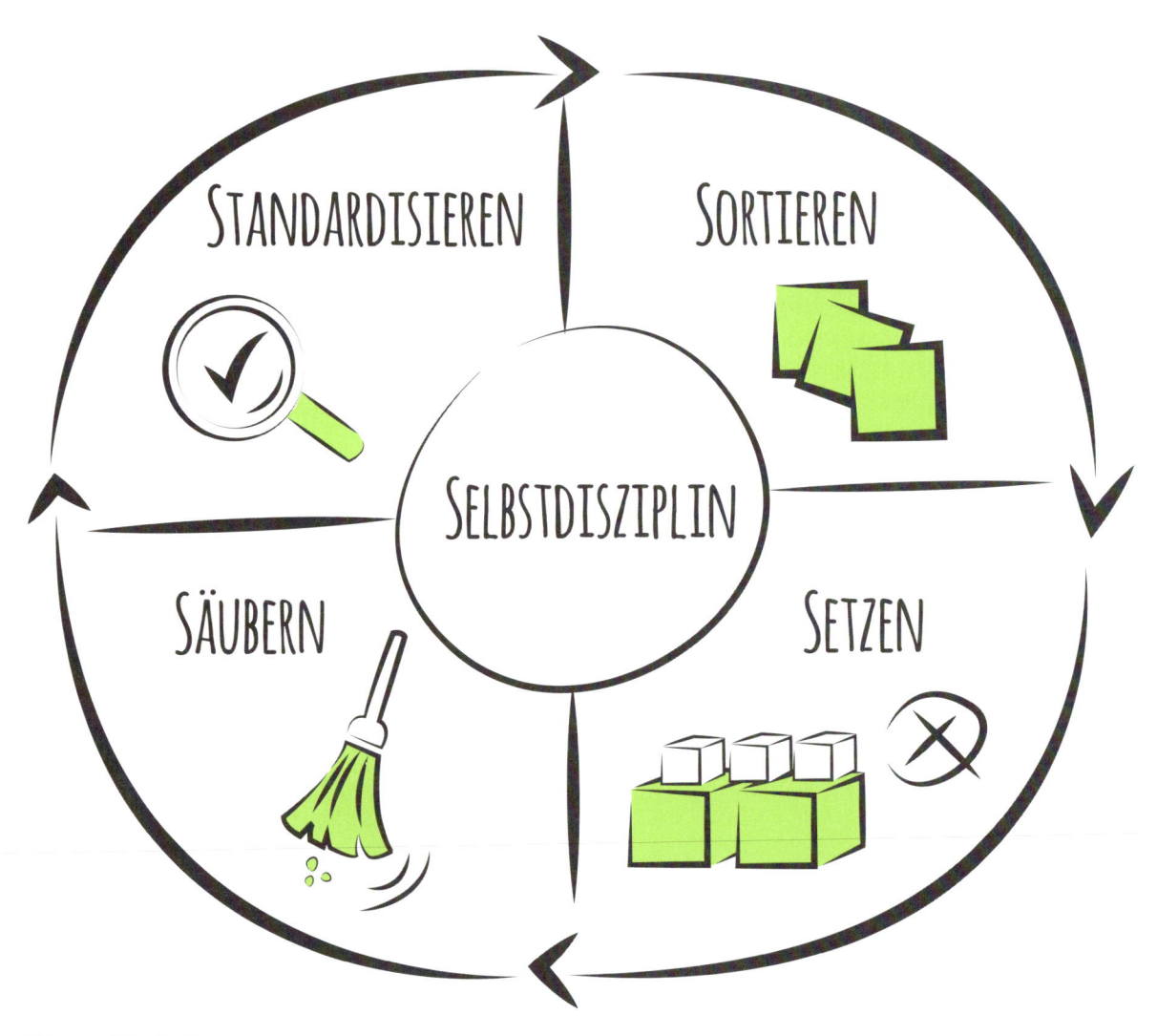

5   Die Komponenten des Systems Lean-Bettenstation

Abb. 35   5S-Methodik

Spitäler in den USA und Europa haben sich darum den wertunterstützenden Tätigkeiten im Spitalbetrieb zugewandt und dabei einen effektiven Hebel zur Reduktion identifiziert: die Materialbewirtschaftung. Pflegefachpersonen wenden täglich viel Zeit für die Bewirtschaftung von Material auf. Sie bauen unzählige Materiallager auf und verlieren gelegentlich den Überblick. Viel Material ist in Schränken. Neue Mitarbeitende benötigen viel Zeit, bis sie sich mit dem Material zurechtfinden. Alleine schon die Trennung der Materialarten in Verbrauchsmaterial, wiederverwendbares Material, Mobilien und Geräte reduziert die Komplexität. Auf Bettenstationen werden bis zu 13 Orte identifiziert, an welchen Verbrauchsmaterial gehortet wird. Untersuchungen aus Schweizer Spitälern gehen davon aus, dass der Aufwand für die Materialbewirtschaftung pro Abteilung zwischen 12 bis 17 Prozent einer Regelarbeitswoche ausmachen. Zu viele Personen suchen zu lange an zu vielen Lagerorten nach Verbrauchsmaterial und Hilfsmitteln. Es fehlt an einer einheitlichen Logik – es herrscht Unordnung: Wundversorgungsmaterial befindet sich im selben Schrank wie Gehhilfen und Stützkissen. Gleich daneben hat es einen Jahresbedarf an Infusionsschläuchen.

In diesem Thema helfen drei Denkansätze, welche der Lean-Methodik entspringen:
Erstens *herrscht Ordnung auf der Station. Jeder Behälter, jedes Werkzeug und jedes Gerät hat seinen Platz. Die Ordnung folgt den Prinzipien der 5S-Methodik.*

Zweitens *bezieht der Mitarbeitende das Material, das jetzt benötigt wird, und nicht das, was man glaubt zu benötigen. Das ist in der Regel nicht die für die Logistikabteilung „angenehmste" Packungsgrösse.*

Drittens *gibt es ein klares Signal für Nachschub: ein sogenanntes Kanban (japanisch für Signal). Das Kanban definiert, wie gross allfällige Puffer sein dürfen. Erst wenn ein Mindestbestand unterschritten wird, werden Materialen wieder nachgefüllt. Es gibt zahlreiche Varianten und Formen von Signalen. Bei der einfachsten Variante, dem Zwei-Behälter-System, ist der leere Behälter selbst das Signal. Ist der erste Behälter leer, wird er an einen bestimmten Ort gelegt, was von selber eine Nachbestellung auslöst.*

Der Überblick auf einer Lean-Bettenstation wird mithilfe des visuellen Managements sichergestellt. Es ist einfach, sich zu informieren. Man kann sich schnell auf der Station orientieren. Die Auslastung in den einzelnen Bereichen ist auf dem Krankenhausflur ersichtlich. Tagesaktuelle Kennzahlen sind für Mitarbeiter der Station transparent. Es ist einfach, die verantwortlichen Personen zu finden und den Stand der Arbeit zu evaluieren. Auf einer Lean-Bettenstation wird der Austrittsprozess zum Beispiel mittels eines Austrittsboards visuell festgehalten und täglich überprüft.

Die Verknüpfung mit strategischen Zielen: True North

Nur teilweise vor Ort beobachtbar ist der Einfluss der Lean-Philosophie auf der Station. Alle Mitarbeitenden auf einer Lean-Bettenstation kennen ihren Beitrag zur Erfüllung der langfristigen Ziele ihres Krankenhauses (True North). Die Neugestaltung ihrer Arbeitsweisen gemäss den neun Lean-Taktiken beginnt damit, Ziele festzulegen, an denen alle mitarbeiten können. Dieser Prozess ist anspruchsvoll. Die festgelegten Ziele begleiten die Mitarbeitenden im Alltag. Die Fortschritte bezüglich der Reise zum True North werden täglich am Huddle mit dem ganzen Team überprüft. Wöchentlich und monatlich werden die Ziele aufgrund von Kennzahlen in Form eines Führungs-Huddles überprüft. Daran nehmen sowohl die pflegerische und ärztliche Führung der Station sowie die nächste übergeordnete Führungsstufe teil. Diese Treffen werden durch sogenannte Führungs-Gembas ergänzt. Im Rahmen dieser Gembas gehen die Führungskräfte regelmässig auf die Station. Sie überprüfen vor Ort und gemeinsam mit dem Team den Fortschritt bezüglich der Leistungskennzahlen und definieren die Schritte bis zur nächsten Überprüfung.

Was allen Lean-Bettenstation gemein ist, ist das Streben nach mehr Zeit beim Patienten und die kontinuierliche Verbesserung der Patientenbetreuung. Eine zentrale Komponente dafür ist die dezentralisierte Arbeitsweise in Betreuungsteams. Die Zusammensetzung der Betreuungsteams variiert je nach Situation. Grundsätzlich ist es aber das Ziel, dass alle Teammitglieder im oberen Drittel ihrer Qualifikation arbeiten können. Die Teams tragen die Verantwortung für acht bis zwölf Patienten. Die Zuständigkeiten werden so eingeteilt, dass die Kontinuität in der Betreuung sichergestellt ist. Die Teams arbeiten autonom und patientennah.

Sie koordinieren sich an definierten Stützpunkten (Flow Station). Die Flow Stations sind Ort der Information und Treffpunkt der Betreuungsteams für den stündlichen Austausch (stündlicher Flow). An den Flow Stations wird die Auslastung signalisiert und bei Bedarf Unterstützung angefordert. Der Informationsfluss wird ebenfalls über die Flow Stations gesteuert. Fragen an das Betreuungsteam können am stündlichen Flow beantwortet werden. Es ist nicht nötig, die Mitarbeitenden in den Patientenzimmern zu suchen und bei der Arbeit mit den Patienten zu stören.

Auf einer Lean-Bettenstation finden nicht nur alle wertschöpfenden, sondern auch möglichst alle wertunterstützenden Prozesse bei den Patienten statt. Dokumentiert wird im Patientenzimmer – ob während der Visite oder auf der stündlichen Runde. Die Patienten sind Partner im Behandlungsprozess. Sie werden in alle Entscheidungen einbezogen. Deshalb finden Schichtübergaben am Patientenbett und unter Einbezug der Patienten statt. Eintrittsgespräche werden von allen Berufsgruppen gemeinsam durchgeführt. Das fördert die Qualität. Patienten müssen nicht mehrmals die gleichen Fragen beantworten. Die Kommunikation mit Angehörigen und Patienten erfolgt transparent. Informationen aus dem Gespräch mit den Patienten werden auf Patientenboards festgehalten.

Die Weiterentwicklung des Teams: Kultur

Nicht direkt zu beobachten, aber spürbar ist die Entwicklung eines Teams, das sich auf die Reise zu einer Lean-Bettenstation begeben hat. Die Einstellung und das Ziel „Der Patient kommt immer zuerst" wird täglich gelebt. Neue Ideen und Verbesserungen werden daraufhin überprüft, ob sie diesem Ziel förderlich sind. Grundsätzlich sind die Teams auf Lean-Bettenstationen offen gegenüber Veränderungen. Die Kommunikation ist transparent. Es herrscht eine offene Feedbackkultur. Fehler werden nicht unter den Teppich gekehrt, sondern als Grundlage für Verbesserungen betrachtet. Die Kulturveränderung manifestiert sich am deutlichsten am täglichen Huddle. Unter Einbezug aller Berufsgruppen werden Risiken angesprochen und tägliche Ziele definiert. Alle Beteiligten werden in den Prozess miteinbezogen. Teams auf Lean-Bettenstationen haben ein spezielles Augenmerk auf die Patientensicherheit. Diese wird zum Beispiel mithilfe vom Safety Cross visualisiert. Diese Überprüfungen sind keine Rechenschaftsberichte. Es ist nicht das Ziel, bei Fehlern Schuldige auszumachen, sondern konsequent aus den Fehlern zu lernen. Teams, die mit diesem Instrument arbeiten, stellen fest, dass ihre Aufmerksamkeit bezüglich kritischer Patientensituationen steigt und man öfter und früher Gegenmassnahmen ergreift.

> **Die Anatomie des Fehlers: Das Schweizer-Käse-Modell**
>
> Wie entstehen Schädigungen von Patienten als Folge von Fehlern? Fast immer spielt dabei die unglückliche Überschneidung von Systemfehlern (latentes Versagen) und Fehlern von Personen (aktives Versagen) eine zentrale Rolle.
>
> Bildhaft lässt sich das mit dem Schweizer-Käse-Modell darstellen: Verschiedene Instanzen schützen das System täglich vor Risiken. Jede Instanz hat aber auch „Löcher", das heisst aufgrund von systemischen oder menschlichen Fehlern wird ein Teil der Risiken nicht erkannt beziehungsweise nicht behoben und wird an die nächste Instanz weitergegeben. Dort wird das Risiko im Normalfall erkannt. Reihen sich jedoch die Lücken im System und menschliche Fehler derart unglücklich aneinander und keine Instanz erkennt das Risiko beziehungsweise den Fehler, kommt es zur Schädigung des Patienten.[14]

---

14 Reason J (2000) Human error: models and management. Western Journal of Medicine 172(6), 393

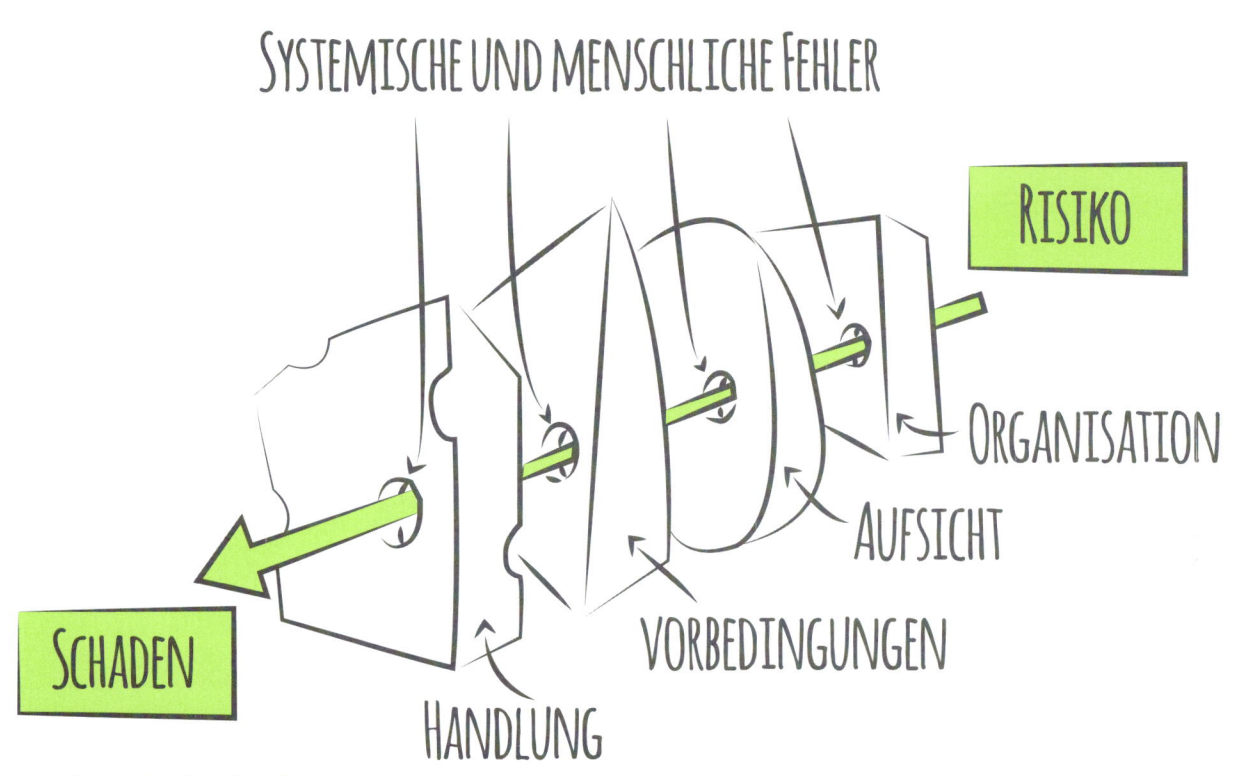

Abb. 36 Schweizer-Käse-Modell

Ein Beispiel für eine solche Schädigung ist folgender Fall: Bei der Patientenaufnahme verzichtet ein Mitarbeiter der Patientenadministration darauf, vom Patienten ein Ausweisdokument zu verlangen. Es warten bereits viele Patienten, und er will jetzt die Sache nicht komplizierter machen. Er hört vom Patienten den Namen und ordnet ihn einem bestehenden Patientenprofil zu. Das Alter stimmt ungefähr, das Geschlecht natürlich auch. Er fragt noch schnell, ob die Telefonnummer stimmt, und der Patient nickt. Zwei Tage später wird dem Patienten eine Blutprobe abgenommen. Aufgrund des Laborergebnisses und der Vorgeschichte wird die Anästhesiemethode festgelegt. Die Ärzte ahnen nicht, dass es bereits bei der Aufnahme zu einer Patientenverwechslung kam. Aufgrund einer allergischen Reaktion muss der Patient in die Intensivstation gebracht werden. Die Untersuchung des Falls bringt zu Tage, dass verschiedene Instanzen nicht nach Standard gearbeitet haben: die Patientenadministration, die Bezugspflege, der Stationsarzt und der Anästhesist. Weil die Intensivstation nicht über den Fehler informiert wird, reagiert diese nicht angemessen. Der Patient stirbt.

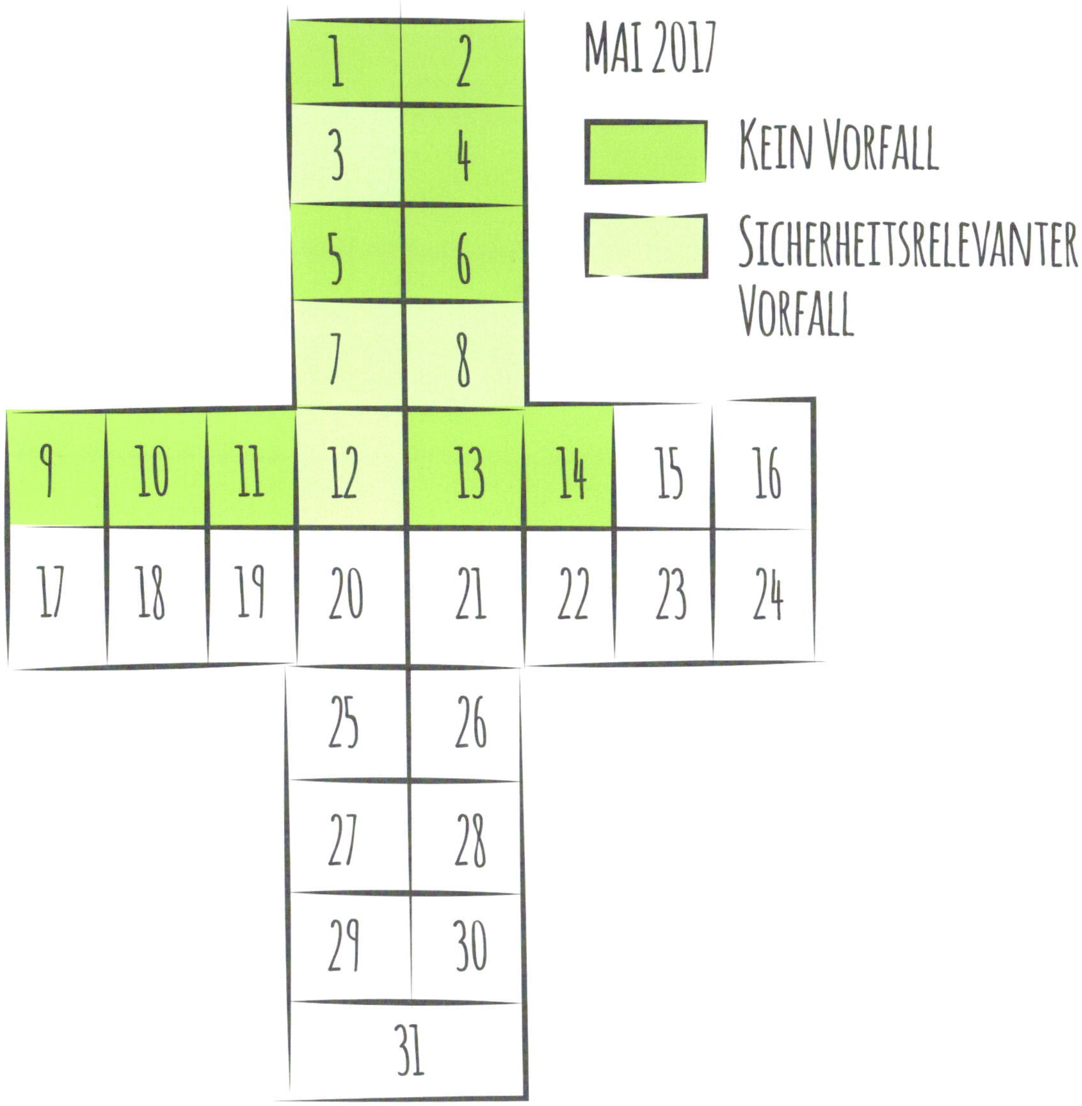

Das System ist mehr als die Summe seiner Komponenten

5

MAI 2017

Kein Vorfall

Sicherheitsrelevanter Vorfall

Abb. 37 Safety Cross

Das Zusammenspiel aller Berufsgruppen ist zentral. Eine Lean-Bettenstation nutzt verschiedene Ansätze, um dieses Zusammenspiel zu optimieren:

1. Das Zusammenspiel ist anhand einer standardisierten Tagesplanung synchronisiert. Die Fixpunkte im Tagesablauf und der individuelle Spielraum sind definiert. Der interprofessionelle Austausch geschieht in strukturierten Gefässen, die in den Tagesablauf eingebettet sind. Ausgangspunkt ist der Fluss der Information.
2. Viele Informationen sind visualisiert, damit sich die Mitglieder des Betreuungsteams besser orientieren können. Die Abläufe aller Berufsgruppen sind transparent und optimal aufeinander abgestimmt.
3. Die Einhaltung von Standards wird nach einem festgelegten Plan überprüft. Die Verbindlichkeit der Abmachungen ist deshalb hoch. Man kann sich aufeinander verlassen.
4. Jeder Patient hat einen Behandlungsplan. Dieser Plan ist die Grundlage für die Tagesplanung. Risiken werden täglich am Huddle überprüft.

Die Rollen und Aufgaben sind auf der Station neu verteilt. Alle Mitarbeitenden sollen nach Möglichkeit im oberen Drittel ihrer Qualifikation arbeiten können. Die Rollen sind gemäss dem Konzept der „Lines of Defense" definiert. Das heisst, dass die Zeit beim Patienten von äusseren Einflüssen geschützt werden muss. Alles, was nicht dringend ist, wird zurückgestellt. Das ist meist mehr, als man denkt. Schutzlinien können technischer Natur sein. Was sofort auffällt: Es kommt zu weniger Unterbrechungen. Die stündlichen Runden oder die Visite sollen zum Beispiel nicht durch Telefonate unterbrochen werden.

Verantwortungsübernahme aller Mitarbeitenden: Problemlösungskompetenz

Die Förderung der Problemlösungskompetenz ist eines der Ziele einer Lean-Bettenstation. Probleme werden dort gelöst, wo sie entstehen. Der Problemlösungsprozess ist strukturiert und standardisiert. Die kontinuierliche Weiterentwicklung der Problemlösekompetenz wird durch Kaizen sichergestellt. Regelmässig werden Verbesserungsideen aufgegriffen und umgesetzt. Das Team wird aktiviert, um neue Ansätze schnell zu testen und in den Alltag zu integrieren. Für komplexe Fragestellungen, die nicht innerhalb weniger Tage gelöst werden können, kommt die A3-Methodik zum Einsatz. Mithilfe von Problemlösungs-A3 werden Probleme standardisiert gelöst. Die standardisierte Art und Weise der Problemlösung ermöglicht es allen Teammitgliedern, einen Beitrag zu leisten. Die Aufgabe der Führungspersonen ist es nicht, die Probleme für ihre Mitarbeitenden zu lösen, sondern sie im Lösungsprozess zu unterstützen und ihnen basierend auf der A3-Methodik Feedback zu geben.

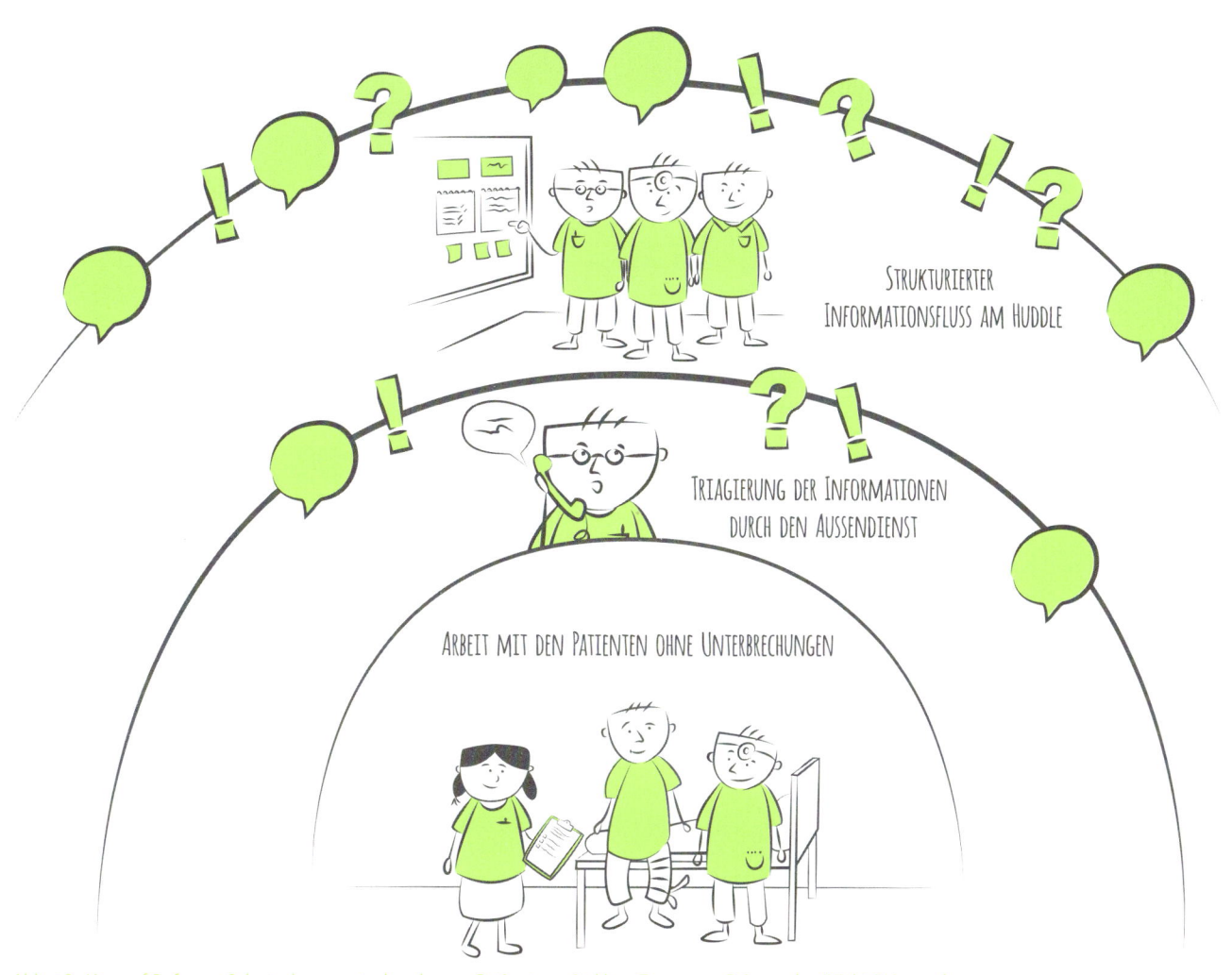

Das System ist mehr als die Summe seiner Komponenten

Abb. 38 Lines of Defense: Schutz der ununterbrochenen Patientenzeit, klare Trennung: Dringendes/Nicht-Dringendes

Patienten werden im Rahmen ihrer Möglichkeiten in den Problemlösungsprozess miteinbezogen. Ihre Ideen und Verbesserungsvorschläge werden täglich aufgenommen. Durch die tägliche Patientenbefragung werden Anliegen und Probleme von Patienten antizipiert und aktiv angegangen. Unzufriedenheit wird direkt während des Krankenhausaufenthaltes entdeckt und behoben. Negative Rückmeldungen von Patienten nach dem Aufenthalt gehen zurück.

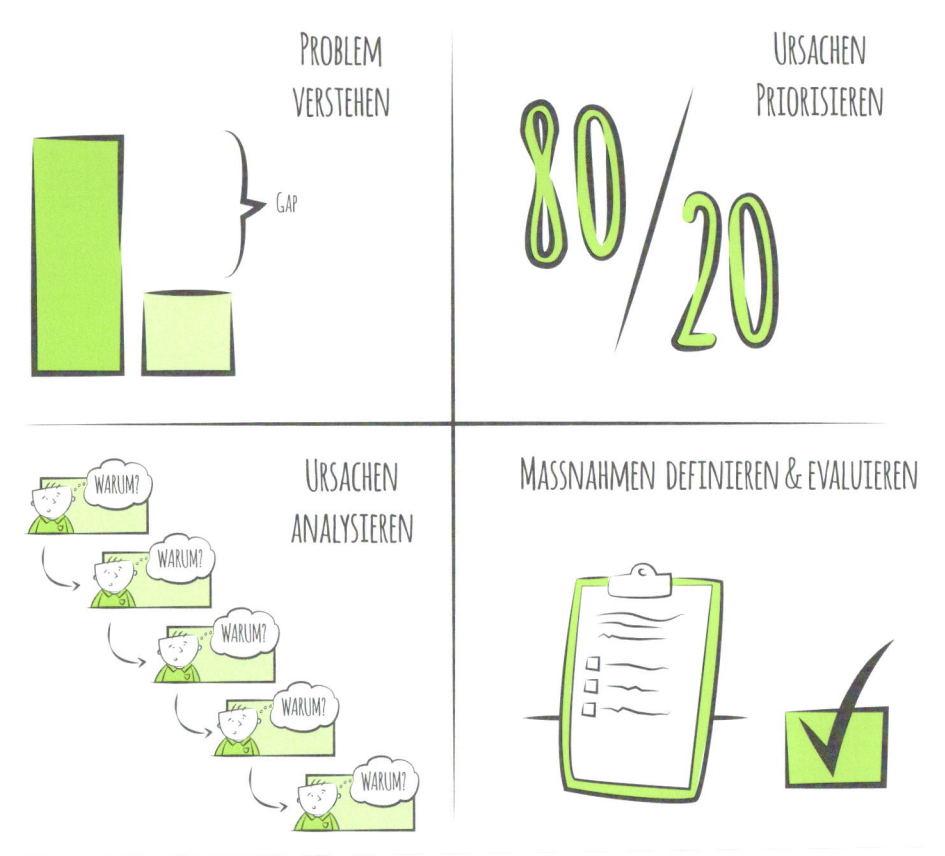

Abb. 39 Problemlösungs-A3

Der Alltag auf einer Lean-Bettenstation

Was bedeutet das konkret für den Alltag auf einer Lean-Bettenstation?

Welche Auswirkungen haben das System und die Komponenten für die Patienten?

Was offensichtlich ist: Alle Leistungen kommen zu den Patienten. Der Patient wird in seinen Behandlungsprozess als Partner miteinbezogen. Es wird nicht über, sondern mit den Patienten gesprochen – beispielsweise während Schichtübergaben oder der Visite. Die Kommunikation mit den Patienten ist gemäss den 7P/4P strukturiert, zielgerichtet und professionell. Sie hängt nicht von den individuellen Kompetenzen

Der Alltag auf einer Lean-Bettenstation

der Pflegenden ab. Für den Patienten relevante Informationen werden auf dem Patientenboard visualisiert. Leistungen werden mithilfe des Pflegewagens direkt vor Ort und ohne Unterbrechung vorgenommen. Die Patienten erhalten jene Leistungen, die sie jetzt benötigen. Die Betreuung der Patienten ist aktiv. Individuelle Bedürfnisse werden im Rahmen der stündlichen Runden regelmässig abgefragt. Die Glocke muss nur selten betätigt werden. Durch die tägliche Patientenbefragung wird standardisiert Feedback eingeholt und die Betreuung an die individuellen Bedürfnisse der Patienten angepasst.

Welche Auswirkungen haben das System und die Komponenten für die Mitarbeitenden?

Die Mitarbeitenden betreuen einen Patienten nach dem anderen. Auf der stündlichen Runde wird das Prinzip der Soforterledigung umgesetzt. Die Dokumentation und Leistungserfassung wird direkt bei den Patienten abgeschlossen. Dies setzt eine vorausschauende, aktive Arbeitsweise voraus. In den stündlichen Flows planen die Betreuungsteams ihre Aufgaben für die nächste Stunde. Bei Überlastungen kann über die Flow Station Hilfe angefordert werden. Materialbestellungen wie zum Beispiel Pflegesets werden ebenfalls über die Flow Station oder über das IT-System ausgelöst. Die Zuständigkeiten für die Patienten sind über die Zoneneinteilung klar definiert. Die Patienten werden im Team betreut. Die Teams sind dezentral organisiert. Sie arbeiten autonom, ruhig und konzentriert in ihren Zonen. Die Arbeit findet zum grössten Teil bei den Patienten statt. Es gibt wenige Unterbrüche. Schichtübergaben finden am Patientenbett statt.

Welche Auswirkungen haben das System und die Komponenten für das gesamte Team?

Die Zusammenarbeit aller Berufsgruppen auf der Station basiert auf Standards. Die Teamleistung wird täglich während des Huddle basierend auf Kennzahlen überprüft. Abweichungen vom Standard und ungeplante Aktivitäten werden besprochen und direkt Gegenmassnahmen eingeleitet. Die Aufgaben und Rollen innerhalb und zwischen den Berufsgruppen sind im standardisierten Tagesplan geregelt. Eintrittsgespräche werden durch das Behandlungsteam durchgeführt. Das Geschehen auf der Station ist für alle transparent.

Patientenfortschritte werden täglich am Austrittsboard überprüft. Die Auslastung und Verantwortlichkeiten der Mitarbeitenden sind einfach ersichtlich. Visualisierungen wie das Safety Cross machen es einfach, sich über das Geschehen auf der Station zu informieren.

Die Arbeitsbelastung ist unter den Behandlungsteams ausgeglichen. Sie wird stündlich überprüft.

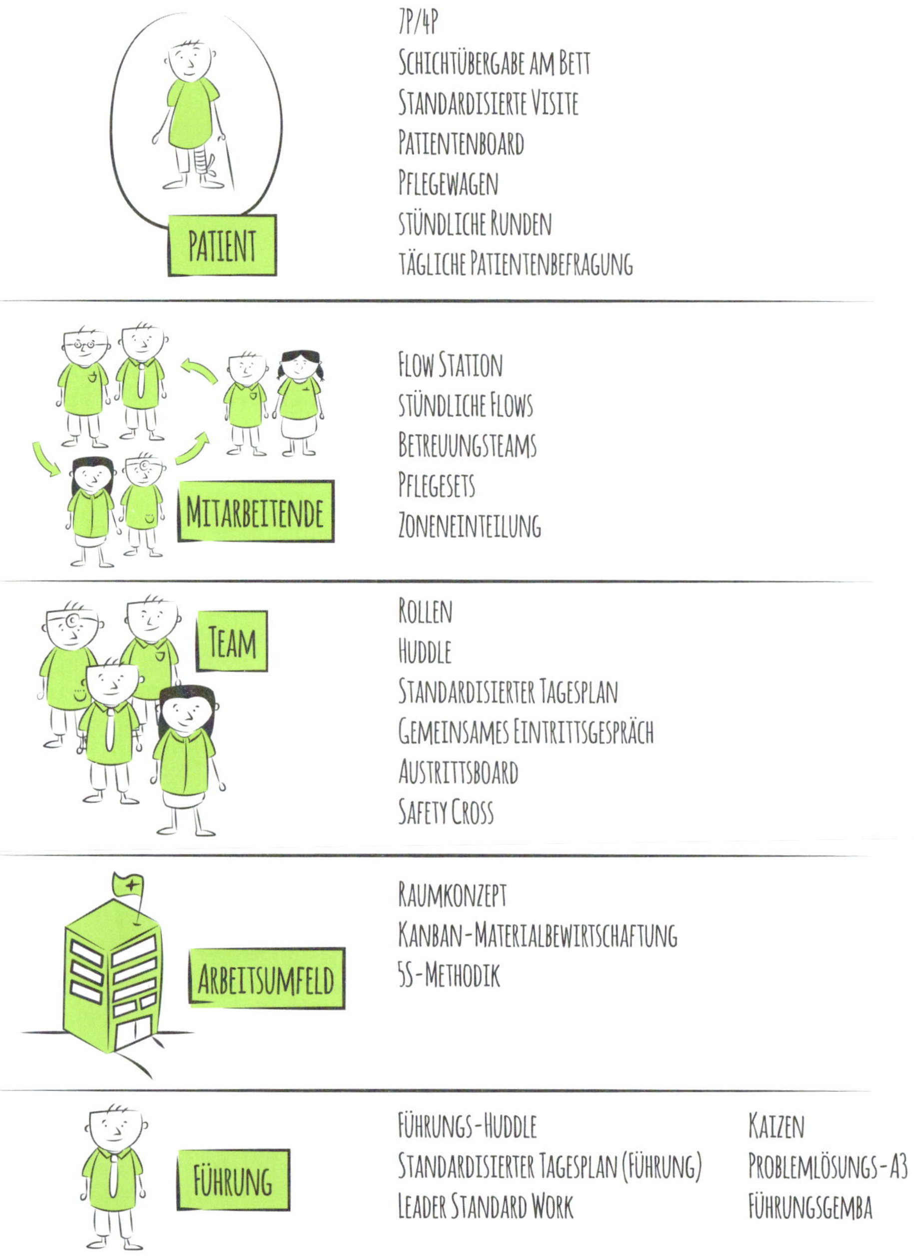

5 Die Komponenten des Systems Lean-Bettenstation

PATIENT
- 7P/4P
- Schichtübergabe am Bett
- Standardisierte Visite
- Patientenboard
- Pflegewagen
- stündliche Runden
- tägliche Patientenbefragung

MITARBEITENDE
- Flow Station
- stündliche Flows
- Betreuungsteams
- Pflegesets
- Zoneneinteilung

TEAM
- Rollen
- Huddle
- Standardisierter Tagesplan
- Gemeinsames Eintrittsgespräch
- Austrittsboard
- Safety Cross

ARBEITSUMFELD
- Raumkonzept
- Kanban-Materialbewirtschaftung
- 5S-Methodik

FÜHRUNG
- Führungs-Huddle
- Standardisierter Tagesplan (Führung)
- Leader Standard Work
- Kaizen
- Problemlösungs-A3
- Führungsgemba

Abb. 40 Übersicht der Komponenten einer Lean-Bettenstation

Der Alltag auf einer Lean-Bettenstation

Welche Auswirkungen haben das System und die Komponenten auf das Arbeitsumfeld?

Die Mitarbeitenden arbeiten im oberen Drittel ihrer Qualifikation. Das Team wird durch eine optimale Infrastruktur in der täglichen Arbeit entlastet. Das Raumkonzept wird so ausgerichtet, dass Verschwendungen minimiert werden. Die Materialbewirtschaftung ist standardisiert und gemäss dem Kanban-Prinzip organisiert.

Die Ordnung auf der Station ist intuitiv gestaltet. Sie folgt der 5S-Methodik.

Welche Auswirkungen haben das System und die Komponenten für die Führung?

Die Führung erfolgt transparent und tagesaktuell. Am täglichen Huddle wird das Tagesgeschäft aufgrund von Kennzahlen gesteuert und Feedback gegeben. Die Leistung und der Beitrag der Station zu den übergreifenden Zielen des Krankenhauses werden am Führungs-Huddle evaluiert. Coaching und Problemlösung vor Ort sind im standardisierten Kalender der Führung integriert. Die Führungsarbeit wird durch standardisierte Checklisten (Leader Standard Work) vereinfacht. Gemeinsam mit der nächsthöheren Führungsstufe werden wöchentlich Führungsgembas durchgeführt und Kennzahlen vor Ort überprüft.

Die Führungspersonen lösen Probleme nicht primär selbst, sondern trainieren ihre Mitarbeitenden, damit diese ihre Probleme selbst lösen können. Der Problemlösungsprozess ist standardisiert. Die Hilfsmittel dafür sind Kaizen und Problemlösungs-A3.

Weiterführende Literatur

Jackson TL (2013) Mapping Clinical Value Streams. CRC Press Boca Raton, Florida USA

6   Der Weg zum Ziel

Die Realisierung einer Lean-Bettenstation stellt ein umfassendes und anspruchsvolles Transformationsvorhaben dar. Mit der ersten Bettenstation, die ein Krankenhaus mittels Lean-Taktiken konsequent auf den Patienten ausrichtet, wird eine Modellzelle geschaffen. Sie erbringt für Patienten und Mitarbeitende den eindeutigen Beweis, dass anders auch besser bedeutet. Die Modellzelle ist ein Meilenstein auf der Reise zum Lean Hospital und ein Schlüssel für die Veränderung.

Melanie Aebischer, Stationsleiterin am Standort Liestal, Kantonsspital Baselland: „Der Unterschied zwischen der Arbeitsweise vor und nach dem Projekt – das sind Welten."

Beweisen, dass anders auch besser ist

Die Lean-Philosophie zu verfolgen und als Organisation zu leben, bedingt eine grundlegende Veränderung der Unternehmenskultur. Die Reise zum Lean Hospital anzutreten, bedeutet für ein Krankenhaus, sich auf ein langfristiges Unterfangen einzulassen. Es ist die Arbeit einer Generation und deshalb ist ein Grundsatzentscheid zu fällen. Die Vision Lean Hospital von CEO und Krankenhausmanagement ist der Start. Was folgt, ist die Frage nach dem ersten Schritt. Wo und wie beginnen? Homöopathische Dosen der Veränderung verpuffen unter der Last des Alltagsgeschäfts. Sie schaffen kein

Momentum. Die knappen Ressourcen für Schulungen der Lean-Methoden im ganzen Krankenhaus nach dem Giesskannen-Prinzip einzusetzen, erzielt keinen nachhaltigen Nutzen. Kaizen und Wertstromentwicklung zu betreiben, sind stete kleine Fortschritte. Doch reichen sie aus, um die richtigen Signale ins Unternehmen zu senden?

Wirksamer ist es, die Leistungsfähigkeit von Lean Hospital erlebbar zu machen und damit die Reise zu starten. Die Lean-Bettenstation als Modellzelle zu nutzen, ist ein erfolgversprechender Ansatz. Es ist ein Anschauungsbeispiel, das den Beweis erbringt, dass Lean Hospital im eigenen Krankenhaus hält, was es verspricht. Die Realisierung einer Modellzelle heisst, ein Teilsystem des Krankenhauses, im vorliegenden Buch die Bettenstation, einer radikalen Veränderung zu unterziehen und es gemeinsam mit dem Team vor Ort nach Lean-Prinzipien auf den Patienten auszurichten. Die Modellzelle eignet sich als abgrenzbarer Bereich, weil die Risiken kontrollierbar sind. Innerhalb dieses Handlungsfelds ist es jedoch das Ziel, mit aller Konsequenz die Lean-Taktiken zu übersetzen und das System radikal auf den Patienten auszurichten. Oder wie es John Toussaint, einer der Lean-Hospital-Pioniere in den USA, beschreibt: „Ein paar Zentimeter in die Breite, aber einen Kilometer in die Tiefe".[15]

Die Modellzelle ist ein Pilotprojekt, mit dem man im Krankenhaus beispielhaft Innovation betreibt. Es ist eine Gelegenheit, die Führung wirksamer zu gestalten und die Problemlösefähigkeit der am Projekt beteiligten Personen zu erhöhen. Das Projekt zur Realisierung einer Modellzelle weist experimentellen Charakter auf. Man arbeitet mit Entwürfen (Prototypen) und hält den Kreislauf von Beobachten, Testen, Lernen und Verbessern am Laufen. Dadurch entstehen in kurzer Zeit Lösungen, die funktionieren. Indem viele Berufsgruppen und Disziplinen in die Arbeiten integriert werden, stellt man sicher, dass grundlegende Innovationen möglich werden. Aus der Zusammenarbeit ergeben sich viele und spannende Lösungen. Es werden neue Standards entwickelt, wie man künftig Patienten behandeln will. Wichtig ist, dass diese Arbeitsweise auch nach Projektabschluss beibehalten wird. Auf den grossen Sprung – die Modellzelle – folgt die kontinuierliche Verbesserung.

Typischerweise ist das Lean-Denken und die Problemlösungskompetenz des Teams nach Projektabschluss stark verankert. Ein Projekt ist jedoch erst der Start der Reise. Dies ist die Voraussetzung, dass die Modellzelle fest etabliert und nachhaltig weiterentwickelt werden kann. Die Modellzelle hat im Krankenhaus eine hohe Sichtbarkeit. Die Entwicklung des Projekts wird von Befürworten wie auch von Lean-Kritikern genauestens verfolgt. Der Erfolgsdruck ist hoch, schliesslich wird die Modellzelle zum hauseigenen Referenzbeispiel und zum Nachweis, was Lean Hospital leisten kann.

---

15 Toussaint J, Womack J (2015) Management on the Mend: The Healthcare Executive Guide to System Transformation. ThedaCare Center for Healthcare Value Appleton

Beweisen, dass anders auch besser ist

Nebst der Realisierung der Modellzelle ist auf der Reise zum Lean Hospital das unternehmensweite Managementsystem nach *Lean* auszurichten. Die Wirkung einer Modellzelle und der Rollout auf weitere Bereiche des Krankenhauses entfalten sich maximal, wenn auch das Managementsystem nach Lean-Prinzipien funktioniert. Die Kultur der kontinuierlichen Verbesserung erhält so das richtige Fundament. Wichtig für die weitere Transformation zum Lean Hospital ist die Verknüpfung der Strategie mit dem Führungs- und Leistungssystem. Die Durchgängigkeit der Wertströme (Leistungssystem) wie auch der Problemlösung und Entscheidungsfindung (Führungssystem) machen das Lean Hospital aus. Ein weiterer Meilenstein ist die bauliche Umsetzung der Lean-Prinzipien und neu entwickelten Arbeitsweisen.

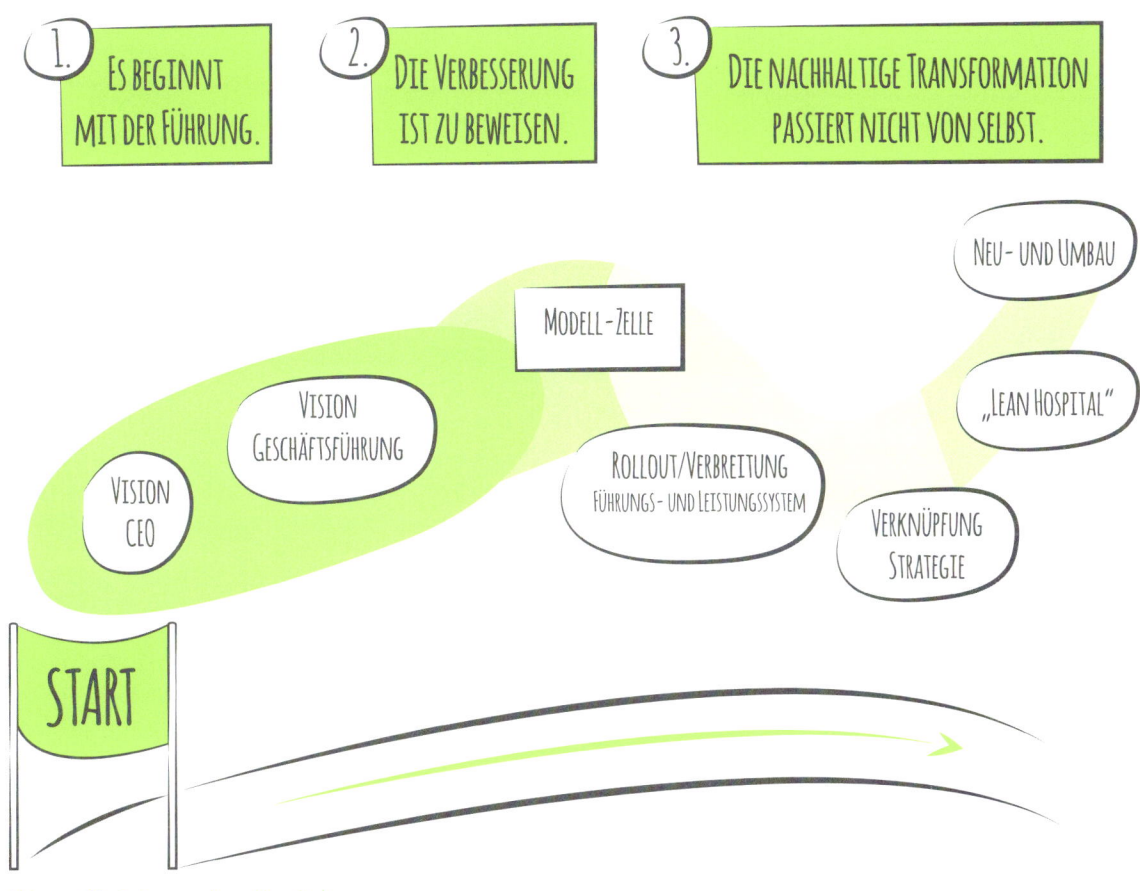

1. Es beginnt mit der Führung.
2. Die Verbesserung ist zu beweisen.
3. Die nachhaltige Transformation passiert nicht von selbst.

Abb. 41 Die Reise zum Lean Hospital

6 Der Weg zum Ziel

Phasen der Transformation zur Modellzelle

Die Realisierung des ersten wichtigen Meilensteins auf der Reise zum Lean Hospital – der Modellzelle – erfolgt im Idealfall in sieben Phasen:

Phase 1 – Voraussetzungen für die Veränderung sorgfältig beurteilen

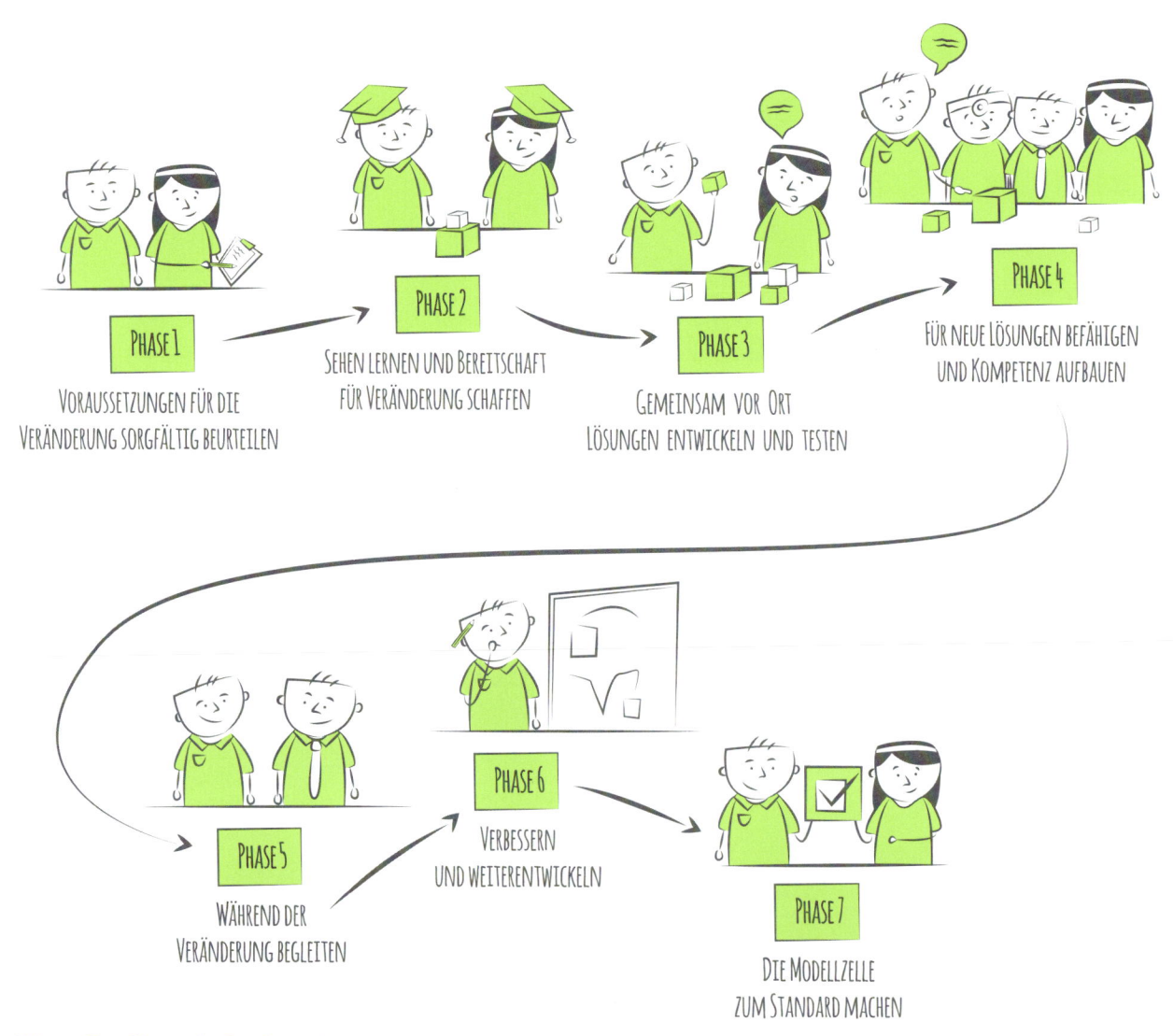

Phase 2 – Sehen lernen und Bereitschaft für Veränderung schaffen

Phase 3 – Gemeinsam vor Ort Lösungen entwickeln und testen

Phase 4 – Für neue Lösungen befähigen und Kompetenz aufbauen

Phase 5 – Während der Veränderung begleiten

Phase 6 – Verbessern und weiterentwickeln

Phase 7 – Die Modellzelle zum Standard machen

Abb. 42 Die 7 Phasen der Transformation

Phasen der Transformation zur Modellzelle

Phase 1: Voraussetzungen für die Veränderung sorgfältig beurteilen

Welcher Bereich ist als Modellzelle geeignet? Wo soll *Lean* pilotiert werden? In welchem Team befinden sich Pioniere? Die Auswahl der richtigen Modellzelle ist anspruchsvoll. Es lohnt sich zu prüfen, in welchem Bereich und mit welchem Team die besten Voraussetzungen und Rahmenbedingungen für das Pilotprojekt bestehen. Damit können Risiken minimiert und die Wirkung der Systemveränderung maximiert werden.

Nemawashi – den Boden für die Veränderung vorbereiten.

Eine Veränderung wie beispielsweise eine Lean-Transformation ist nie eine völlige Abkehr von dem, was heute Erfolg verspricht, und von dem, was heute gut läuft. *Lean* ist eine Denkweise, die den Kompetenzen und den Bemühungen der Mitarbeitenden Respekt zollt: Es wird davon ausgegangen, dass alle ihr Bestes geben. Trotzdem machen es die Umstände schwierig, intuitiv das Richtige zu tun.

„Nemawashi" kommt aus dem Japanischen und bedeutet wörtlich übersetzt „um die Wurzeln herum gehen". Dahinter steht die Idee, dass wer einen Baum umpflanzen möchte, zuerst dessen Wurzeln freilegen muss. Ansonsten riskiert man, den Baum ohne Wurzeln und damit ohne Verankerung aus dem Boden zu reissen. Gleichermassen lohnt es sich zu Beginn eines Projektes, ein Verständnis dafür aufzubauen, wie die jetzige Situation aussieht.

> *Dolores Preiß, Stationsleiterin, Klinikum Ansbach: „Zu Beginn gab es viele Aha-Erlebnisse. Durch die Ursachenanalyse vor Ort wurde mir erst wirklich bewusst, wie schwierig die Rahmenbedingungen für unser Team sind."*

Anhand von Leitfragen wird das Entwicklungspotenzial sowie die Lean-Maturität einer Leistungseinheit des Krankenhauses wie dem Team einer Bettenstation beurteilt. Die Leitfragen sind in drei Dimensionen strukturiert.

- **Kultur & Zusammenarbeit:**
  Wie stark ist das Team heute bereits auf den Patienten ausgerichtet? Arbeiten wir heute als Team im Dienste des Patienten, oder steht die Sicht der einzelnen Berufsgruppen im Vordergrund? Wie oft sprechen wir über den Bedarf des Patienten und wie oft binden wir den Patienten direkt ins Gespräch ein? Lernen wir vom Patienten und voneinander oder bleiben gute Ideen unerkannt? Werden Fehler als Verbesserungspotenziale wahrgenommen und angegangen, oder wird das als lästige Ablenkung vom Tagesgeschäft empfunden?

- **Führung & Motivation:**
  Wie ist die Führungsdienstleistung strukturiert und wie entfaltet sie Wirkung im Alltag? Wie intensiv werden Führungsroutinen gelebt? Inwiefern entspricht das Führungsverständnis der Führungsphilosophie von Lean Hospital (s. Kap. 4)? Wie nah ist die Führung am Geschehen?
- **Prozesse & Organisation:**
  Wie stabil läuft der Betrieb heute? Wird nach konsens- oder evidenzbasierten Standards gearbeitet? Wie klar sind die Ziele für die Mitarbeitenden? Wie gut ist das Verständnis der Mitarbeitenden, wie sie mit ihrer Arbeit zum Erfolg der Abteilung oder der Gesamtorganisation Krankenhaus beitragen? Wie einfach ist es, sich im laufenden Betrieb zu informieren oder zu orientieren?

Die Beantwortung dieser Fragen hilft, die Risiken im Veränderungsprozess zu identifizieren und den Lean-Reifegrad abzuschätzen. Organisationen unterscheiden sich in ihrer Fähigkeit, Neues zu lernen. „Nemawashi" liefert Anhaltspunkte, in welchen Bereichen eine Verbesserung anzustreben ist. Manchmal zeigt sich, dass die Voraussetzungen für eine weitreichende Veränderung nicht gegeben sind: So zum Beispiel, wenn der Alltag von zu viel Instabilität und Unausgeglichenheit geprägt ist. Wenn jede Berufsgruppe unterschiedliche Motive hegt und fundamentale Routinen der Führungsarbeit inexistent sind. In diesen Fällen lohnt es sich – um bei der Analogie des Umpflanzens zu bleiben – etwas Erde vom Zielort mit dem Wurzelsystem in Berührung zu bringen: zum Beispiel in Form von Trainingseinheiten bezüglich „Patient zuerst" oder die Lösung von Alltagsproblemen mittels der Lean-Methoden.

Phasen der Transformation zur Modellzelle

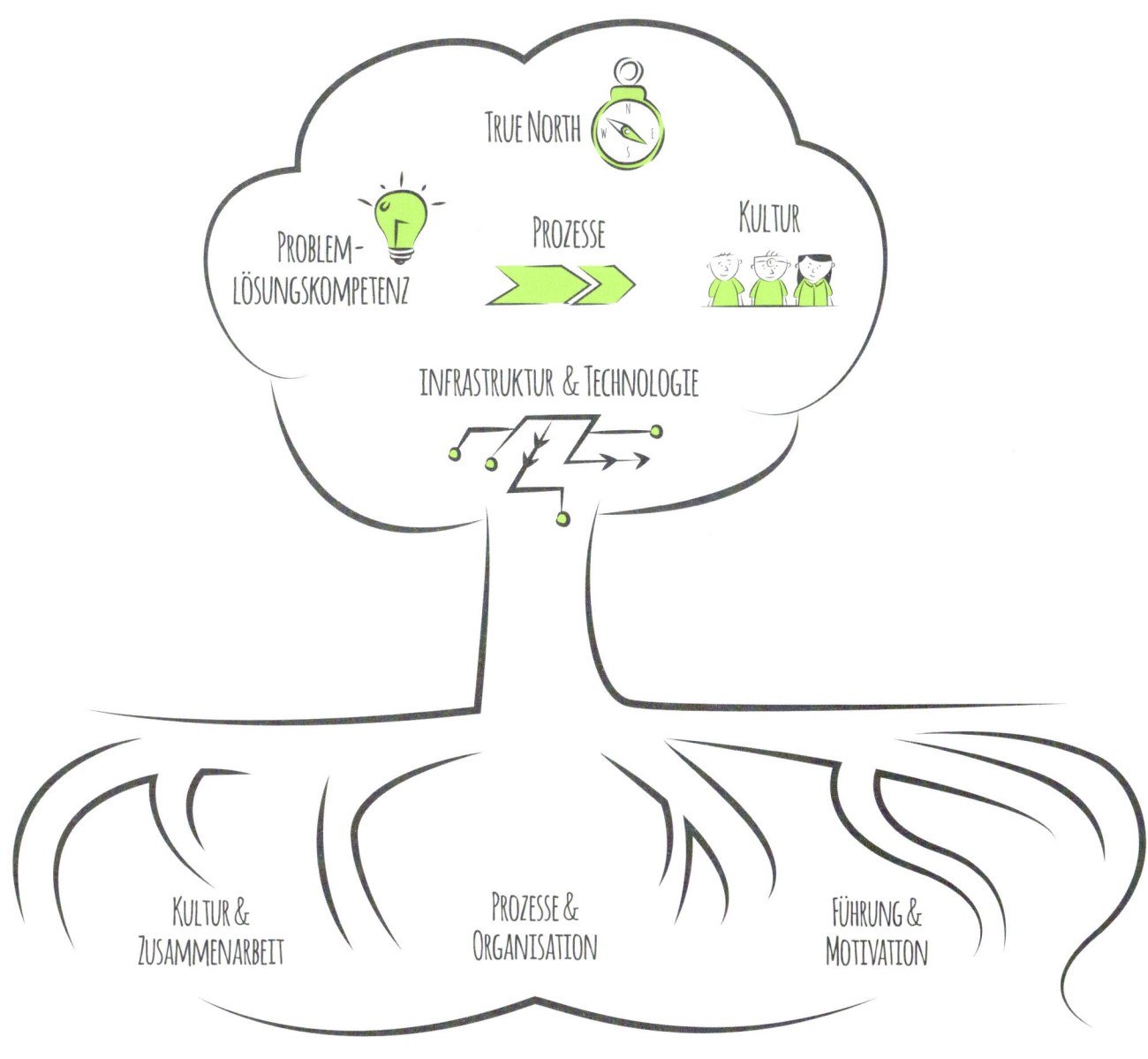

Abb. 43 Nemawashi: um die Wurzeln herum gehen

High Reliability Organization: Sicherheitskultur schaffen (Dr. Margot Tanner, Expertin für Human Factors, ehemals bei SWISS International Air Lines und deren Trainingsorganisation Swiss Aviation Training, heute Lufthansa Aviation Training)

Die Fähigkeit einer Organisation aus Fehlern zu lernen und die Sicherheit und Zuverlässigkeit des Systems zu verbessern, zeigt ein eindrückliches Beispiel aus der Flugindustrie.

Start mit einem Airbus A319 in Sankt Petersburg auf der Piste 10 L. Der Hauptrollweg, der seitlich parallel zur eigentlichen Piste verläuft, ist geschlossen. Deshalb muss direkt auf der drei Kilometer langen, holprigen, spärlich markierten Piste zum offiziellen Startpunkt zurückgerollt werden. Die Start-Berechnungen für diesen Flug beziehen sich auf diesen offiziellen Startpunkt, 100 Meter nach dem Pistenbeginn. Auf der Pistenkarte sind neben dem offiziellen Startpunkt noch weitere vorgelagerte Startpunkte und Pistenkreuzwege eingezeichnet. Die Flugbesatzung steht unter leichtem Zeitdruck. Nach etwa zwei Drittel Pistenlänge, bei einem vorgelagerten Startpunkt, entschliesst sich die Crew zu wenden (ungefähr 1'000 Meter zu früh) und erhält sofort die Startfreigabe. Normales Anrollen für den Start, jedoch hat die Besatzung das Gefühl, dass das Pistenende rascher näher kommt als gewöhnlich. Der Pilot erhöht intuitiv auf maximale Schubkraft. Der anschliessende Steigflug und der restliche Flug zur vorgesehenen Destination waren normal.

Die Flugbesatzung realisiert, dass ihr ein Fehler unterlaufen ist. Sie weiss jedoch noch nicht genau, wo und wie. Nach der Landung und einem ersten Debriefing meldet sich die Flugbesatzung bei der Flugsicherheits-Abteilung. Beim gemeinsamen Aufarbeiten des Vorfalls erkennt die Flugbesatzung, dass sie die Pistensituation falsch eingeschätzt und sich bezüglich der genauen Pistenposition geirrt hat. Sie diskutiert mit den Vertrauenspersonen der Flugsicherheits-Abteilung, welche menschlichen Faktoren (Umgang mit Zeitdruck, Annahmen statt überprüfte Fakten etc.) zu dieser Fehleinschätzung geführt haben, und wie dies zukünftig verhindert werden könnte. Zudem wird beim genauen Betrachten der Pistenkarte die ganz klein in der unteren rechten Ecke eingetragene Bemerkung „Chart not to scale" entdeckt. Die Skalierungsverzerrung der Pistenkarte hat offensichtlich ebenfalls zur Fehleinschätzung beigetragen. Die Zeichnung stimmt zudem nicht mehr mit den in der Datenbank zur Start-Berechnung aktualisierten Eingaben überein.

Die Bearbeitung des Falles hat mehrere Massnahmen zur Folge. Neben der Überarbeitung der Pistenkarte wird auch das Start-Verfahren auf dieser Piste angepasst. Mehrere Doppelchecks werden implementiert, um die Sicherheit trotz Zeitdruck und unter Berücksichtigung der erschwerten Pistenbedingungen zu erhöhen.

Phasen der Transformation zur Modellzelle

Was zeigt dieses Beispiel aus dem Flugalltag? Sicherheit beginnt mit der Achtsamkeit von Mitarbeitenden, indem das Vorhandensein von Unsicherheit überhaupt wahrgenommen wird. Sicherheit ist ein fortwährender Erhaltungsprozess und keine feste Tatsache. Nicht alle Fehler können vermieden werden. Doch entscheidend ist, wie in einer Organisation mit der Möglichkeit von Fehlern umgegangen wird.

Im vorliegenden Beispiel melden achtsame Mitarbeitende (die Flugbesatzung) am „scharfen" Ende der Sicherheit freiwillig sicherheitsrelevante Erlebnisse weiter, und sie werden dabei vom Management unterstützt. Dies bildet das Fundament für eine wirksame Sicherheitskultur. Eine solche ist für eine „High Reliability Organisation" (HRO), wie sie für die Spitalwelt und Fluggesellschaften gilt, unerlässlich. In ihrem Umfeld sind sicherheitskritische Vorfälle aufgrund der Risiken und Komplexität zu erwarten. HROs bewähren sich im sicheren Lenken von solchen Unsicherheiten und dem Verhindern von Katastrophen. Sie entwickeln die Fähigkeit, die Einwirkungen interner und externer Ereignisse erfolgreich auszugleichen (Resilienz). Dabei spielen neben optimierten Prozessen und unterstützender Technik die Menschen mit ihrem sicherheitsbewussten Denken und Handeln die ausschlaggebende Rolle.

Lernen von den Besten

Nach dem Grundsatz „Lernen von den Besten" ist ein Erfahrungsaustausch mit Teams von Bettenstationen sinnvoll, die bereits nach Lean-Prinzipien arbeiten. Das Erleben vor Ort erweitert den eigenen Horizont und unterstützt das Vorstellungsvermögen vom angestrebten Ziel. Doch nicht nur die erreichten Veränderungen sind spannend, sondern auch der Weg zum Ziel. Die Erfahrungen sind mannigfaltig und mit der steigenden Anzahl realisierter Bettenstationen steigt das Wissen und Können, wie der Weg zur Lean Bettenstation funktionieren kann. Es handelt sich in jedem Fall um ein anspruchsvolles Transformationsprojekt. Die Lösungen anderer lassen sich nicht eins zu eins kopieren. Um eine nachhaltige Transformation sicherzustellen, muss sich jedes Team von Neuem in einen Lernprozess begeben und die verschiedenen Phasen der Veränderung durchlaufen.

Vorurteil Nummer 9: „Gute Beispiele von Lean Hospital können einfach kopiert werden."

Wie würden Sie argumentieren?

Auflösung: „*Lean* ist kein starres Rezept, das die Kreativität einengt und einfach umgesetzt werden soll. Es ist eine Sammlung von Prinzipien und Ansätzen, die in jeder Situation vor Ort neu verinnerlicht und umgesetzt werden müssen."

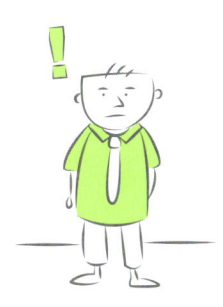

Phase 2: Sehen lernen und Bereitschaft für Veränderung schaffen

Gemba – an den Ort des Geschehens zu gehen – ist ein zentraler Aspekt der Lean-Philosophie. In einem Lean Hospital findet alles am Ort des Geschehens statt: Das Erkennen von Verschwendung, das Testen von Lösungsansätzen, das Verbessern der Wertschöpfung, das Festlegen neuer Standards usw. Am Ort des Geschehens lässt sich beobachten, was tatsächlich geschieht. Es ist auch viel einfacher, Patienten in die Verbesserungsaktivitäten einzubeziehen, wenn dies am Ort des Geschehens passiert. Dies ersetzt Annahmen, die ansonsten im Sitzungszimmer getroffen würden. Am Ort des Geschehens werden die besseren Entscheidungen getroffen. Es geht viel schneller, weil unproduktive Diskussionen entfallen.

Gemba ist eine wirkungsvolle Analyse- und Führungsmethode. Durch Sehen und Beobachten vor Ort erkennt man die wertschöpfenden Aktivitäten, die dem Patienten zugutekommen, genauso wie Verschwendungen. Die Leistungsfähigkeit einer Station wird genauso sichtbar wie Systemmängel. Doch die Wirksamkeit des Gemba entsteht nicht einfach so. Vor Ort Probleme zu erkennen – „Sehen zu lernen" – ist eine ungewohnte Herausforderung. Sich dem Tagesgeschäft zu entziehen und eine Aussenperspektive einzunehmen, fällt oft schwer. Es ist für die Führungspersonen und Mitarbeitenden eine eindrückliche Erfahrung, das eigene Arbeitsumfeld im Rahmen eines Gemba zu erleben. Die Bereitschaft für Veränderung entsteht unmittelbar. Dabei ist Gemba keine einmalig anzuwendende Methode, sondern etwas, das wöchentlich oder gar täglich stattfinden kann. Die tägliche Durchführung in Form eines „Führungsgemba" ist ein Führungsinstrument. Bei einem „Führungsgemba" begeben sich Führungspersonen vor Ort, setzen sich ins Bild über die Geschehnisse und sind in unmittelbarem Austausch mit den Mitarbeitenden. Dabei geht es nicht um Kontrolle oder das Lösen von Problemen für die Mitarbeitenden. Das Coaching der Mitarbeitenden steht im Vordergrund, um ihre Problemlösefähigkeiten zu entwickeln. Mitarbeitende erleben Führung anhand der Führungsgembas ihrer Vorgesetzten viel positiver und unmittelbarer.

Bei der Realisierung einer Modellzelle hat der Gemba unterschiedliche Funktionen. Einerseits schafft er bei den Führungspersonen und Mitarbeitenden die Veränderungsbereitschaft, eine grundlegende Systemveränderung in Angriff zu nehmen. Andererseits ist ein Gemba auch zentral, um die richtigen Handlungsfelder zu erkennen, die Ursachen für Problemstellungen zu identifizieren und erste Ideen für Lösungen zu entwickeln.

Phasen der Transformation zur Modellzelle

Führungsgemba: Standard Work

#	WAS?	WIE?	WARUM?	ZEITBEDARF
1.	Programm bestimmen	- Beobachtungsobjekt definieren - Teilnehmer bestimmen: wer führt? wer unterstützt?	- Ermöglicht effiziente und effektive Beobachtung	5 min
2.	Zahlen analysieren	- 1-2 Schlüsselkennzahlen überprüfen (falls vorhanden) - Sonst überlegen, welche Zahlen aussagekräftig wären	- Quantifizierung der Beobachtung verbessert die Vergleichbarkeit	10 min
3.	Problemlösung / Verbesserung des Prozesses	- Prozess mit Mitarbeitenden vor Ort durchgehen - Nach Problemen fragen: was kann verbessert werden? Wie?	- Gemeinsames Verständnis der Situation schaffen - Fokussierung auf wesentliche Verbesserungen	15 min
4.	Mitarbeiter Anerkennung	- Bestätigen, dass Alltagsprobleme verstanden wurden - Nachfragen: bereits gelöste Probleme und Erfahrungen? Was lief gut und weshalb?	- Perspektive der Mitarbeitenden auf Vergangenheit verstehen - Wertschätzung erhöht Akzeptanz auf Seiten der Mitarbeitenden	5 min
5.	Besprechung Hot Topics	- Was müsste verändert werden? - Wie könnte man das anpacken?	- Denkanstösse und gemeinsame Besprechung erhöhen die Motivation und Befähigung zur Veränderung	15 min
6.	Überprüfung Fortschritt, Definition Aufträge	- Welche Probleme/Themen sind aktuell in Bearbeitung? - Was erschwert die Lösung/Umsetzung? Weshalb?	- Kontinuität der Verbesserungen sicherstellen - Blockierte Prozesse identifizieren und neu lancieren	5 min
7.	Reflexion	- Wie ist der Besuch angekommen? - Was kann verbessert werden?	- Kontinuierliche Verbesserung	5 min

☐ Vor- und Nachbearbeitung   ▨ Am Ort des Geschehens

Abb. 44 Standard Führungsgemba

Eine weitere Option, um Probleme in der täglichen Zusammenarbeit zu entdecken, bietet „Relational Coordination". Diese Methodik ergänzt die Erkenntnisse aus dem Gemba mit einem spezifischen Fokus auf die interprofessionelle und interdisziplinäre Zusammenarbeit.

Beziehungen als Schlüssel für Höchstleistung – „Relational Coordination"

Behandlungsteams in einem Krankenhaus müssen gemeinsam Höchstleistungen erbringen. Um als Team erfolgreich zu sein, ist ein optimales Zusammenspiel erforderlich. Die Professorin Jody Hoffer Gittell von der Brandeis University hat in einer wissenschaftlichen Untersuchung ein Modell und Analyseinstrument zu „Relational Coordination" entwickelt. „Relational Coordination" ist die Art und Weise, wie sich die Beziehungen eines Teams auf dessen Leistung auswirken.

In einer Studie im Gesundheitswesen wies Jody Hoffer Gittell Folgendes nach:

Der Vergleich von Teams der orthopädischen Chirurgie bei Knieoperationen in verschiedenen Krankenhäusern zeigte einen direkten Zusammenhang der sogenannten „Relational Coordination"-Werte mit der Aufenthaltsdauer, der Qualität der Versorgung, der Patientenzufriedenheit und sogar damit, wie gut Patienten gehen konnten und wie viel Schmerz sie sechs Wochen nach der Operation hatten.

„Relational Coordination" beschreibt, wie Gruppen von Individuen, Arbeitsgruppen oder Organisationen ihre voneinander abhängigen Aufgaben gestalten, um effektiv unter Zeitdruck zusammenzuarbeiten und um veränderte Rahmenbedingungen antizipieren zu können. Entscheidend sind die Beziehungen und die Kommunikation, damit die Aufgaben des Teams zu einer gemeinsamen Höchstleistung integriert werden können. Jody Hoffer Gittell hat folgende Erfolgsfaktoren identifiziert, die auch für Lean Hospital gelten:

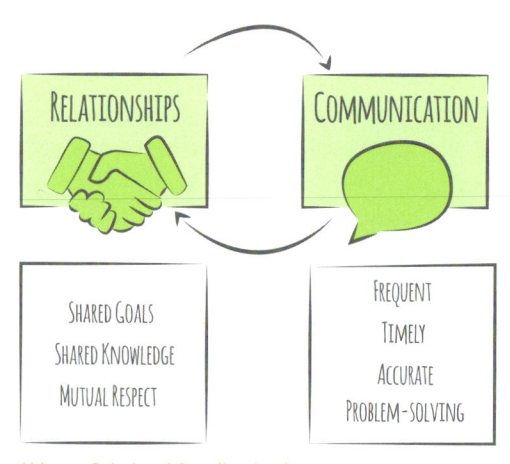

Abb. 45 Relational Coordination[16]

---

16 RC Analytic (2017) Relational Coordination Measures the Strength and Quality of Team Performance URL: http://rcanalytic.com/rctheory/

Relational Coordination verbindet damit die kulturellen Voraussetzungen (zum Beispiel gemeinsame Zielvorstellungen, Respekt und gegenseitiges Lernen) mit den Gütekriterien des tagesaktuellen Managements (häufig, zeitgerecht, präzise und auf die Problemlösung fokussiert). Um die Teamleistung steigern zu können, wurde durch RCRC (Relational Coordination Research Collaborative) ein Fragebogen entwickelt – der „Relational Coordination Survey 2.0", der anhand eines definierten Prozesses die Qualität von Kommunikations- und Beziehungsverhalten untersucht. Anhand verschiedener Messkriterien, aber auch in einer Netzdarstellung wird klar ersichtlich, wie gut die Verständigung zwischen den beteiligten Gesprächspartnern ist. Die Analyse hilft nicht nur, das Kommunikationsverhalten im Team zu verändern, sondern auch den Informationsfluss in einer Organisationseinheit zu überdenken. Hier knüpft auch die Lean-Bettenstation an. Das Teilen und Integrieren von Informationen und die Fähigkeit, Teilleistungen als Kollektiv zusammenzuführen, sind zentrale Themen in der Lösungsentwicklung. Das heisst: Es werden Standards definiert, welche Information wie und zu welchem Zeitpunkt fliesst, genauso wie Standards, wer sich wann mit wem austauscht, um die tägliche Arbeit bestmöglich als Team erfüllen zu können. Die Befragung kann im Vorher-Nachher-Vergleich aufzeigen, wie die Transformation zur Lean-Bettenstation die Leistungsfähigkeit des Teams hinsichtlich der Kommunikation und Beziehung untereinander verbessert hat.[17]

Phase 3: Gemeinsam vor Ort Lösungen entwickeln und testen

In der nächsten Phase der Transformation zur Lean-Bettenstation geht es darum, die richtige Veränderung zu initiieren und die Lösungen richtig auszugestalten. Das Credo ist: Die Systemveränderung erzielt Wirkung. Die Veränderung des Systems entsteht aus einer Kombination von Lösungsansätzen, die auf allen Ebenen ansetzen, ineinandergreifen und erst im Zusammenspiel volle Wirksamkeit entfalten. Das Ganze ist mehr als die Summe der Einzelteile. Für die Ausarbeitung der neuen Arbeitsweisen haben sich folgende sechs Punkte bewährt.

1. Der Fokus aller Veränderungen ist der Patient. Das Ziel ist, mehr Zeit und mehr Nutzen für den Patienten zu kreieren. Der Patient ist daher in allen Phasen der Transformation einzubeziehen. Der Patient ist die wichtigste Informationsquelle beim Gemba. Sein Erleben und sein Empfinden sind beim Testen neu entwickelter Lösungen ausschlaggebend. Das Feedback der Patienten ist beim Trainieren und Umsetzen der neuen Arbeitsweisen der Schlüssel zum Erfolg.

---

17 Gittell JH (2016) Transforming Relationships for High Performance: The Power of Relational Coordination. Stanford University Press

Auch wenn es nach der Systemveränderung darum geht, kontinuierlich besser zu werden, ist der Patient Ideenlieferant Nummer 1. Er kennt seine eigenen Bedürfnisse am besten. Die Bedürfnisse des Patienten stehen an erster Stelle.

2. Die Zusammensetzung des Projektteams umfasst alle Berufsgruppen, die auf einer Bettenstation tätig sind. Vertreten sind sowohl Pflege und Ärzte als auch Therapien, Sozialdienst, Apotheke, Materialversorgung, Hotellerie und Reinigung. Auch die Involvierung der IT und des technischen Dienstes sind aufgrund des Umfangs der Veränderungen zwingend.
3. Die Konfiguration der Komponenten geschieht durch gemeinsames Prototypisieren vor Ort. In Umsetzungsworkshops werden die verschiedenen Lösungen für die Situation vor Ort adaptiert, in Simulationszonen getestet und laufend verbessert.
4. In den Umsetzungsworkshops ist die Anwendungsorientierung hoch. Innovation heisst nicht bloss, Ideen zu haben, sondern diese in greifbare Lösungen zu übersetzen. Dazu dient eine Arbeitsweise mit schnellen Lernschlaufen (Iterationen). Für jede definierte Lösung ist die entsprechende Arbeitsweise in einem „Standard Work" zu beschreiben.
5. Die Moderation und das Coaching sind bei der Erarbeitung der Lösungen zentral. Der Fortschritt und die Taktung einer Vielzahl von Komponenten ist im Auge zu behalten, da viele Abhängigkeiten bestehen. Die erhöhte Verantwortungsübernahme und Problemlösungskompetenz gelten nicht erst mit dem Start der Lean-Bettenstation, sie sind bereits bei der Erarbeitung vom Projektteam gefordert. Alle Beteiligte sind Ambassadoren für die neue Arbeitsweise. Sie müssen Verantwortung für die Realisierung der einzelnen Lösungen übernehmen.
6. Gerät ein Projektteam in den Sitzungsmodus, entstehen immense Risiken im Hinblick auf den „Go live" – den Start der neuen Arbeitsweise. Ab diesem Zeitpunkt werden alle Veränderungen mit einem Schlag in Realität umgesetzt. Dank kontinuierlichem Testen und Simulieren ist sichergestellt, dass die Lösungen funktionieren und die Systemveränderung gelingt. Die Arbeit im Sitzungszimmer ist im Vergleich wenig zielgerichtet, unproduktiv und birgt grosse Risiken für die praktische Umsetzung.

Simulationszone

Simulationszonen sind geeignet, um vielschichtige, komplexe Themen zu bearbeiten. Es geht dabei um mehr als inkrementelle Verbesserung. Im geschützten Umfeld der Simulationszone können auf den ersten Blick verrückt erscheinende Ideen weiterverfolgt werden und zu Durchbrüchen reifen. Simulationszonen sind Entstehungsort grosser

Phasen der Transformation zur Modellzelle

Innovationen und bahnbrechender Lösungen. In der Simulationszone wird diskutiert und prototypisiert. Es herrscht Raum für kreatives Chaos und interprofessionellen Austausch. In ihr entstehen viele Lösungsentwürfe.

Die Infrastruktur einer Simulationszone ist flexibel: Sie bietet einen Raum zur Weiterentwicklung, der mit geringem Aufwand den spezifischen Anforderungen des jeweiligen Projekts angepasst werden kann.

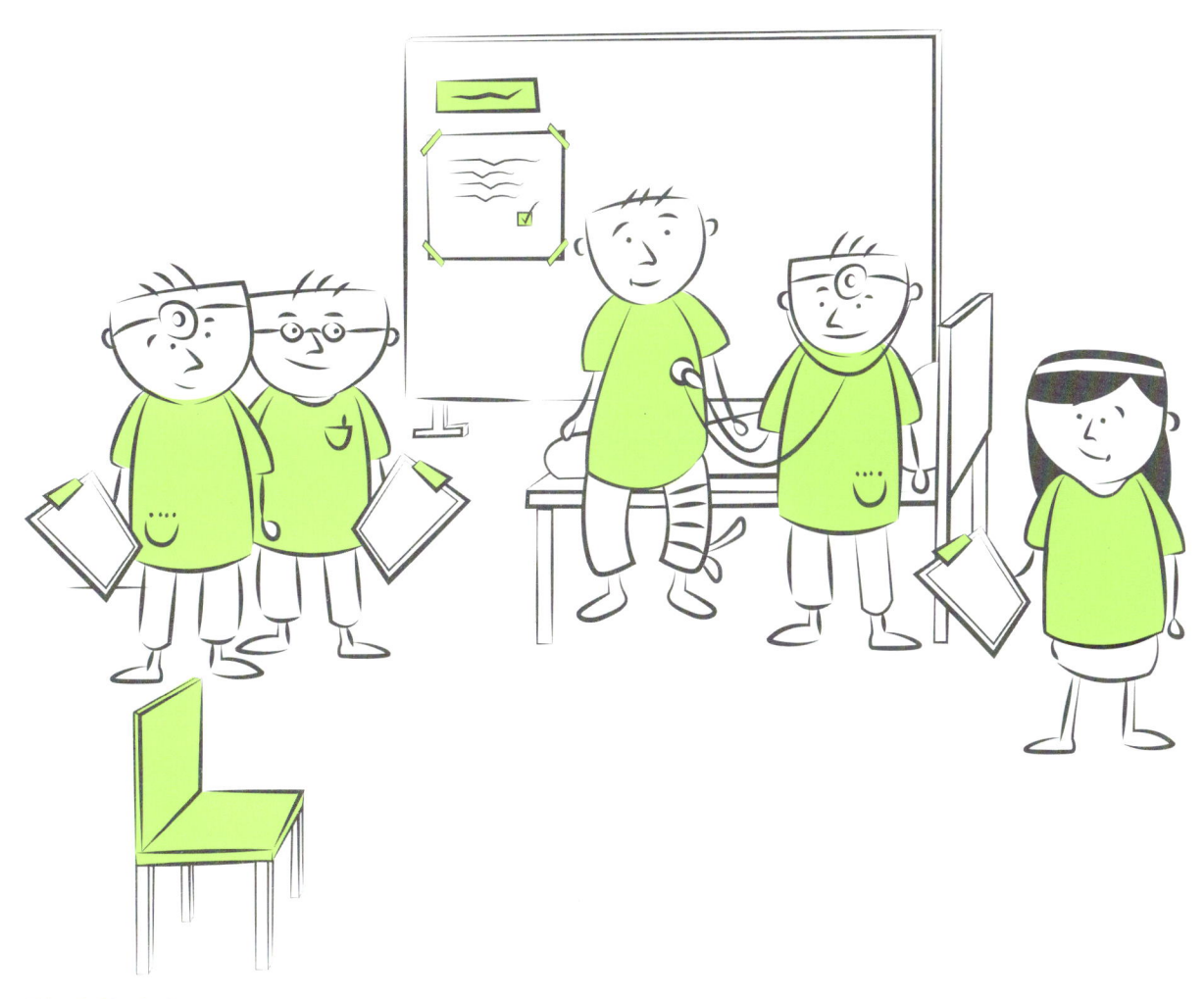

Abb. 46 Simulationszone

Der Widerstand gegen die Veränderung formiert sich spätestens in dieser Phase. Er tritt in unterschiedlicher Form auf. Häufig zeigt er sich bei der Lösungsdiskussion. So etwa wird der Nutzen radikaler Lösungen hinterfragt. Auch die Frage, ob bestimmte Lösungen nicht später umgesetzt werden können, kommt immer wieder auf. Die maximale Wirkung kann nur durch eine Systemveränderung erreicht werden. Dafür braucht es einen Kulturwandel. Eine Veränderung in homöopathischen Dosen reicht nicht aus.

Stephan Schärer, Leiter Pflegedienst Spital Muri: „Die neue Arbeitsweise benötigt einen Kulturwandel. Wenn man einzelne Elemente aufgrund von Widerstand aufgibt, lässt sich dieser nicht erreichen."

Phase 4: Für neue Lösungen befähigen und Kompetenz aufbauen

Das Projektteam baut im Rahmen des Gemba, bei der Besichtigung von „Best Practices" und vor allem auch bei der Adaption von Lösungen auf ihre Situation einen Wissensvorsprung gegenüber dem Team der Station auf. Das betrifft sowohl den Grad der Veränderung als auch das Wissen bezüglich Lean Hospital. Um das gesamte Team auf der Reise zur Lean-Bettenstation mitzunehmen, eignet sich der Ansatz „Train-the-Trainer". Das Projektteam muss in der Lage sein, das übrige Team der Station zu schulen. Die Schulungen erfolgen gemäss diesem Ansatz aber nicht in Form von Präsentationen und Diskussionen. Die praktische Anwendung und Simulation der neuen Arbeitsweisen steht im Vordergrund. Das Drehbuch einer Schulung umfasst zunächst die Frage nach dem Warum. Was ist der Hintergrund einer Veränderung, weshalb ist eine bestimmte Veränderung ausgearbeitet worden? Die Akzeptanz von Veränderungen steigt, wenn deren Sinnhaftigkeit klar ist. Anschliessend beschreibt der Trainer die wichtigsten Elemente der Lösung. Und schliesslich wird vor Ort unter möglichst realen Bedingungen und unter Anwendung der neuen Standards simuliert. Die Mitarbeitenden testen die neuen Arbeitsweisen in mehreren Durchläufen und geben sich gegenseitig Feedback. Die kritischen Fragen der Geschulten stärken das Verständnis des Projektteams, erhöhen die Identifikation mit den Lösungen und führen zu neuen Verbesserungsideen. Zu diesem Zeitpunkt beginnt die Entwicklung des Projektteams zu Ambassadoren für die neue Arbeitsweise.

Standard Work

Ein wichtiges Hilfsmittel bei der Einführung neuer Arbeitsweisen ist das sogenannte „Standard Work". Es ist die detaillierte Anleitung, wie die Tätigkeit künftig ausgeführt wird. Standard Work bildet die Grundlage für erfolgreiche Teammedizin. Standards

Phasen der Transformation zur Modellzelle

vereinfachen Aufgaben und Prozesse und schaffen ein gemeinsames Verständnis. Egal welcher Mitarbeitende eine Aufgabe ausführt, sie findet jedes Mal in derselben Qualität statt. Standards stellen die Qualität sicher, bilden die Basis für objektives Feedback und erhöhen die Verbindlichkeit in der Zusammenarbeit. Zudem eignen sie sich für die schnelle und zielgerichtete Einführung neuer Mitarbeitender. Sie unterstützen Veränderungen und bilden die Grundlage für die Weiterentwicklung im Team.

Bei der Systemveränderung zu einer Lean-Bettenstation ist es zentral, dass die wichtigsten Prozesse als Standard Work definiert sind.

Ein Standard ist nach der folgenden Logik aufgebaut:
- Was ist der Prozessschritt?
- Wie wird der Prozessschritt durchgeführt?
- Warum wird der Prozessschritt durchgeführt?

VERANTWORTLICH:		
ZIEL:		
WAS: Prozessschritt	**WIE:** Wie führen Sie diesen Schritt durch?	**WARUM:** Was ist das Ziel des Prozessschrittes?
Prozessschritt 1		
Prozessschritt 2		

Abb. 47 Dokumentationsraster Standard Work

Dr. Lynn Martin, Medical Director Continuous Performance Improvement, Seattle Children's: „The uniqueness of our patients should be our only variation."

Phase 5: Während der Veränderung begleiten

Die Einführung der Systemveränderung erfolgt an einem Tag – dem sogenannten „Go live" – nach dem „Big Bang"-Prinzip. Es ist wichtig, auch diese Herausforderung zuerst zu simulieren. Dies geschieht in der Form eines Probelaufs. Damit wird sichergestellt, dass die Lösungen und das Projektteam für den „Go live" bereit sind, indem es bereits unter realen Bedingungen mit den Lösungen gearbeitet hat. Auch die Art und Weise wie das Coaching nach dem „Go live" funktioniert, wird trainiert. Es lohnt sich zudem, mit den Mitarbeitenden ein „Qualifying" durchzuführen. Es handelt sich dabei um eine Überprüfung, ob der Mitarbeitende die neuen Arbeitsweisen versteht, sie richtig ausführen kann und sich sicher fühlt. Das „Qualifying" trägt dazu bei, die Verbindlichkeit der Standards zu erhöhen. Es bringt Unklarheiten zum Vorschein. Zum Zeitpunkt des Probelaufs besteht noch die Gelegenheit, einzelne Themen nach Bedarf vertieft zu schulen oder Lösungen noch einmal anzupassen.

Mit dem Tag des „Go live" kommt der Schlüsselmoment in der Realisierung der Modellzelle. Sämtliche bis dahin geleistete Arbeiten zielen darauf ab, das System optimal auf diesen Moment vorzubereiten und die Risiken zu minimieren. In diesem Augenblick wird erstmals sichtbar, wie die verschiedenen Komponenten zusammenspielen und wie sich die umfassende Systemveränderung auswirkt.

Für den einzelnen Mitarbeitenden sind die Veränderungen seiner Arbeitsweise tiefgreifend. Eine enge Begleitung ist in den ersten Tagen und Wochen notwendig. In Eins-eins-Begleitungen werden die Mitarbeitenden unterstützt. Nicht nur die Betreuungsteams benötigen Begleitung, auch die Stationsleitung muss unterstützt werden. Für sie bricht mit dem Start der Lean-Bettenstation die intensivste Projektphase an. Beim ersten Zusammenspiel der verschiedenen Lösungen ist noch Sand im Getriebe spürbar, Justierungen sind notwendig. Die Dimension der Transformation ist für die Mitarbeitenden so gross, dass mit unvorhergesehenen Problemen zu rechnen ist. Es ist die Aufgabe des Projektteams, die Probleme so rasch als möglich zu lösen und die Feinjustierungen am System zeitnah vorzunehmen. Ein wichtiges Hilfsmittel ist das Feedback von Patienten und Mitarbeitenden ab dem ersten Tag. Die Rückmeldungen helfen, die richtigen Prioritäten zu setzen. Sobald das neue System zum Einsatz kommt, werden freie Zeitfenster bei den einzelnen Berufsgruppen sichtbar. Diese Zeitfenster sind für weitere Simulationen zu nutzen, um die neuen Abläufe noch besser zu trainieren und weiterzuentwickeln.

Dr. med. Stephanie Acklin-Geigy, Leitende Ärztin Kinder- und Jugendmedizin Kantonsspital Graubünden: „Alle zeigten sich anfänglich skeptisch, weil sie befürchteten, dass an den Patienten vorbei optimiert würde. In der Tat gelangte die Patientenzentriertheit nicht sofort zum

Phasen der Transformation zur Modellzelle

Ausdruck. Als sich aber zeigte, dass die neue Form der Einsatzplanung und Entflechtung der Aufgaben ein sehr gutes Echo bei den Patienten auslöste, kam allseits Begeisterung auf."

Feedback ist in dieser ersten Phase nach der Umstellung das wichtigste Instrument, um als Team die Systemveränderung zu bewältigen. Richtig zu unterstützen, will gelernt sein. Im Lean Hospital geschieht dies nach Coaching Kata.

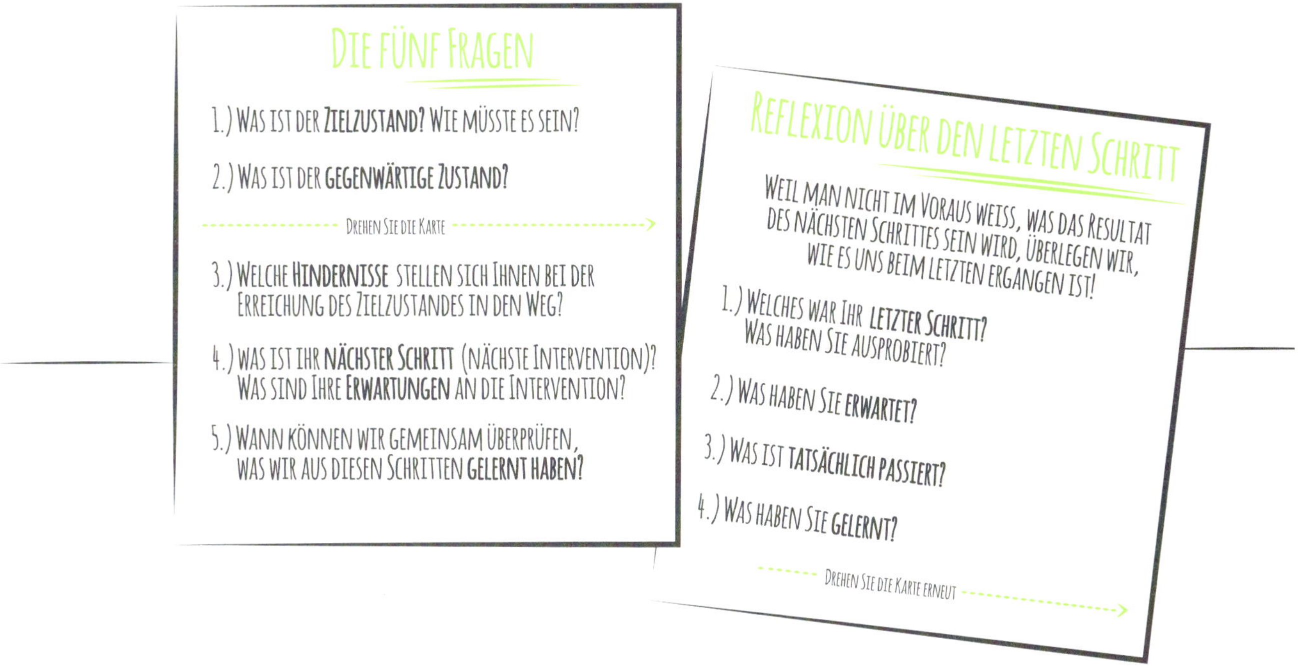

Die fünf Fragen

1.) Was ist der **Zielzustand**? Wie müsste es sein?

2.) Was ist der **gegenwärtige Zustand**?

---- Drehen Sie die Karte ---->

3.) Welche **Hindernisse** stellen sich Ihnen bei der Erreichung des Zielzustandes in den Weg?

4.) Was ist Ihr **nächster Schritt** (nächste Intervention)? Was sind Ihre **Erwartungen** an die Intervention?

5.) Wann können wir gemeinsam überprüfen, was wir aus diesen Schritten **gelernt haben**?

Reflexion über den letzten Schritt

Weil man nicht im Voraus weiss, was das Resultat des nächsten Schrittes sein wird, überlegen wir, wie es uns beim letzten ergangen ist!

1.) Welches war Ihr **letzter Schritt**? Was haben Sie ausprobiert?

2.) Was haben Sie **erwartet**?

3.) Was ist **tatsächlich passiert**?

4.) Was haben Sie **gelernt**?

---- Drehen Sie die Karte erneut ---->

Abb. 48 Coaching Kata

Phase 6: Verbessern und weiterentwickeln

Im Anschluss an die Einführung der Veränderung folgt die sechste Phase. Hier liegt der Fokus auf der Verbesserung und Weiterentwicklung. Dies geschieht auf mehreren Ebenen.

In definierten Reviews wird die Umsetzung der Lösungen evaluiert. Verbesserungen und Möglichkeiten zur Optimierung werden erfasst und realisiert. Zentral ist: Die Verbesserung ist zu beweisen. Ein bereits zu Projektbeginn festgelegtes Messkonzept ist die Grundlage dafür. Eine Auswahl messbarer Verbesserungen bei Lean-Bettenstationen zeigen die folgenden Beispiele aus Projekten oder Studien.

Messbare Verbesserungen bei einer Lean-Bettenstation

Visitenstruktur
- kürzere Visiten: 3'000 Minuten weniger pro Monat und Station
- Rückfragen nach Visite werden seltener: 1'500 Minuten für Avisierungen weniger pro Monat und Station

Unterbrechungen und Verschwendung
- Patientenrufe: -30 Prozent[18]

Mitarbeiter
- signifikante Reduktion der Überstunden: von über 2'000 auf 0
- Skill-Grade-Mix: Reduktion des Bedarfs nach diplomierten Pflegefachpersonen auf unter 50 Prozent des Personals auf einer Station
- Reduktion der Fluktuation: nur noch geplante Fluktuationen (Kosten pro Fluktuation: CHF 30'000)
- Reduktion der Überlappungszeit zwischen Früh- und Spätschicht auf 75 Minuten (möglich wären weniger als 60 Minuten)
- einfachere Rekrutierung neuer Mitarbeitenden: Junge Mitarbeitende suchen gezielt nach Lean-Stationen, Abgänge können aus einem Pool Interessierter kompensiert werden
- Reduktion von Kurzabsenzen/Krankheitstage möglich

Patientenerlebnis
- Erhöhung auf bis zu 75 Prozent Präsenz am Patientenbett
- Eliminierung von negativen Patientenrückmeldungen nach Austritt
- verbesserte Patientenzufriedenheit (von 79.9 auf 88.8 auf einer 100-Punkte Skala)[19]
- verbessertes Patientenerlebnis[20]

---

18 Meade CM, Bursell AL, Ketelsen L (2006) Effects of nursing rounds: on patients' call light use, satisfaction, and safety. AJN The American Journal of Nursing 106(9), 58–70
19 Meade CM, Bursell AL, Ketelsen L (2006) Effects of nursing rounds: on patients' call light use, satisfaction, and safety. AJN The American Journal of Nursing 106(9), 58–70Lucas B et al. (2010) Report on – Proactive Patient Rounding: Developing Nursing Practice to Improve the Quality of Patient Care. Whipps Cross University Hospital Trust, London
20 Studer Group (2007) Best Practices: Sacred Heart Hospital, Pensacola, Florida. Hourly Rounding Supplement. Gulf Breeze, FL: Studer GroupHalm M (2009) Hourly rounds: what does the evidence indicate? Am Ass of Critical Care Nurses 18; 581–584

Kapazität
- Potenzial zur Reduktion der durchschnittlichen Aufenthaltsdauer (sofern Patientenpfade angewendet werden)
- frühzeitige Reaktion auf Schwankungen in der Auslastung
- Reduktion der Langlieger durch verbessertes Austrittsmanagement

Patientensicherheit
- Reduktion von Dekubitus [21]
- 23 bis 50 Prozent weniger Patientenstürze (50 Prozent weniger Stürze nach Einführung des stündlichen Rundens, 60 Prozent weniger nach einem Jahr) [22]
- Reduktion der vermeidbaren Wiedereintritte

Logistik
- Reduktion des Medikamentenbestandes um 40 Prozent
- Reduktion des Lagerbestandes Verbrauchsmaterial um 30 Prozent

Die definierten Messkriterien – zum Beispiel Anzahl Unterbrechungen während der Visite, Stürze/Dekubitus, alle Austrittsdokumente bereits einen Tag vor Austritt vorhanden – werden in einer Nullmessung zu Beginn des Projektes erhoben. Nach der Systemveränderung werden weitere Messungen durchgeführt.

In dieser Phase ist es wichtig, ein weiteres Element des Lean Hospital kulturell zu verankern: Kaizen. Verbesserungsideen jedes einzelnen Mitarbeitenden tragen dazu bei, dem Anspruch des Lean Hospital nach Perfektion gerecht zu werden. Unterstützt wird dies durch die neu gewonnene Transparenz aufgrund der Systemumstellung.

Christina Gregor, Stationsleiterin Universitätsspital Basel: „Die Transparenz war noch nie so hoch wie jetzt. Es ist klar, wie man vorgeht. Es ist klar, wer was macht, wenn jemand Hilfe braucht oder anbieten kann. Die Arbeitsverteilung ist klar. Die Verbindlichkeit ist gestiegen. Man kann sich nicht mehr verstecken im Team. Und die Transparenz macht weiteres Entwicklungspotenzial sichtbar: Zum Beispiel die fachliche Fitness des Teams. Und das Beste ist: Die höhere Effizienz schafft Raum für regelmässige Weiterbildungen."

---

[21] Studer Group (2007) Best Practices: Sacred Heart Hospital, Pensacola, Florida. Hourly Rounding Supplement. Gulf Breeze, FL: Studer GroupDix G et al. (2012) Engaging staff with intentional rounding. Nursing Times 108(3), 14–16
[22] Meade CM, Bursell AL, Ketelsen L (2006) Effects of nursing rounds: on patients' call light use, satisfaction, and safety. AJN The American Journal of Nursing 106(9), 58–70

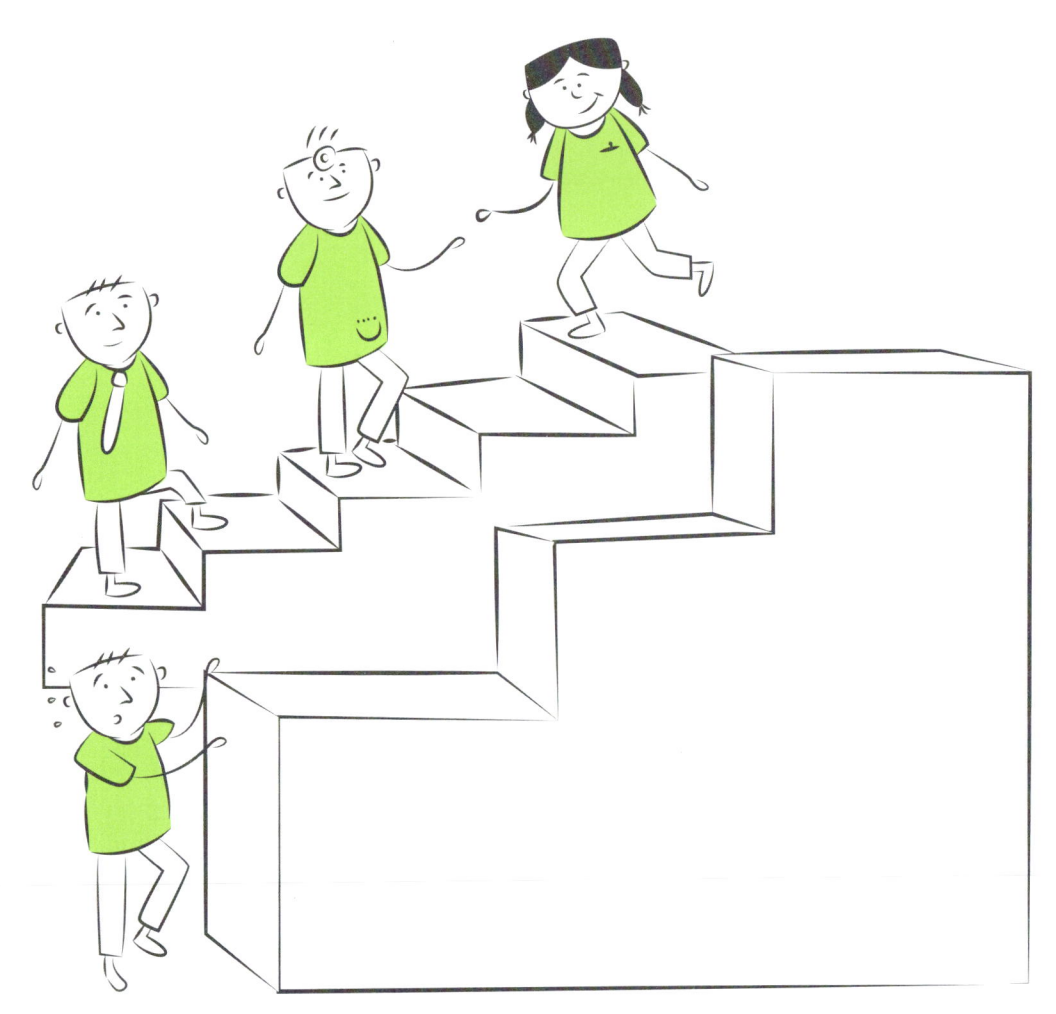

Abb. 49 Step by Step

> *Monika Berger, Stationsleiterin am Standort Liestal, Kantonsspital Baselland: „Als besonders schön empfinde ich es, wenn im Team immer wieder kreative Ideen aufkommen, wie man im Tagesgeschäft laufend etwas Positives erreichen und umsetzen kann."*

Die Nachhaltigkeit der Lean-Transformation muss auch nach dem offiziellen Projektende sichergestellt werden. In Audits werden die Teams weiterhin auf ihrer Lean-Reise unterstützt. Die Zielerreichung wird regelmässig und zahlenbasiert beurteilt. Neue Erkenntnisse werden zwischen den Lean-Bettenstationen geteilt und umgesetzt.

Phasen der Transformation zur Modellzelle

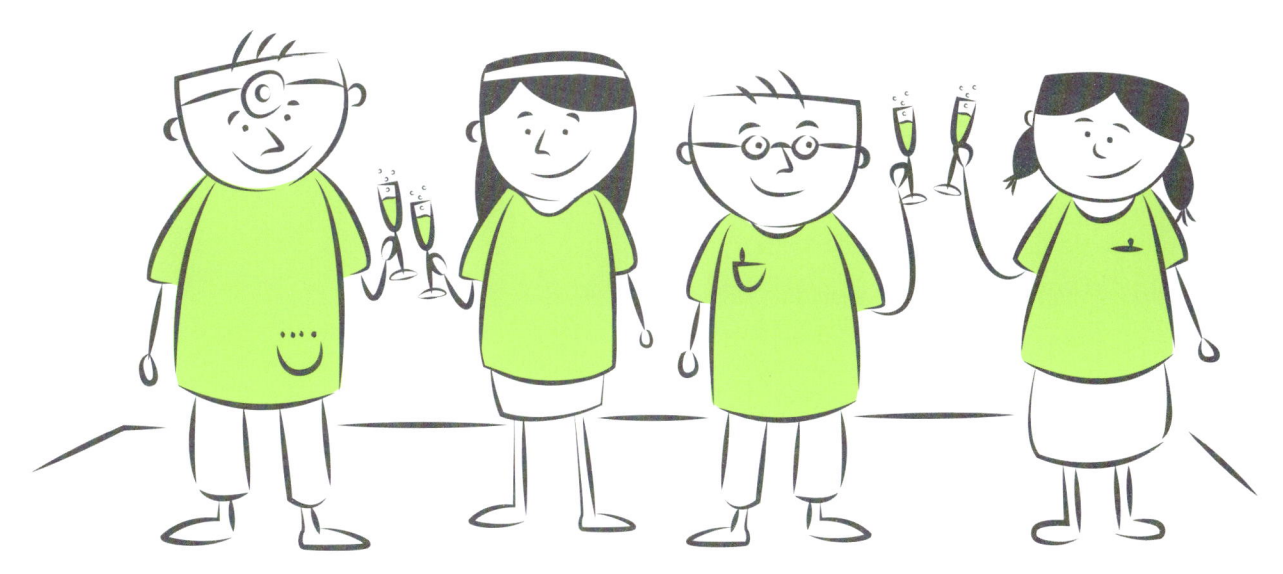

Abb. 50 Erfolge feiern

Phase 7: Die Modellzelle zum Standard machen

Nach der Realisierung der Modelzelle Lean-Bettenstation stellt sich die Frage, wie es weitergehen soll. Auf den bisher begleiteten Stationen sprechen die Daten im Vergleich zu den übrigen Stationen eines Krankenhauses für sich. Das Satelliten-Dasein der Lean-Bettenstation in der Gesamtorganisation ist kein Dauerzustand. Der Wunsch, die Modellzelle zum Standard zu machen, taucht von allen Seiten rasch auf. Die Umsetzung ist jedoch anspruchsvoll.

Von der Modellzelle zum System

Die Erfahrungen der Pioniere zeigen deutlich: Die Modellzelle hat vorgelegt, die Ansprüche steigen. Die Deutlichkeit, mit der die Systemmängel anderer Einheiten sichtbar werden, ist oft überraschend und überrumpelnd. Die übrigen Teams stehen unter Druck, ihre eigene Lean-Reise zu beginnen.

> Esther Frei, stellvertretende Leiterin Pflege Departement Chirurgie, Spitalzentrum Biel:
> „Wenn man selbst gut organisiert ist, dann steigen die Ansprüche an andere Bereiche und Berufsgruppen."

Die positive Kehrseite ist: Lean-Denken ist ansteckend. Eine weitere Chance ist die Begeisterung und die Überzeugung des Pionierteams. Das Erfahrungswissen dieser Mitarbeitenden ist eine wertvolle Kapazität, die intern vorhanden ist. Diese gilt es zu nutzen. Lernen von den Pionieren und auch Respekt vor deren Arbeit ist angebracht – nicht alles muss neu erfunden werden. Hier kommt das Rollout-Konzept ins Spiel.

Das Rollout-Konzept

Wie können die Erfolge der ersten Modellzelle auf breiter Basis Wirkung entfalten? Die Antwort ist einfach und schwierig zugleich: Indem wir die Kultur der radikalen und der kontinuierlichen Verbesserung in der Organisation verankern. Der Lernprozess endet nicht mit der nachhaltig erfolgreichen Modellzelle. Viele Krankenhäuser verfahren hier aber nach dem Copy-Paste-Prinzip. Sie wollen schnell vorwärtsgehen und die gesamte Organisation auf einmal gemäss den Lean-Prinzipien umstellen. In der Realität sieht das dann etwa so aus: Personal schulen, Infrastruktur anpassen, Geräte einkaufen, Boards aufhängen – fertig. Lernen am Ort des Geschehens? Nicht nötig, wir wissen ja bereits wo die Probleme sind!

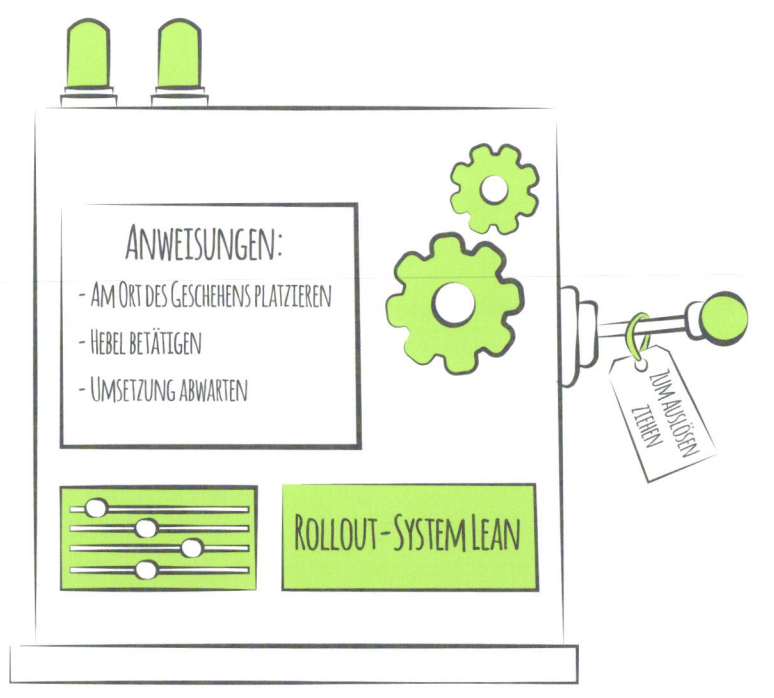

Abb. 51 Wunschdenken: schnelle Umsetzung ganz einfach

Phasen der Transformation zur Modellzelle

Dieser Drang zur Geschwindigkeit ist verständlich, kreiert die Modellzelle doch kurzfristig Widersprüche und Doppelspurigkeiten innerhalb der Organisation. Doch Lernprozesse lassen sich in den seltensten Fällen abkürzen. Das Kopieren wird auf Dauer nicht funktionieren, jede weitere Umsetzung im Sinne der Maxime „Patient zuerst" soll die Handschrift der jeweiligen Teams tragen und wiederum kleinere Innovationen umfassen. Kopieren *und* Verbessern ist das Ziel!

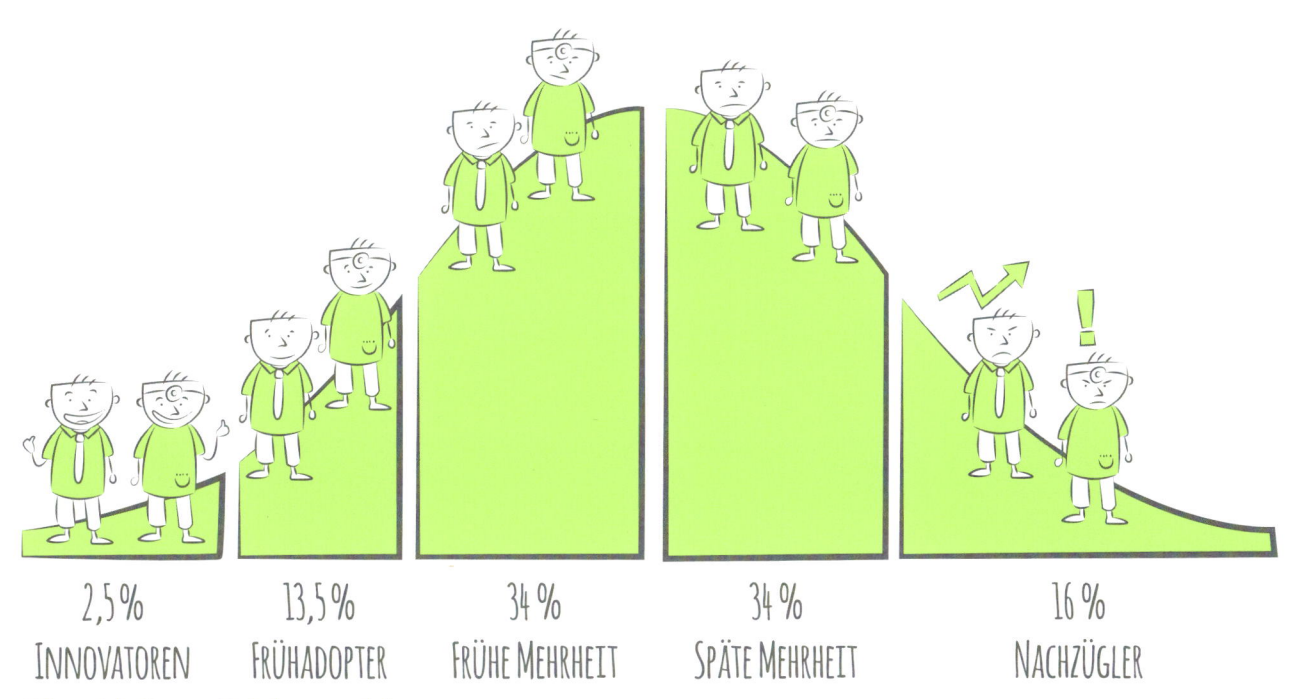

| 2,5 % | 13,5 % | 34 % | 34 % | 16 % |
| Innovatoren | Frühadopter | Frühe Mehrheit | Späte Mehrheit | Nachzügler |

Abb. 52 Adoption von Veränderung nach Rogers

Führende Lean-Organisationen wie das Seattle Children's Hospital in Seattle oder die Palo Alto Medical Foundation in Palo Alto setzen bei ihrem Rollout auf ein Lean-Konzept: das Zieh-Prinzip. Sie setzen voraus, dass beispielsweise die Abteilungsleitung explizit nach der Veränderung fragt und diese aus eigenem Antrieb umsetzen will. Ein paar wenige Mitarbeitende werden sofort mitmachen, gefolgt von einer weiteren Gruppe von schnellmotivierten Kolleginnen und Kollegen. Dann kommt die Kategorie derer, die sich von dem, was um sie herum passiert, anstecken lassen.

Anschliessend sind die Skeptiker an der Reihe: Sie schauen erst, ob das Neue ihren Ansprüchen genügt. Übrig bleiben noch ein paar wenige Verweigerer, welche um keinen Preis auf den Zug aufspringen wollen. Auch bei mehr Druck oder mehr Bedenkzeit wird nichts passieren. Zu viel Fokus auf diese letzte Gruppe führt lediglich dazu, dass die restlichen motivierten Mitarbeitenden nach und nach frustriert aufgeben.

Um es in Roger's[23] Logik der Adoption von Veränderung auszudrücken: Fokussieren Sie auf die Innovatoren und Frühadopter und lassen Sie diese durch ihren Erfolg überzeugen. Insbesondere die Verweigerer am rechten Rand der Skala sollten Sie in dieser frühen Phase aussen vor lassen. Weder Druck zur Veränderung noch mehr Zeit wird diese Exponenten überzeugen.

Das genaue Vorgehen kann in einem Rollout-Konzept definiert werden. Das Rollout-Konzept beschreibt basierend auf den Erfahrungen der Modellzelle, wie das Standard-Vorgehenskonzept bei der Lean-Transformation weiterer Stationen im jeweiligen Krankenhaus ist. Ausserdem werden die inhaltlichen Standards der verschiedenen Komponenten der Lean-Bettenstation festgehalten. Es gibt bestimmte Rahmenbedingungen, die beim Rollout auf allen Stationen eingehalten werden müssen, um einen krankenhausweiten Standard zu erreichen. Die Beschreibung dieser Vorgaben erfolgt nach 3P: Production, Preparation, Process.

- **Production**: In diesem Bereich werden die Komponenten und ihre Vorteile beschrieben. Darüber hinaus wird festgehalten, was an der Lösung standardmässig überall gleich sein muss und wo Spielraum für Anpassungen besteht.
- **Preparation**: Der Weg zur erfolgreichen Umsetzung wird in diesem Bereich skizziert. So wird geklärt, welche Schritte von welchen Berufsgruppen bis zur Einführung unternommen werden, welche zentralen Elemente geschult werden müssen und in welchem Ausmass eine Begleitung durch die Lean-Spezialisten vorgesehen ist.
- **Process**: Hier wird erklärt, wie die Lösung im Alltag gelebt wird: Welche Abhängigkeiten zu anderen Lösungen bestehen, welche Standardabläufe einzuhalten sind und welche Berufsgruppen involviert sind.

---

23 Everett M. Rogers war ein US-amerikanischer Kommunikations- und Sozialwissenschaftler.

Phasen der Transformation zur Modellzelle

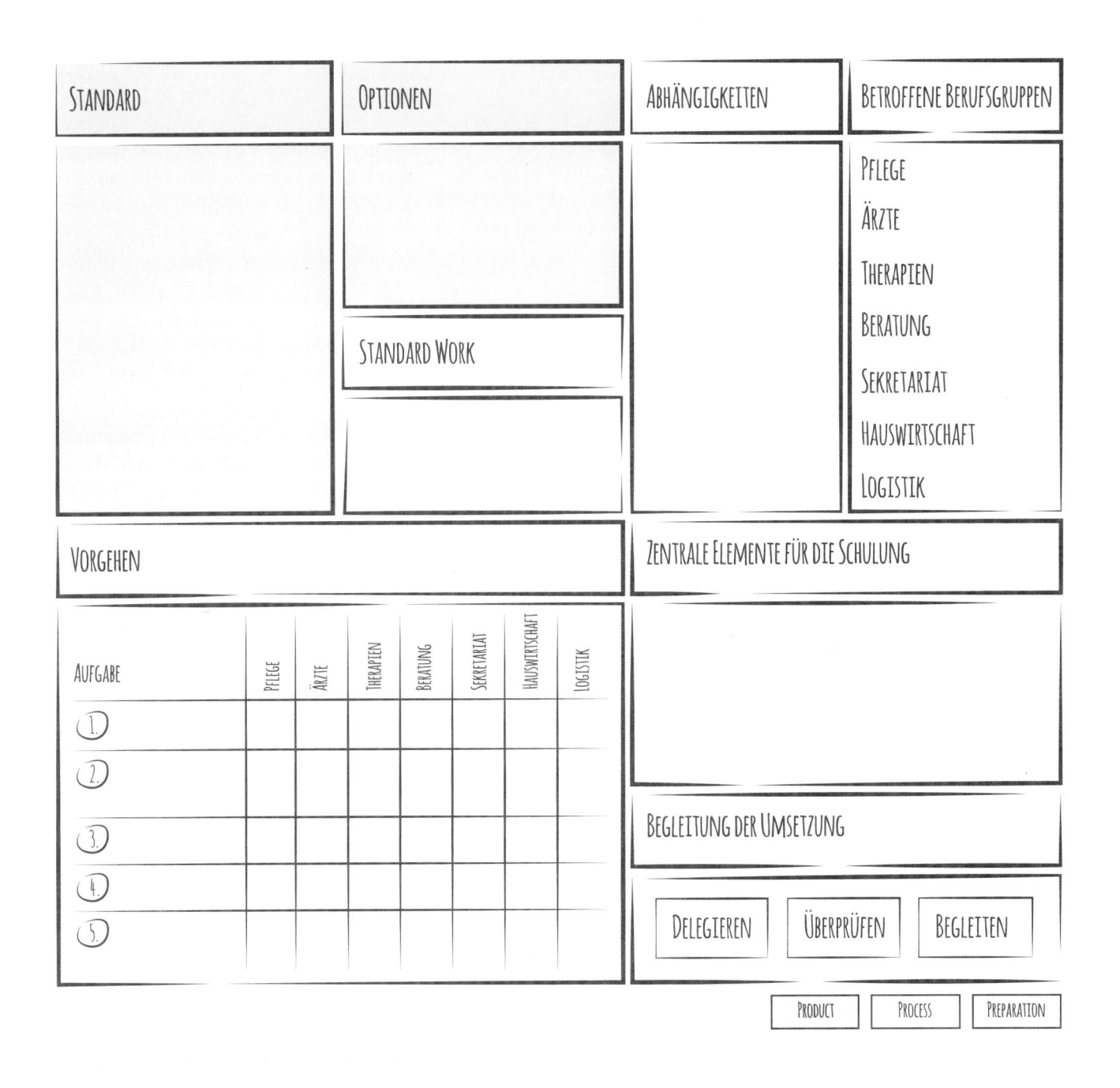

Standard	Optionen	Abhängigkeiten	Betroffene Berufsgruppen
			Pflege
			Ärzte
			Therapien
	Standard Work		Beratung
			Sekretariat
			Hauswirtschaft
			Logistik

Vorgehen

Aufgabe	Pflege	Ärzte	Therapien	Beratung	Sekretariat	Hauswirtschaft	Logistik
1.							
2.							
3.							
4.							
5.							

Zentrale Elemente für die Schulung

Begleitung der Umsetzung

| Delegieren | Überprüfen | Begleiten |

| Product | Process | Preparation |

Die Reise der Führung zu einer Lean-Bettenstation

Die Führungspersonen der Lean-Bettenstation haben in der Phase der Transformation eine besondere Rolle. Im System der Lean-Bettenstation verändert sich nicht nur die Art und Weise der Führungsarbeit wie in Kapitel 4 beschrieben. Bereits in der Phase des Veränderungsprozesses werden besondere Herausforderungen an sie gestellt. Die grösste Veränderung durchläuft die Stationsleitung, die zentrale Führungsperson vor Ort. Um als Vorbild vorangehen und das Team für die Veränderungen motivieren zu können, muss die Stationsleitung von der Sinnhaftigkeit der Veränderung überzeugt sein.

> *Esther Frei, stellvertretende Leiterin Pflege Departement Chirurgie, Spitalzentrum Biel:* „Ich hatte keine Vorstellung, wie es in Zukunft sein wird. Aber der Fokus auf Patienten, mehr Zeit für die Patienten – das hat mich von Anfang an überzeugt."

Für die Führungspersonen ist der Wissensvorsprung entscheidend, der im Rahmen der Projektarbeit entsteht. Das vertiefte Verständnis der Lean-Taktiken hilft, die richtigen Lösungen zu entwickeln und das eigene Team für die neuen Arbeitsweisen zu begeistern. Doch der Kulturwandel ist harte Arbeit. Er erfordert von den Führungspersonen eine hohe Präsenz vor Ort und viel Durchsetzungsvermögen. Nicht zu unterschätzen ist, dass die Realisation einer Modellzelle ein Pilotunterfangen ist, das im ganzen Haus unter besonderer Beobachtung steht.

> *Stephan Schärer, Leiter Pflegedienst Spital Muri:* „Das Projekt ist eine enorme Herausforderung. Man muss sich als Führungskraft bewusst sein, dass ein derartiges Projekt einen über Monate massiv fordert. Hat man den Rückhalt, das zu stemmen? Zudem ist das Interesse im Haus an der Pilotstation sehr hoch."

Im Rückblick besteht bei den Befragten Einigkeit über die Projekterfahrung der Lean-Bettenstation als Modellzelle:

> *Esther Frei, stellvertretende Leiterin Pflege Departement Chirurgie, Spitalzentrum Biel:* „Das Projekt war einer der Höhepunkte meiner beruflichen Laufbahn."

> *Stephan Schärer, Leiter Pflegedienst Spital Muri:* „Das Projekt ist das Beste, das ich je gemacht habe – aber auch das Radikalste."

Strategische Wahl für *Lean* und zur „Productive Ward"

Ein Blick nach Belgien zeigt: Ähnliche Konzepte wie das in diesem Buch beschriebene können ebenfalls erfolgreich sein. Das Universitätskrankenhaus Antwerpen (UZA) wählte den Weg des britischen National Health Services (NHS), um mehr Zeit für den Patienten zu schaffen: das System der „Productive Ward". Das Konzept besticht durch seinen modularen Aufbau und einen starken Fokus auf die wichtigsten Pflegeprozesse auf der Abteilung. In diesem Praxisbeispiel berichten Michaël Vanmechelen (OP-Manager & Lean Coach) und Stijn Slootmans (Programmanager Productive Ward & UZALean) von ihren Erfahrungen.

„I think Lean works so well in an acute hospital because it provides the staff the opportunity to solve the causes of day to day problems that are inevitably occuring in the complex and changing hospital processes. Our staff used to be excellent firefighters solving the symptoms, a lean approach provides the skills and tools to solve the underlying problems."

Im Jahr 2011 sah sich das UZA mit grossen Veränderungen konfrontiert. Es herrschte zwar keine akute finanzielle Notlage, aber der politische Druck war hoch: Die belgische Regierung wirkte mittels drei Achsen auf die öffentlichen und privaten Gesundheitsorganisationen ein: Verbesserung der Gesundheit der Bevölkerung mit gleichzeitiger Verbesserung des Patientenerlebnisses und der Reduzierung der Gesundheitskosten pro Einwohner. Dadurch sah sich das UZA der komplexen Herausforderung gegenüber, die Effizienz zu erhöhen und gleichzeitig Qualität, Sicherheit und Patientenerfahrung zu verbessern. Hinzu kam infolge des Fachkräftemangels ein stetiger Fokus auf die Gewinnung qualifizierter Mitarbeitender. Das zunehmende Arbeitsaufkommen und die natürliche Fluktuation standen zunehmend einem Mangel an qualifiziertem Fachpersonal gegenüber. Die Profilierung als „Arbeitgeber erster Wahl" und eine konsequente Konzentration auf Mitarbeiterzufriedenheit und Engagement bilden das Rückgrat der Personalpolitik.

Das UZA hat sich für die Lean-Implementierung als Antwort auf diese Herausforderungen entschieden. Das Kernteam der strategischen Stossrichtung wurde geführt durch den CEO, die Pflegeleitung sowie die Leitung des Personaldienstes. Doch welches ist eine geeignete Implementierungsstrategie?

Fündig wurde das Team in England: Auf der Grundlage guter Vorbilder hat sich das Team für das National Health Service-Programm „Productive Ward – Releasing Time to Care™" als Ausgangspunkt für das krankenhausweite Lean-Programm des UZA entschieden. Dabei wurde von Anfang an darauf geachtet, dass sich die Mitarbeiter Lean-Denkhaltung aneignen und auch ein Führungsstil basierend auf der Toyota-Philosophie entwickelt wird: Nur so kann *Lean* zu einem Teil der Organisationskultur werden.

Die Einführung von Lean im Krankenhaus

Das anfängliche Kernteam wurde im Rahmen der Einführung von *Lean* und einer „Productive Ward" auf eine umfangreiche Projektleitungsgruppe erweitert: Diese war interdisziplinär zusammengesetzt und wurde während einer Woche in Grossbritannien auf die Methodik der „Productive Ward" geschult.

Die Schulung der Mitarbeitenden stellte sich auch im weiteren Projektverlauf als zentral heraus: Mit dem Ziel, den Mitarbeitenden die „schlanke" Denkweise nahezubringen, wurden in der Anfangsphase der Implementierung keine Mühen gescheut, um *Lean* und die „Productive Ward" innerhalb der Organisation bekannt zu machen. Über 75 Prozent der Mitarbeitenden nahmen an einer Informationsveranstaltung teil, an der die Grundprinzipien von *Lean*, der strategische Hintergrund und der Implementierungsansatz für das UZA erläutert wurden. Dies ging einher mit einer umfangreichen Kommunikationsstrategie mit Erläuterung und Beispielen über das Intranet, in Newslettern und im Personalmagazin sowie verschiedenen Fallbeispielen, anhand derer erste Erfahrungen und Ergebnisse so umfangreich wie möglich dargestellt wurden.

Für Führungskräfte und Ärzte wurde eine Schulung zu einem Lean-Führungsstil organisiert, in der Kenntnisse und Kompetenzen vermittelt wurden, um *Lean* in der Organisation einzuführen. Auch bei dieser Schulung lag der Fokus auf einer Lean-Denkweise für Führungskräfte. Das Interesse an der Schulung war sehr gross: Mehr als 200 Führungskräfte und fast jeder vierte Arzt meldeten sich an.

Zur Betreuung und Umsetzung der Implementierung wurde ein eigenes Projektteam eingerichtet. Man hat sich dazu entschlossen, innerbetrieblich Know-how und Fertigkeiten aufzubauen. Die Mitarbeitenden des Projektteams sind aktiv an der Implementierung von *Lean* und einer produktiven Station in den verschiedenen Teams und Abteilungen beteiligt. In der nächsten Phase unterstützen sie die Führungskräfte beim weiteren Ausbau von *Lean* in den Abteilungen und verfolgen den Fortgang genau.

„Productive Ward" als Arbeitssystem

Das produktive Stationsprogramm geht davon aus, dass eine Qualitätsverbesserung für Mitarbeitende, Patienten und Arbeitsumgebung ohne Einsatz zusätzlicher Mittel möglich ist. Dadurch schliesst diese Methodik eng an die Zielsetzungen des UZA an. Eines der grundlegenden Prinzipien der produktiven Station ist die Herangehensweise von unten nach oben: Die Erfahrungen und Kompetenzen der Mitarbeitenden werden optimal genutzt. Vor allem die Pflegeteams spielen in der Prozessoptimierung der eigenen Abteilung eine zentrale Rolle. Damit hat das Programm auch einen wichtigen Einfluss auf die Professionalisierung des Berufs der Pflege. So werden insbesondere die Mitarbeitenden an der Basis verantwortlich für „ihre" eigenen Abteilungsprozesse. Die Pflegeteams sind befähigt und befugt, selbst systematisch Problembereiche in Prozessen zu erkennen, Verbesserungsmassnahmen zu planen, Standards zu entwickeln und diese auch selbst zu überwachen. Daraus resultiert ein Mehrwert – für die Patienten, Mitarbeitenden und die Organisation als Gesamtes.

6

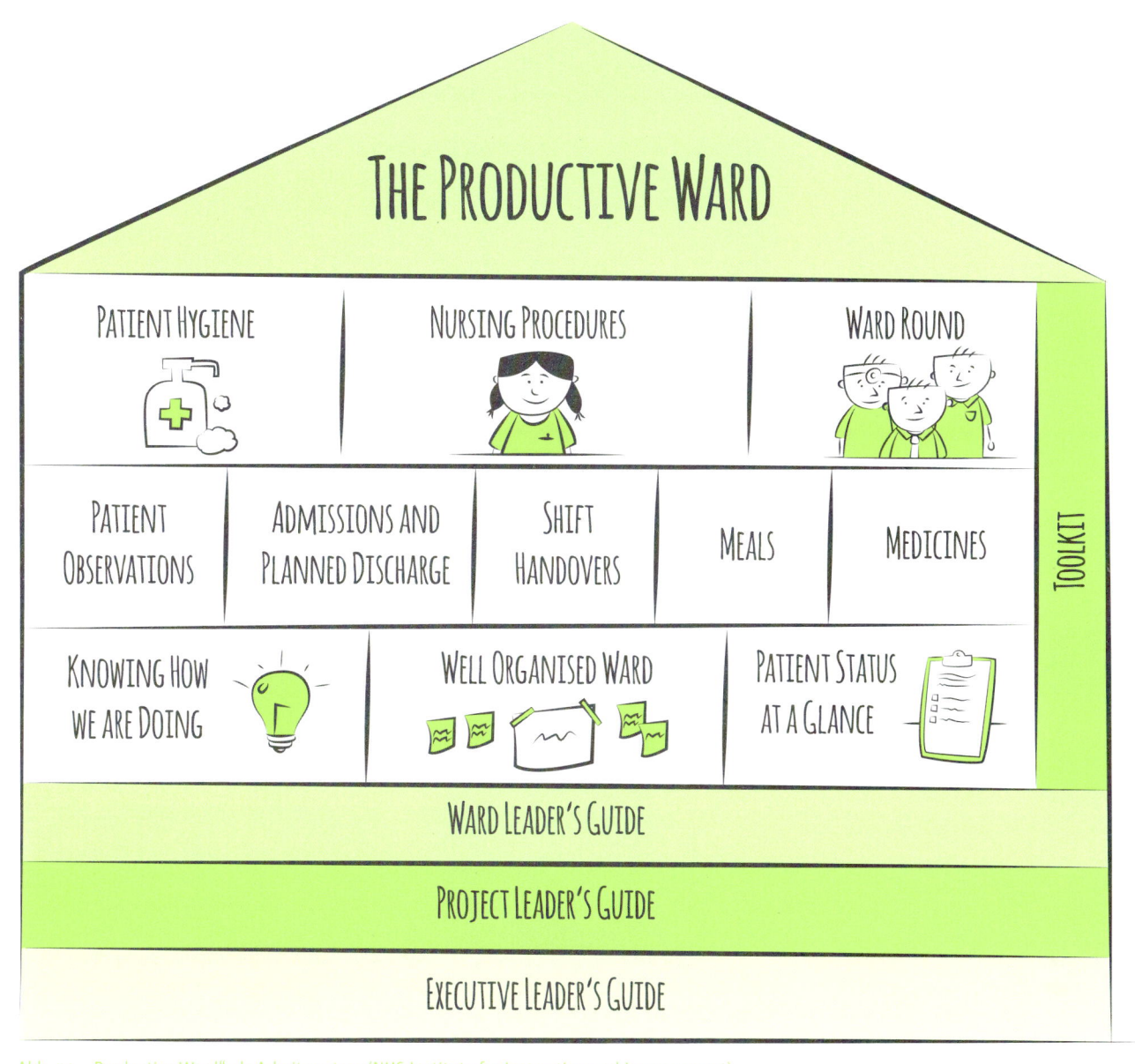

Die Reise der Führung zu einer Lean-Bettenstation

The Productive Ward

- Patient Hygiene
- Nursing Procedures
- Ward Round
- Patient Observations
- Admissions and Planned Discharge
- Shift Handovers
- Meals
- Medicines
- Knowing How we are Doing
- Well Organised Ward
- Patient Status at a Glance

Toolkit

Ward Leader's Guide

Project Leader's Guide

Executive Leader's Guide

Abb. 54 „Productive Ward" als Arbeitssystem (NHS Institute for Innovation and Improvement)

Die Verbesserungen ergeben sich schrittweise. Die Mitarbeitenden folgen dem PDCA-Zyklus (Plan Do Check Act). So werden übereilte oder nicht durchdachte Verbesserungsmassnahmen vermieden. Ausserdem erhöht dies die Fähigkeit zur strukturierten Problemlösung durch die Mitarbeitenden. Um das Engagement der Mitarbeitenden zu erhöhen, verwendet „Productive Ward" eine Reihe spezifischer Lean-Methoden wie beispielsweise „Brown Paper"-Besprechungen. Hierbei handelt es sich um eine kreativere Form des Brainstormings, bei der die Teammitglieder jeweils getrennt ihre Meinung zum Ablauf eines spezifischen Prozesses auf Post-its schreiben. Die Post-its werden dann auf ein grosses (braunes) Blatt Papier aufgeklebt und an einer zentralen Stelle der Abteilung aufgehängt. Der Vorteil ist, dass alle Teammitglieder die Möglichkeit haben, sich zu möglichen Problembereichen und Verbesserungsmassnahmen zu äussern. Durch diese Arbeitsweise wird das Engagement gefördert. Verbesserungsvorschläge werden erst dann durchgeführt, wenn jedes Teammitglied die Möglichkeit hatte, seine Meinung dazu abzugeben. Das erfolgt mittels einer Punkt-Abstimmung: Die Mitarbeitenden „wählen", um zu einem Konsens zu gelangen. Verbesserungsmassnahmen, die auf solche Lean-Tools zurückgreifen, werden vom gesamten Team getragen, was dazu führt, dass sie nachhaltiger umgesetzt werden.

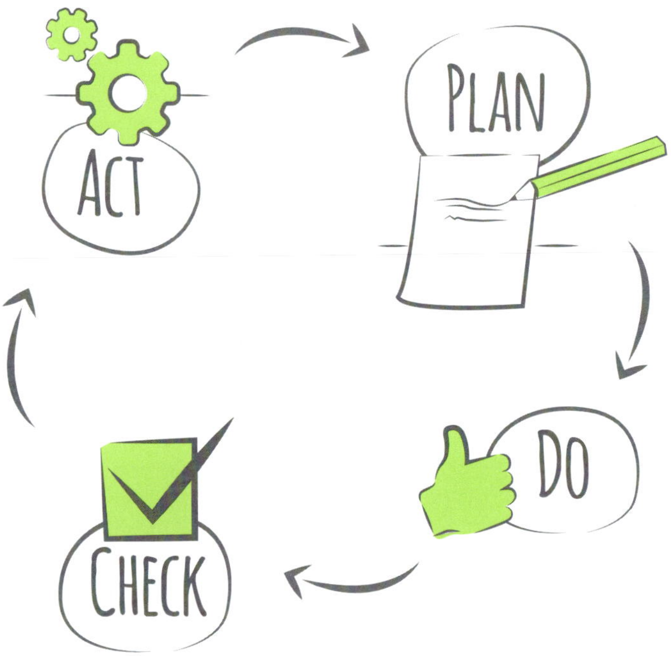

Abb. 55 Der PDCA-Zyklus

Das Programm ist ein System bestehend aus mehreren Modulen. Es umfasst drei Basismodule, die chronologisch durchlaufen werden, und weitere Prozessmodule, deren Reihenfolge von den Abteilungen anhand des eigenen Bedarfs festgelegt wird. Zusätzlich umfasst das Programm auch ein Set von Instrumenten mit einigen relevanten Lean-Tools. Beispiele sind eine Prozesserfassung oder das Spaghetti-Diagramm. Als Grundlage werden die Aufgaben, Kompetenzen und Verantwortungsbereiche des Managements, des Projektteams und der Abteilungsleitung beschrieben. Die Führung ist dabei nah am Geschehen, und eine Kaskade von Besuchen wurde definiert: Dieses Vorgehen stützt sich auf den „Go to Gemba"-Grundsatz, bei dem das Management regelmässig die Abteilungen besucht. Ziel dieser Besuche ist es, die Energie für die Verbesserung zu erhöhen und die eingeschlagene Richtung zu bestätigen. Darüber hinaus bietet das Management Coaching und Unterstützung an. Im UZA wird jede Abteilung vom mittleren Kader monatlich besucht, von den Mitgliedern der Geschäftsführung vierteljährlich und vom CEO persönlich einmal im Jahr. In der Pilotphase fanden diese Besuche häufiger statt, um die Akzeptanz des Verbesserungsprogramms zu erhöhen.

Die drei Prozessmodule gestalten sich wie folgt:

- Das Basismodul 1 **„Was leisten wir als Abteilung?"** befasst sich mit der systematischen Überwachung und Verbesserung der Leistung der Abteilung. Um diese Verbesserung zu erreichen, werden Indikatoren bestimmt und regelmässig überprüft. Die daraus resultierenden Ergebnisse werden auf einem Whiteboard in der Abteilung festgehalten und wöchentlich in einem kurzen Teamtreffen besprochen. Das Team beginnt mit einem Verbesserungsprojekt, wenn der Indikator unter den Zielwert fällt.
- Bei der **„gut organisierten Station"** handelt es sich um das zweite Basismodul des Programms. Hier liegt der Fokus auf der Optimierung der Arbeitsumgebung mithilfe der 5S-Methode. Die Reorganisation der Abteilungsräume wirkt sich vor allem auf die Effizienz der Pflege aus und bietet den Pflegeteams auf Dauer eine sicherere und angenehmere Arbeitsumgebung. Innerhalb kurzer Zeit wird auch wesentlich weniger Material verschwendet, da der Abteilungsverbrauch besser an den aktuellen Verbrauch abgestimmt wird und Beschädigungen oder eine unlogische Bevorratung vermieden werden.
- Das dritte Basismodul **„Patientenstatus auf einen Blick"** beinhaltet die Visualisierung von Abteilungsabläufen, sodass jede Pflegekraft in Sekunden den Status der Abteilung einschätzen kann. Um diese Zielsetzung zu erreichen, wurde im UZA mit allen Beteiligten eine IT-Entwicklung begonnen. Als Ergebnis dieser Entwicklung steht nun ein Bildschirm in der Abteilung, auf dem jederzeit der Status der kompletten Abteilung angezeigt wird, beispielsweise die Anzahl der freien Betten und Daten zu den einzelnen Patienten, etwa der geplante Entlassungszeitpunkt oder Probleme mit der Patientensicherheit.

- Nachdem die Basismodule durchlaufen sind, werden innerhalb der **Prozessmodule** typische Pflegeprozesse analysiert und optimiert. Bei den Prozessen, die in diesem Rahmen verbessert werden, handelt es sich unter anderem um die Patientenüberwachung, das Eintritts- und Entlassungsverfahren, die Medikamenten- und Essensausgabe sowie den Patiententransport. Die aktuelle Abteilungsleistung wird dabei häufig auch anhand der Krankenhauspolitik, der gesetzlichen Bestimmungen und der nachweisbasierten Praxis geprüft. Auch hier wird der PDCA-Zyklus strikt durchlaufen, und das Team verwendet Tools wie Prozesserfassung und Brown-Paper-Besprechungen.

„Productive Ward" in 24 Abteilungen implementiert

Das produktive Stationsprogramm wurde in rund zwei Jahren in 24 Pflegeabteilungen eingeführt. Für jede Abteilung gibt es eine Implementierungsphase von sechs Monaten, in denen nach und nach drei Basis- und ein Prozessmodul abgeschlossen werden. Die Implementierungsphase beginnt mit einer ersten Sitzung, in der die Geschäftsleitung die Notwendigkeit des Programms und die Vorgehensweise erläutert. Die Besprechung wird mit der Gestaltung eines Abteilungskonzepts beendet, in dem die ideale Abteilung beschrieben und so die Richtung für das Verbesserungsprojekt angegeben wird. Die Pflegeteams werden während der Implementierungsphase intensiv von einem Projektteam betreut. Dieses erläutert stufenweise das Konzept, die Grundprinzipien und die Lean-Tools für jedes Modul und achtet drauf, dass die Pflegeteams die Theorie in die Praxis umsetzen können. Das UZA wünscht nachhaltige Ergebnisse und eine Organisationskultur, in der die Mitarbeiter autonom Verbesserungsmöglichkeiten erkennen und umsetzen. Nach der Implementierungsphase arbeiten die Pflegeteams selbständig an den übrigen Modulen.

Ergebnisse der Umsetzung: ein Drittel mehr Zeit für Patienten

Folgende Erfolge zeigen sich nach der Umsetzung auf den Abteilungen:
- Die übergreifende Zielsetzung **„mehr Zeit für die Patientenbetreuung"** konnte im UZA realisiert werden. Nach der Implementierung der „Productive Ward" nahm die Zeit, die das Pflegepersonal für die direkte Patientenversorgung aufwenden konnte, durchschnittlich um ein Drittel zu. Diese Steigerung gründet vor allem in der Optimierung der Arbeitsumgebung durch die klar definierten Prozesse sowie der Reduktion von Rücksprachen aufgrund klarer Absprachen und Standards.
- Die Mitarbeitenden in den Abteilungen haben eine weit geringere **Arbeitsbelastung** als ihre Kontrollgruppe.
- Die **Begeisterung für** *Lean* und die Verwendung der Lean-Tools steigt im Laufe der Zeit: Je länger die Abteilung mit *Lean* arbeitet, umso mehr sind die Mitarbeitenden vom Mehrwert überzeugt und beginnen selbst, die Tools zu verwenden.

- Die **positive Wahrnehmung** des Abteilungsmanagements und der Beziehung zwischen Pflegemitarbeitenden und der Ärzteschaft ist bei den Abteilungen mit produktivem Stationsprogramm höher. Die Mitarbeitenden fühlen sich von der Geschäftsleitung und der Organisation UZA besser unterstützt.
- Schliesslich wurden in einigen Abteilungen verschiedene **Prozesse** verbessert, was einen erheblichen Einfluss auf die Patienten und das Pflegepersonal hat.

Weiterführende Literatur

Angerer A, Brand T, Drews T, Hollenstein E, Liberatore F, Rüegg K, Schmidt R, Vetterli C (2016) LHT-BOK – Lean Healthcare Transformation Body of Knowledge. Createspace

Kenney C (2008) Transforming Health Care. CRC Press Boca Raton, Florida USA

Toussaint J, Womack J (2015) Management on the Mend: The Healthcare Executive Guide to System Transformation. ThedaCare Center for Healthcare Value Appleton

Zidel TG (2012) Lean Done Right: Achieve and Maintain Reform in Your Healthcare Organization. Health Administration Press Chicago

7 Chance Neubau

Eine Lean-Bettenstation kann auch in einem existierenden Bau realisiert werden, der den neuen Arbeitsweisen nur bedingt entspricht und Mängel aufweist. Das wurde vielfach bewiesen. Man kann die Taktiken von Lean Hospital in jeder Umgebung umsetzen. In der Industrie ist es genauso. In Unternehmen, die perfekt nach Lean-Gesichtspunkten arbeiten, findet man unter Umständen Maschinen, die über vierzig Jahre alt sind. Zu behaupten, es brauche einen Neubau, um Lean Hospital zu realisieren, ist falsch. Allerdings ist der Umkehrschluss genauso unzutreffend. Ein gut geplanter Neubau kann die Umsetzung von *Lean* im Krankenhaus begünstigen. Es empfiehlt sich, bei baulichen Veränderungen oder einem Neubau, Lean-Aspekte zu berücksichtigen. In den vergangenen zehn Jahren ist um dieses Thema herum viel spezialisiertes Wissen entstanden.

Ein Neubau ist Ausdruck der Krankenhauskultur

Ein optimal konzipiertes, neu gebautes Lean Hospital hat einen positiven Einfluss auf das Patientenerlebnis, die Patientensicherheit, die Arbeitsqualität und das wirtschaftliche Ergebnis.

Doch was ist ein Lean Hospital aus baulicher Perspektive? Sind es kurze Wege für die Kaderärzte? Braucht es auf allen Stockwerken Büros, damit das Betreuungsteam nicht weit gehen muss, um administrative Aufgaben zu erledigen? Da gehen die Meinungen auseinander, Wege sind nämlich Verschwendung. Was am Ende gebaut wird, entspringt einem mentalen Konstrukt, nämlich den Annahmen, was in diesem Krankenhaus „richtig" ist.

In diesem Sinne ist ein Neubau eine Materialisierung der Krankenhauskultur. Die Personen, die in den Planungsprozess involviert sind, haben eine Vorstellung dessen, was ein Krankenhaus ist, wie es auszusehen hat und wie es organisiert sein muss. Jeder Einzelne hat ein Idealbild im Kopf und im täglichen Austausch untereinander wird dieses Bild geschärft. Die Pflegefachperson sagt vielleicht: „Unser Stationszimmer muss unbedingt grösser sein." Der Oberarzt hätte gerne einen zusätzlichen und besser ausgestatteten Rapportraum für die Tumorkonferenz. Was man sagen kann: Ihr Idealbild ist geprägt von den Mängeln der aktuellen Situation. Das ist keine gute Ausgangslage für einen Neubau, der in, sagen wir, sieben Jahren bezogen wird und anschliessend für vierzig Jahre seinen Dienst tun muss. Dennoch kann man bei der Entwicklung des Baus nicht auf die Mitarbeitenden verzichten, die heute da sind. Innovationen sind nur möglich, wenn sie von den Betroffenen getragen werden. Sie müssen im Entwicklungsprozess einbezogen werden.

Ein Krankenhaus, dessen Design nach Lean-Gesichtspunkten entwickelt wurde, sieht erheblich anders aus, als eines, das in einem traditionellen Planungsprozess entstanden ist. Ein Lean Hospital ist das Ergebnis eines organisationalen Lernprozesses und nicht die Kopie von Vorbildern aus Skandinavien, den Niederlanden oder den USA. Es folgt den Bedürfnissen der Patienten und der Mitarbeitenden und hilft, dass die Leistungserbringung „funktioniert". Das funktionale Design macht Aussagen dazu, wie im zukünftigen Neubau gearbeitet werden soll, welches die Funktionen von Räumen sind und in welcher Beziehung diese zueinanderstehen. Ein Lean Hospital bricht mit Traditionen. Das lässt sich am Beispiel des Patientenzimmers gut illustrieren.

Traditionelles Verständnis des Patientenzimmers

Der Kern einer Bettenstation ist das Patientenzimmer. Hier findet die eigentliche Arbeit statt.

In einem traditionellen Verständnis ist das Patientenzimmer der Ort, wo sich der Patient erholt. Etwas überspitzt könnte man sagen: Hier liegt der Patient, weil er noch nicht nach Hause gehen kann. Man wartet ab, bis es soweit ist. Ausser, dass

Traditionelles Verständnis des Patientenzimmers

man ihm zu Essen gibt, die Medikamente verabreicht und vielleicht noch eine Wunde versorgt, passiert mit diesem Patienten nichts mehr. Er schaut fern, liest und isst. Natürlich muss er auch zur Toilette und zur Dusche. Grundsätzlich spielt es keine Rolle, wie viele Patienten in diesem Zimmer liegen. Es könnten vier oder acht sein – acht wäre am effizientesten und einfachsten. Weil aber die Patienten Komfortansprüche stellen, baut man in Europa hauptsächlich Zweierzimmer. Damit der Neubau nicht zu teuer wird, darf die Stellfläche im Zimmer nicht allzu gross sein. Sechs bis acht Quadratmeter müssen für einen Patienten reichen. Da kann man noch gut ums Bett herumgehen und den Patienten im Bett aus dem Zimmer fahren.

Das Vorbild für dieses Patientenzimmer ist das Hotelzimmer. Damit die Reinigungskraft effizient arbeiten kann, ist die Nasszelle gleich beim Eingang verortet. Da muss sie nicht weit gehen und hat den Reinigungswagen nahe bei sich. Was dabei vergessen geht: Viele Patienten stürzen auf dem Weg zum Badezimmer, wenn sie sich auf unsicheren Beinen dreimal um die Ecke auf die Toilette begeben. Obwohl es aus Patientensicht unerlässlich ist, einen direkten Zugang zum Badezimmer zu haben, werden selbst noch heutzutage Bettenhäuser hochgezogen, die dieses fundamentale Prinzip missachten.

Pflegebedürftigere Patienten werden vom Patientenzimmer aus in Behandlungen geholt und wieder zurückgebracht, meistens im Bett. Weil wenig Platz vorhanden ist, muss man hin und her zirkeln – Rollatoren, Utensilien und Gehstockständer sind die Hindernisse. Aus einer Prozessperspektive heraus betrachtet ist dieses Patientenzimmer ein Lager. Ein Charakteristikum dieses Konzepts ist die Menge an Patiententransporten, die täglich notwendig sind, um den Betrieb am Laufen zu halten. Die „Transportmitarbeiter" eines mittelgrossen Krankenhauses schieben täglich Patientenbetten über eine Distanz von 270 Kilometern. Dass das nicht besonders *Lean* ist, leuchtet jedem Laien ein.

Die mangelhafte Abstimmung von Infrastruktur und Prozessen ist bei der Arbeit aller Berufsgruppen ersichtlich. Ein Beispiel: Auf einer Zweibettzimmer-Station gibt es eine Kaffeemaschine in der Küche der Etage. Jeder Kaffee wird – ganz im Sinne des Patienten – einzeln auf Wunsch und heiss serviert. Wer dieser Hotelleriefachkraft jedoch eine Stunde folgt, hat sein tägliches Pensum an 10'000 Schritten schon fast zur Hälfte erfüllt.

7 Chance Neubau

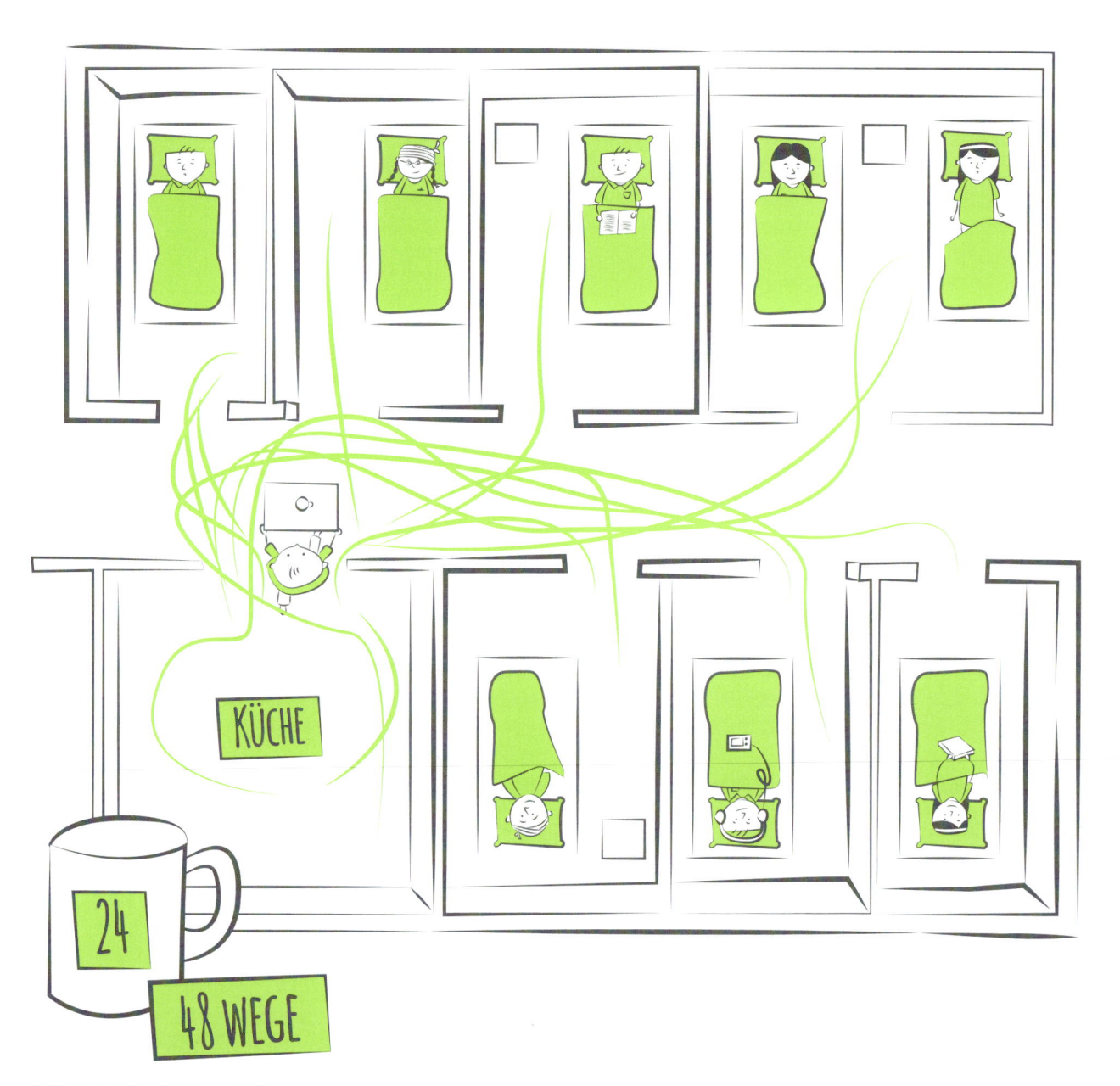

Abb. 56 24 heisse Kaffees, 48 Wege

Der Krankenhausbau hinkt der Entwicklung der Medizin hinterher

Was heute mehrheitlich gebaut wird, sind Bettenhochhäuser mit Zweibettzimmern. Ein Stockwerk dieses Bettenhochhauses entspricht einer Bettenstation. Pro Stockwerk sind rund 20 bis 24 Patientenzimmer realisiert, wobei einige davon Einbettzimmer sind. Die Kapazität einer solchen Bettenstation liegt bei 36 bis 40 Betten, was als wirtschaftlich optimal gilt. Die Patientenzimmer haben seit 1970 denselben Grundriss: Eine Nasszelle gleich beim Eingang und daran anschliessend zwei Betten quer zum Durchgang.

Die Medizin hat sich seit 1970 rasant weiterentwickelt. Damals entstanden viele der Krankenhausneubauten, die nun ersetzt werden. Die Behandlungsmöglichkeiten haben sich in einem Ausmass verbessert, das nicht absehbar war. Das Krankenhaus als bauliches Konstrukt hat sich dagegen kaum verändert. Das gilt speziell für das Patientenzimmer und die Bettenstationen. Es sind primär die Patienten, die lange Wege zurücklegen müssen. Doch auch die Ärzteschaft und die Pflege sind ständig unterwegs. Das sind Symptome für die Unzulänglichkeiten der heutigen Krankenhausorganisation. Das System Krankenhaus wird sich in den kommenden Jahren umfassend erneuern. Die Krankenhaus-Medizin entwickelt sich zu einem komplexen System, das sehr hohe Anforderungen an die Betreiber stellt. Die Krankenhäuser reagieren darauf und befinden sich in einem Transformationsprozess. Die Konsequenz: Man wird darauf bestehen, zuerst zu klären, wie zukünftig im Krankenhaus gearbeitet werden soll, und erst danach sollen sich die Architekten an die Arbeit machen.

Das Prinzip „Form follows Function" ist in der Architektur seit etwa 1930 bekannt. Die Ursprünge gehen auf den amerikanischen Architekten Louis Sullivan zurück. Seine Forderung war, der Architekturentwurf müsse aus der Funktion heraus erfolgen, also von innen nach aussen. Seither wurde das Konzept weiterentwickelt. Krankenhausplaner in den USA erweitern „Form follows Function" um drei Aspekte. Die Funktion ergibt sich aus den Wertströmen (den Prozessen) und diese wiederum aus der Strategie. Die Strategie sagt, welcher Mehrwert für den Patienten geschaffen werden soll. Es ist wichtig zu verstehen, dass alle Entscheidungen, die in einem Bauprojekt gefällt werden, auf Werthaltungen basieren. Diese transparent zu machen, ist ein wichtiger Schritt im Hinblick auf den kulturellen Wandel, der mit jedem Neubau eingeleitet werden sollte.

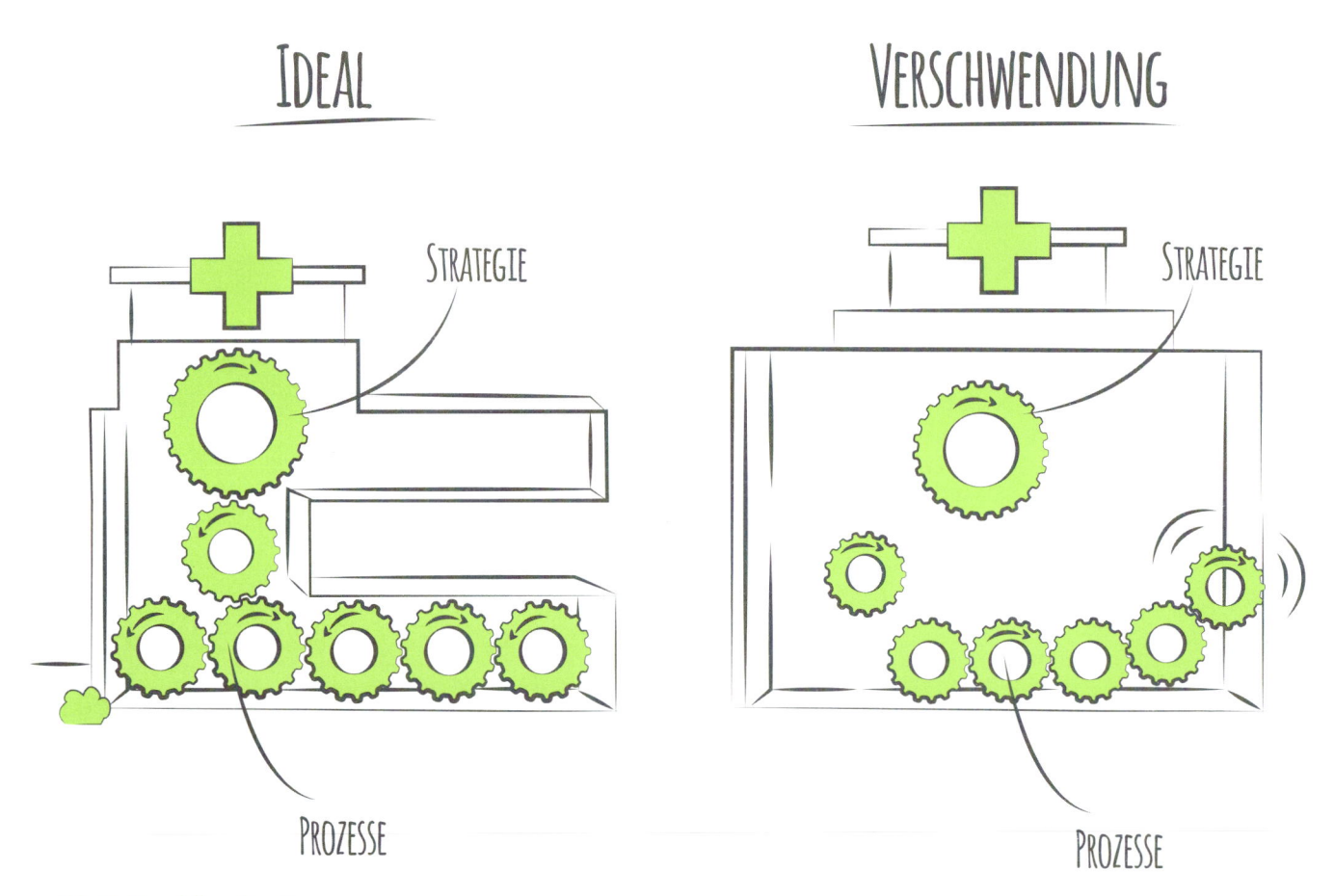

Abb. 57 Form follows Function

Aus der Philosophie „Form follows Function" hat sich über viele Jahre das Konzept „Integrated Facility Design" entwickelt, das die vier Dimensionen des Eskalationsmodells unten vereint. Es ist ein Ansatz, der in den USA bereits Standard und in Europa auf dem Vormarsch ist.

- **Stufe 1: „Form follows Function"**: Die Form folgt der Funktion. Im Krankenhaus haben die einzelnen Räume unterschiedliche Funktionen. Diese stehen in einem gegenseitigen Austauschverhältnis. Nicht jeder Raum ist gleich wichtig. Es gibt Räume, die viele Funktionen in sich vereinen und um die herum die anderen Räume zudienende Funktionen wahrnehmen. Im stationären Bereich ist das Patientenzimmer der funktional wichtigste Raum. Hier geschieht die Arbeit am Patienten. Zum Patientenzimmer gibt es die meisten Abhängigkeiten, zum Beispiel durch wertunterstützende Aufgaben. Wer versteht, was im Patientenzimmer geschieht, wird später einen guten Entwurf entwickeln.

- **Stufe 2: „Function follows Process"**: Die Funktion ergibt sich aus den Prozessen beziehungsweise in der Lean-Sprache den Wertströmen. Die Funktionen, die das Patientenzimmer erfüllen muss, ergeben sich aus den Leistungen, die zum Patienten fliessen. Durch die Flussperspektive ergibt sich ein ganzheitliches Verständnis des Geschehens im und um das Patientenzimmer. Es ist einfacher zu klären, was im Patientenzimmer geschieht und was ausserhalb. Die zweite Stufe wird von vielen amerikanischen Krankenhäusern vorbildlich praktiziert. Vorreiter ist hier das Virginia Mason Medical Center in Seattle.
- **Stufe 3: „Process follows Strategy"**: Die Prozesse sind eng verbunden mit der Strategie. Streng genommen geschieht Strategieumsetzung mittels Prozessgestaltung. Diese dritte Stufe leitet sich aus dem Business Engineering Modell der Universität St. Gallen ab. Die Idee dahinter ist, dass der Bau einen Beitrag zur Zielerreichung des Krankenhauses leistet. Ein gut konzipierter Bau erlaubt patientengerechte und effiziente Prozesse. Wer einfach nur baut, weil jetzt ein neues Krankenhaus her muss, verpasst Chancen. Das hat weitreichende Konsequenzen für die Zukunft des Krankenhauses. Die Klinikneubauten der zum DaVita- Konzern gehörenden Everett Clinic sind stark strategiegetrieben. Am Standort „Smokey Point" erwirtschaftet die Klinikkette einen EBIT von über 25 Prozent gegenüber 4 bis 5 Prozent an den anderen Standorten. Was dort entstanden ist, gilt als wegweisend für ambulante Zentren in den USA. Das zeigt: Jeder Neubau benötigt einen Auftrag, der aus der Strategie abgeleitet ist.
- **Stufe 4: „Strategy follows Value"**: Jeder Strategie zugrunde liegt ein Bekenntnis zu den eigenen Werten und dem Grundauftrag (Mission) des Krankenhauses. Unter dem Titel „wertorientiertes Management" wurde dazu viel publiziert. Pragmatiker aus der Führungsetage von Krankenhäusern mögen das für Zeitverschwendung halten. Es sei daran erinnert: Krankenhausbauten sind Manifestationen der Unternehmenskultur. Es macht einen Unterschied, ob bei der Konzeption eines Neubaus die Kaderärzte zuerst kommen oder die Patienten.

Die Motive, ein Krankenhaus zu bauen, sind sehr unterschiedlich. Manchmal will man sich die Denkarbeit sparen, indem man sagt: Die Infrastruktur ist veraltet, jetzt muss ein Neubau her. Die heute bestehenden Probleme werden im Neubau von alleine verschwinden.

In Bauprojekten gibt es einen unglaublichen Drang, möglichst schnell zu bauen. Planer und Bauunternehmer üben Druck aus, die Deadlines sind eng. Für konzeptionelle Überlegungen bleibt wenig Zeit. Die Strategie des Neubaus und dessen Ziele müssen vorliegen, ebenso die Prozesse und das funktionale Design. Das sind Dinge, die dem Ersteller nicht besonders wichtig sind, dem Besteller und späteren Betreiber aber sehr wohl. Es gibt eine einfache Regel: Bevor nicht geklärt ist, welche Ziele ein Neubau erfüllen soll und wie im künftigen Krankenhausneubau gearbeitet werden soll, dürfen die Planer keinen Strich zeichnen. Wer diese eine Regel befolgt, wird am Ende bessere Bauten erhalten.

Das „Warum?" eines Krankenhausneubaus kommt an erster Stelle. Neubauten können unterschiedliche strategische Ziele verfolgen. Die beiden wichtigsten Ziele sind: Das Patientenerlebnis und die Patientensicherheit müssen durch den Bau messbar verbessert werden. Wer diesem Prinzip nachlebt, stellt fest, dass daraus eine Reihe weiterer Ziele folgt. Ein Krankenhaus kann durch einen Neubau seine Produktionskosten signifikant senken. Fachleute sprechen von mindestens 15 bis 20 Prozent. Doch es führt kein direkter Weg zu den vielbeschworenen „schlanken Prozessen". Diese ergeben sich aus einem funktionalen Design, das sich konsequent an den Bedürfnissen der Patienten ausrichtet. Wer mit Patienten arbeitet, stellt fest: Es geht hier nicht um Luxus, sondern um Sicherheit und Funktionalität. Patienten wollen einfache, pragmatische Lösungen. Sie hassen Komplexität, speziell im Krankenhaus. Aus dieser radikalen Einfachheit heraus ergeben sich die schlanken Prozesse.

Funktionale Anforderungen an das Patientenzimmer der Zukunft

Das traditionelle Patientenzimmer, das oben beschrieben wurde, hat Vorteile, aber auch viele Nachteile. Es gibt Versuche, das traditionelle Patientenzimmer zu optimieren. Das ist aber nicht der richtige Ansatz. Die Frage ist nicht primär, welche Schwächen das traditionelle Patientenzimmer hat. Entscheidend ist der Blick nach vorne. Im Fokus stehen die funktionalen Anforderungen, die sich in der Zukunft ergeben. Man baut nicht für die nächsten fünf, sondern für die nächsten vierzig Jahre. Das Patientenzimmer vereint Kernfunktionalitäten des Krankenhauses und sollte deshalb sorgfältig konzipiert werden.

Doch zunächst einmal geht es um die Einbettung des Patientenzimmers in das funktionale Geschehen des Krankenhauses. Ein Krankenhaus ist auch ein Produktionsbetrieb. Der grösste Unterschied zu einem industriellen Produktionsbetrieb ist, dass hier nicht etwas für den Kunden hergestellt wird, sondern mit dem Kunden. Der Kundenpatient ist sogar Mitproduzent der Leistungen. Eine gesundheitliche

Prinzip Nr. 1: Bringe alle Leistungen zum Patienten.

Verbesserung tritt nur ein, wenn Körper und Geist des Kunden mitspielen. Das Patientenzimmer ist deshalb ein Ort der Interaktion zwischen dem Patienten und seinem Behandlungsteam. Unter einer Lean-Perspektive wird der Aufenthalt im Krankenhaus als kontinuierlicher Fluss von Leistungen gesehen, der vor dem Eintritt beginnt und nach dem Austritt endet. Eine Konsequenz dieser Sichtweise ist, dass die Aufenthaltsdauern für Patienten möglichst kurz sein sollen. Das hat einen positiven Nebeneffekt: Die Durchlaufzeit ist die wichtigste Kennzahl für die Effizienz eines Krankenhauses. Patienten ziehen die gewohnte Umgebung der Krankenhausumgebung vor. Zudem ist die Infektionsgefahr in Krankenhäusern viel höher als Zuhause.

Bei der Entwicklung des funktionalen Designs eines Patientenzimmers werden Lean-Prinzipien (wie in Kapitel 3 beschrieben) angewendet und für das Design des Neubaus übersetzt. Die Prinzipien bilden die Rahmenbedingungen für die Gestaltung des Neubaus. Nachfolgend ist die Übersetzung von zwei Prinzipien beispielhaft beschrieben.

Prinzip Nr. 1: Bringe alle Leistungen zum Patienten.

Das ist eine der zentralen Forderungen aus dem „Future Hospital Report" des Royal College of Physicians in London, der im September 2013 erschien. Sobald der Patient im Patientenzimmer angekommen ist, soll er von dort nicht mehr bewegt werden. Das hat weitreichende Konsequenzen auf die Funktionalität des Patientenzimmers. Alle Leistungen kommen zum Patienten bedeutet, hier wird der Behandlungsplan entwickelt und besprochen. Hier wird der Patient untersucht und behandelt, hier wird er gepflegt, hier wird er mit allem versorgt, was er braucht. Zu Ende gedacht bedeutet das, dass die Arbeitsplätze des Behandlungsteams ans Patientenbett verlegt werden. Auf einer Abteilung mit 40 Einbettzimmern bedeutet das 40 Arbeitsplätze für Ärzteschaft und Pflege beim Patienten, aber fast keine Büros mehr. Das Prinzip „Alle Leistungen ans Patientenbett" setzt voraus, dass das ärztliche und pflegerische Personal über die benötigten Informationen, das passende Material und die richtigen Geräte am „Point of Care" verfügt. Gleichzeitig verschiebt sich der Fokus von den Baukosten zu den Betriebskosten. Es gibt übrigens namhafte Studien, welche die wirtschaftliche Überlegenheit von Einbettzimmern gegenüber Mehrbettzimmern belegen.[24]

---

24 Chaudhury H (2004) The Use of Single Patient Rooms versusMultiple Occupancy Rooms in Acute Care Environments. SimonFraser University

Alle Leistungen zum Patienten heisst auch: Die Therapieeinheiten finden auf der Station und im Patientenzimmer statt. Dies bedingt, dass genügend Platz vorhanden ist, in dem sich die Patienten sicher bewegen können. Die orthopädische Klinik am Virginia Mason Hospital in Seattle hat hier ein gutes Anschauungsbeispiel geschaffen.

Beispiel: Orthopädische Bettenstation des Virginia Mason Medical Center

Im 2011 eröffneten Jones Pavillon realisierte das Virginia Mason Medical Center in Seattle mittels Integrated Facility Design und einer starken Orientierung an Lean-Gestaltungsprinzipien eine orthopädische Bettenstation, die Experten aus der ganzen Welt begeistert. Die Einzelzimmer verfügen über sämtliche Einrichtungen, die für die Betreuung der Patienten benötigt werden. Das Prinzip, alle Leistungen zum Patienten zu bringen, wurde hier vorbildlich umgesetzt. In jedem Patientenzimmer befindet sich eine Arbeitsstation zur Dokumentation und Überwachung des Patienten. Die Pflegemitarbeitenden arbeiten in Sektoren und haben Arbeitsplätze sehr nah an den Patientenzimmern, vergleichbar mit den dezentralen Überwachungsarbeitsplätzen einer Abteilung für Intensivmedizin. In jedem Patientenzimmer ist eine Übernachtungsmöglichkeit für die Angehörigen vorgesehen. Die Einzelzimmer sind so gestaltet, dass die Patienten aus dem Bett in wenigen Schritten in die Nasszelle gehen können. Weil sie nicht um die Ecke müssen, sinkt das Sturzrisiko. Die Physiotherapie findet im Patientenzimmer, im Korridor oder in einem Physiotherapieraum auf der Station statt. Die Patienten werden auf ihrem Weg zur Genesung intensiv betreut, drei bis vier Trainingseinheiten pro Tag sind die Norm. Entsprechend niedrig liegt die Aufenthaltsdauer, bei rund 52 Stunden.

Der Grundriss der Station verabschiedet sich vom Schlauchdesign vieler Bettenstationen und setzt auf einen rechteckigen Aufbau: Alle rückwärtigen Bereiche wie Ausgüsse, Material- und Medikamentenversorgung sind in der Mitte angeordnet. Es gibt keine Stationsbüros, dafür ausreichend Platz für Teambesprechungen und Besprechungen mit Patienten und deren Angehörigen. Letztere finden auch ein sogenanntes „Family Resource Center" vor, in das sie sich zurückziehen können oder die Anschlussbetreuung mitorganisieren können. Auf die Trennung der Flüsse wurde viel Wert gelegt. Besucher, Personal, Patienten- und Materialtransporte überschneiden sich nie – das sorgt für Ruhe im Tagesbetrieb. Konsequent getrennt ist auch der Flur: Die eine Hälfte ist den Patienten vorbehalten, zum Beispiel für Gehtraining. Sämtliche Material- und Büroplätze konzentrieren sich auf der anderen Seite des Flurs. Man spricht in diesem Zusammenhang vom „On-Stage/Off-Stage-Prinzip", das von Disney übernommen wurde. Bereiche, in denen Patienten oder Angehörige unterwegs sind, werden von den Bereichen getrennt, in denen Mitarbeitende unterwegs sind.

Abb. 58 Grundriss Lean-Bettenstation

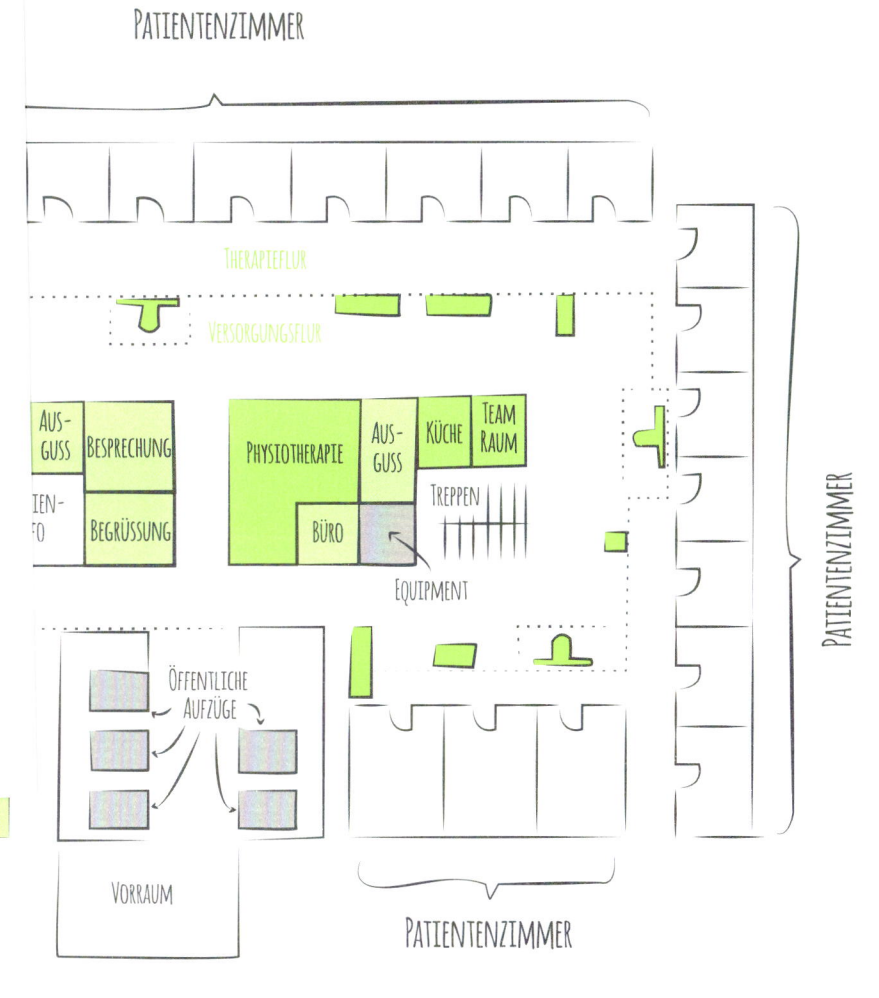

Prinzip Nr. 2: Gib dem Patienten, was er jetzt braucht.

In einem Lean Hospital stehen die Bedürfnisse des Patienten an erster Stelle. Deshalb ist es auch der Patient, der eine Leistung und damit den Fluss aller nachfolgenden Leistungen auslöst. Damit dieses „Just-in-Time"-Prinzip – also genau dann, wann der Patient eine Leistung braucht – für das Behandlungsteam und die Supportbereiche im Alltag machbar wird, folgt die Leistungserbringung einem Takt. Auf diesen Takt sind die übrigen Flüsse wie Verbrauchsmaterial, Medikamente, Informationen, Wissen, Geräte, Weiterbildung und Forschung abgestimmt und werden „Just-in-Time" zum Patienten geleitet. Die beschriebenen Komponenten der Lean-Bettenstation wie zum Beispiel die „Flow Station" oder die „Schichtübergabe am Bett" unterstützen diese neuen Arbeitsweisen. In einem Neubau unterstützt die Infrastruktur diese Arbeitsweisen, und es ist alles viel einfacher zu realisieren. Für das Patientenzimmer bedeutet das, dass die Leistungen möglichst beim Patienten oder in dessen Nähe erbracht werden. Dieses Prinzip impliziert ein wesentlich dezentraleres Arbeitsmodell. Die Definition von „Zellen" oder „Bereichen" auf der Station hilft dabei, die Realität der Patientenbetreuung abzubilden: Heute ist eine Pflegefachkraft für acht bis zwölf Patienten zuständig, eine räumliche Teilung kommt diesem Umstand entgegen. Ein gutes Beispiel ist der kommende Neubau des Rigshospitalet in Kopenhagen: Dort ist die Bettenstation in 8er-Zellen gegliedert, mit patientennahen Versorgungs- und Arbeitsstützpunkten. Das dezentrale Modell birgt viele Vorteile: Patienten sind zufriedener, da die Zuständigkeiten auch räumlich klar definiert sind und die Reaktionszeiten der Pflege sich verkürzen. Ihre Angehörigen sind auch besser in der Lage, das zuständige Personal zu identifizieren. Pflegende, die primär in ihrem Bereich arbeiten, beschreiben ihre Arbeitsabläufe als fokussierter.

Die Betreuungsteams sollen autonom arbeiten und ihren Arbeitsplatz – zum Beispiel in Form einer mobilen Pflegestation – immer dabei haben. Weiter muss es für die Mitarbeitenden einfach sein, sich mithilfe von visuellen Signalen orientieren zu können. Das ist eine Voraussetzung, um schnell auf die Patientenbedürfnisse reagieren zu können.

IFD – „Integrated Facility Design"

Tab. 1 Übersetzung der Lean-Prinzipien für den Neubau einer Bettenstation (Beispiele)

Lean-Prinzip	Umsetzung im Bau
Bringe alle Leistungen zum Patienten.	alle Leistungen am Patientenbett/im Patientenzimmer erbringen
Gib dem Patienten, was er jetzt braucht.	mobiles Arbeiten und klare Zuständigkeiten getrennte, unidirektionale Flüsse
Schliesse die Arbeit bei einem Patienten ab, bevor du zum nächsten gehst (One-Piece-Flow).	alle Dinge am Ort der Nutzung zur Verfügung stellen Möglichkeit und Platz für Soforterledigung
Arbeite mit Standards als Ausgangspunkt der Verbesserung.	Standardisierung der Raumtypen, Reduktion unnötiger Variation Reserve für flexible Nutzung oder Wachstum bereithalten
Mache das Geschehen sichtbar.	hohe Sichtbarkeit, viel transparente Materialien
Versuche, Spitzenbelastungen zu vermeiden.	Infrastruktur, die sich nachfragegerecht ausdehnen und zusammenziehen kann
Nutze Technologien zur Vereinfachung.	Einsatz von Robotern Einsatz von Lokalisierungstechnologien
Arbeite im oberen Drittel deiner Qualifikation.	qualifikationsgerechter Arbeitseinsatz und Teammedizin Reduktion von Wegen (Frequenz und Distanz)
Führe transparent und tagesaktuell.	Raum für Tagesmanagement, hohe Transparenz

IFD – „Integrated Facility Design"

Integrated Facility Design (IFD) ist ein moderner Ansatz für die Planung von Neu- und Umbauprojekten. Durch IFD entstehen tragfähige Lösungen, die patientenzentriert, wirtschaftlich, sicher und einfach zu handhaben sind.

7 Chance Neubau

BESTELLER

VORBEREITUNG | MAKRO-DESIGN / MIKRO-DESIGN | BO-HANDBUCH | VORBEREITUNG INBETRIEBNAHME | GO-LIVE NEUBAU

INTEGRATED FACILITY DESIGN (IFD) | FOLLOW-UP IFD / CHANGE MANAGEMENT

BUILDING INFORMATION MODELING (BIM)

INTEGRATED PROJECT DELIVERY (IPD)

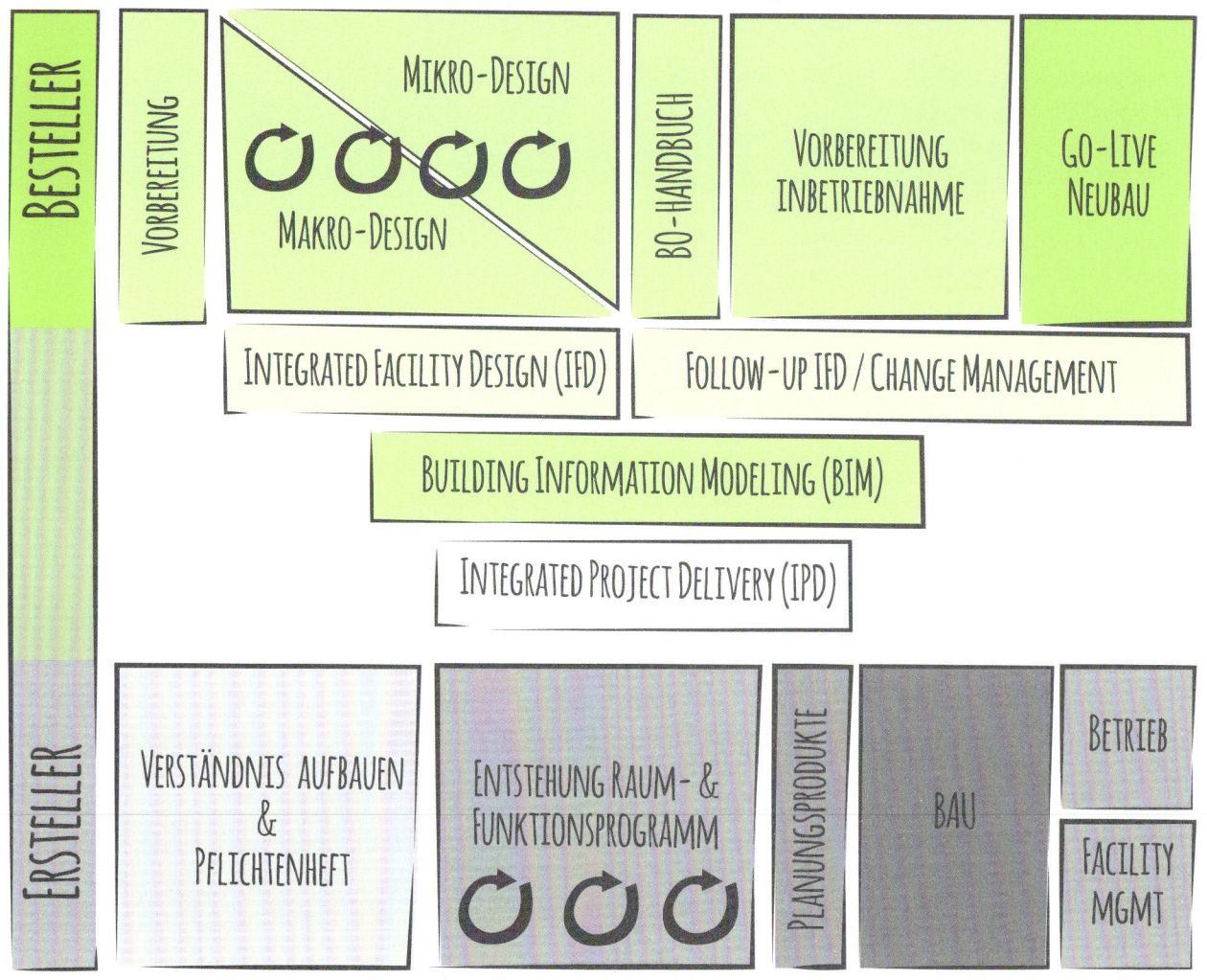

ERSTELLER

VERSTÄNDNIS AUFBAUEN & PFLICHTENHEFT | ENTSTEHUNG RAUM- & FUNKTIONSPROGRAMM | PLANUNGSPRODUKTE | BAU | BETRIEB / FACILITY MGMT

Abb. 59 Integrated Facility Design

IFD – „Integrated Facility Design"

„Integriert" bedeutet, dass die Anspruchsgruppen des Neubaus in allen Phasen des Entwicklungsprozesses in das Geschehen mit einbezogen sind. Neu daran ist, dass die Rückmeldungen von Patienten und Angehörigen systematisch eingeholt werden. Obschon viele Mitarbeitende und Planer bereits einmal Patienten waren, vergisst man schnell, wie es auf der anderen Seite ist. IFD ist ein strukturiertes Verfahren, das die Erfahrungen spezialisierter Spitalplanungsunternehmen mit Lean-Hintergrund systematisiert nutzt. In den vergangenen zehn Jahren wurde IFD durch die Methode „Design Thinking" ergänzt. Ein Pionier in der Anwendung von „Design Thinking" im Rahmen von IFD ist der Gesundheitskonzern Kaiser Permanente in Oakland, Kalifornien. Aufgrund verschärfter Anforderungen zur Erdbebensicherheit von Krankenhäusern musste Kaiser Permanente innerhalb weniger Jahre mehrere Dutzend Krankenhäuser durch Neubauten ersetzen. Der Gesundheitskonzern nutzte diese Chance, um für Patienten und Angehörige Mehrwert zu schaffen. Im Garfield Innovation Center wurden Simulationsumgebungen geschaffen. In vielen Lernschlaufen wurden hier die Grundlagen für das Design von 34 neuen Krankenhäusern entwickelt. Eine der letzten Innovationen war die Entwicklung einer Micro-Klinik, die in einen Standardslot von Shoppingmalls hineinpasst. Das Ziel war, in der wohnortnahen Versorgung maximalen Mehrwert für Patienten zu schaffen. Die Micro-Klinik ist ein wichtiger Baustein in Kaiser Permanentes Vision einer lückenlosen Versorgungskette.

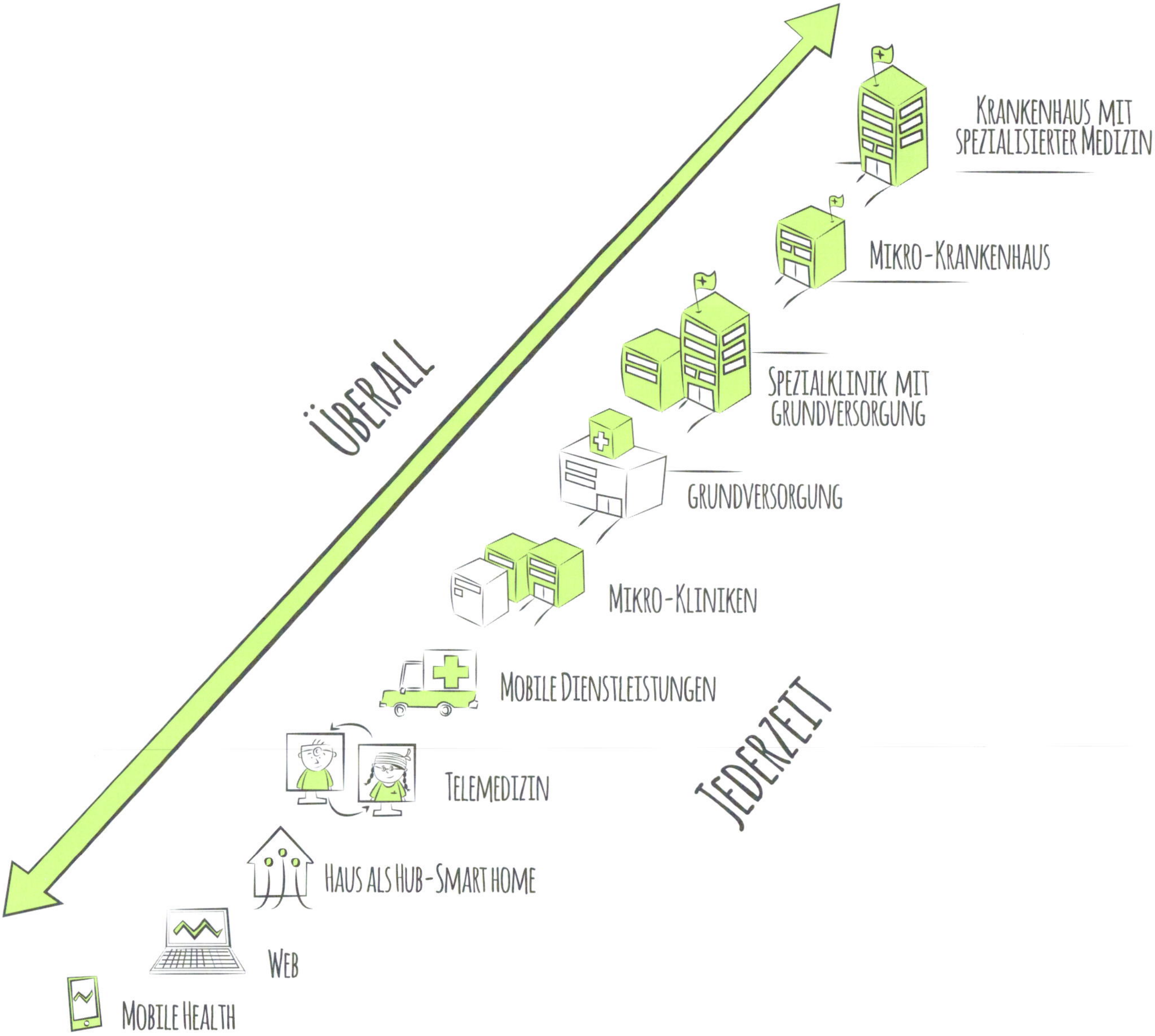

Abb. 60 Versorgungskette Kaiser Permanente

Integrated Facility Design kennt viele Ausprägungen. Es lohnt sich, möglichst früh in einer Simulationszone zu arbeiten. Dort werden die neuen Arbeitsweisen mit Patienten, Angehörigen und Mitarbeitenden entwickelt und getestet. Es wird gemeinsam definiert, wie in Zukunft gearbeitet werden soll. Daraus entstehen die Anforderungen an den Neubau. So erarbeiten sich die Mitarbeitenden bereits vor dem Bezug des Neubaus das Wissen, wie zukünftig gearbeitet werden soll.

Diese fünf Punkte müssen im Planungsprozess bestimmt werden:

1. Das „Weshalb": Warum bauen wir neu?
2. Die Strategie: In welchen Zieldimensionen verbessern wir uns mit diesem Gebäude?
3. Das Angebot: Welche Leistungen werden wir in diesem Gebäude anbieten?
4. Der Wertstrom: Wie werden wir arbeiten?
5. Die 9 Flüsse der Medizin: Was werden wir dazu brauchen?

Die Antworten zu diesen fünf Fragen geben viele Dinge vor. Wer denkt, er könne diese Fragen später beantworten, irrt. Der Handlungsspielraum fehlt dann nämlich. Die Lean-Denkweise funktioniert auch im Krankenhausbau: Wer wichtige Entscheide auf später vertagt und die Anpassungen dann teuer bezahlt, verschwendet Zeit und Geld. Wer nicht daran arbeitet, die wertschöpfende Fläche der künftigen Bauten zu maximieren, der baut bis zu 20 Prozent mehr Volumen und giesst die heutige Verschwendung in Beton.

Weiterführende Literatur

Grunden N, Hagood C (2012) Lean-Led Hospital Design: Creating the Efficient Hospital of the Future. CRC Press Boca Raton, Florida USA

8 Lean-Bettenstation – der neue Standard

Der Strukturwandel ist in vollem Gange

Das Krankenhaus ist einer der grössten Kostenverursacher des öffentlich finanzierten Gesundheitswesens. Eigentlich ist allen klar: Was wir hier tun, ist finanziell nicht tragbar, weder jetzt noch langfristig. Das gilt nicht nur für die Schweiz, sondern auch für alle anderen europäischen Länder. Die Schweiz schert etwas aus, weil hier die Zufriedenheit mit dem Gesundheitswesen ungewöhnlich hoch ist und das Land bei der Kostenentwicklung etwas Terrain gut gemacht hat. Trotzdem stieg in den letzten zehn Jahren die Beschäftigung im Gesundheitswesen fast fünfmal schneller als beim Rest der Wirtschaft. In den USA ist die Situation dramatisch. Dort sind nicht nur die Kosten im Verhältnis zum Bruttoinlandprodukt am höchsten, sondern auch die Unzufriedenheit ist besonders ausgeprägt. Krankenhäuser haben vielerorts Anstrengungen unternommen, um ihre Kosten zu senken. In Deutschland hat man so lange beim Pflegepersonal gespart, bis Engpässe entstanden. Derzeit ist die Anzahl Patienten pro Pflegeperson in deutschen Krankenhäusern so hoch, dass die Überlastung zur Norm geworden ist und die Aufenthaltsdauern wieder steigen. Die Ergebnisse sind ernüchternd. Die Politik scheint aktiv zu sein, ist aber bei genauem Hinschauen hilflos. Die Wirkung der vielen Massnahmen ist bescheiden. Die Kosten werden weiter steigen, weil sie von der Nachfrage und dem technologischen Fortschritt getrieben sind.

8 Lean-Bettenstation – der neue Standard

Neben der Kostenfrage gibt es einige parallel verlaufende Entwicklungen, die für das Krankenhaus herausfordernd sind. Weil es viele auf einmal sind, spricht man von einem Strukturwandel. Diese zehn Trends werden das Krankenhaus in den kommenden Jahren besonders herausfordern.

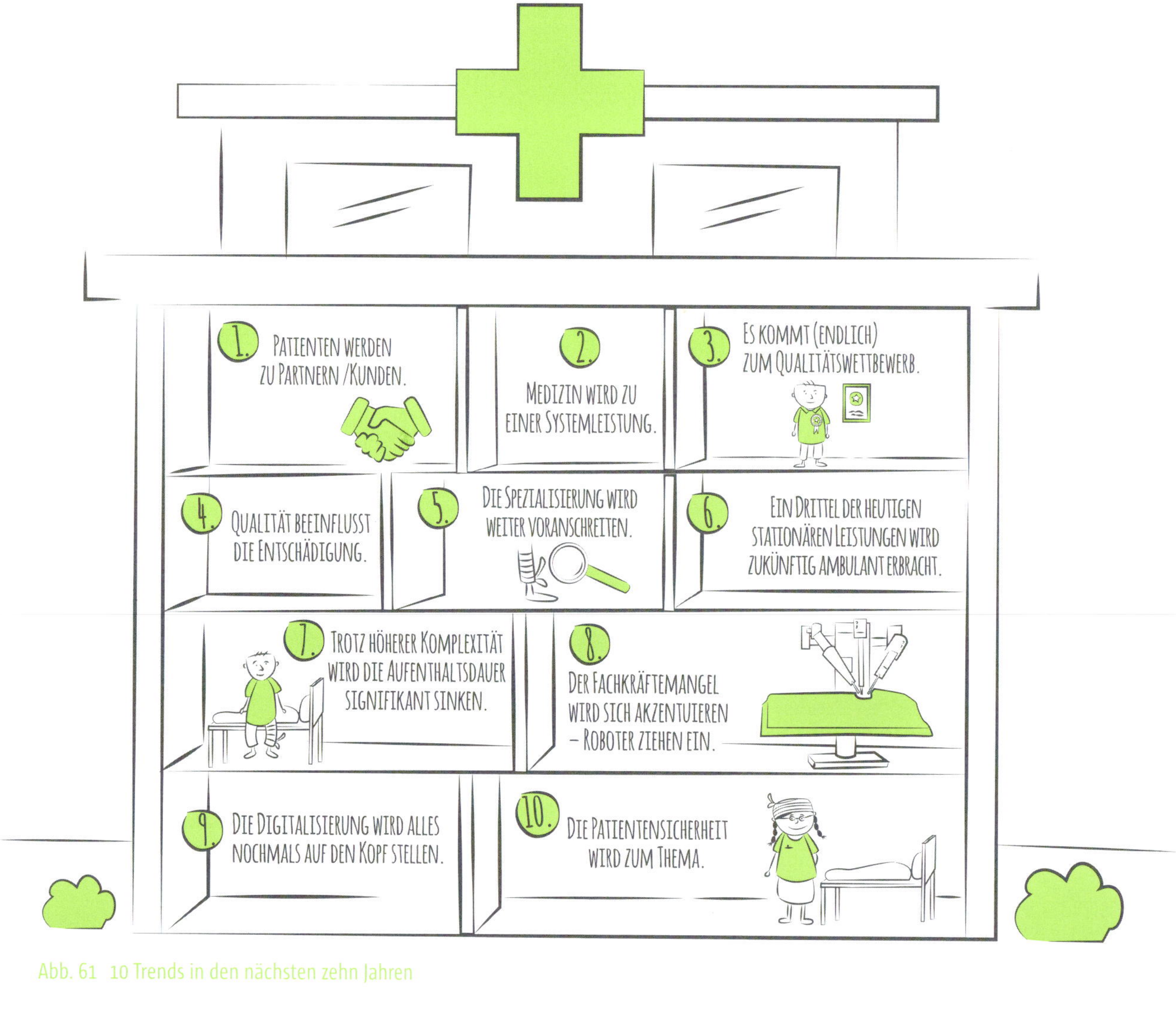

1. Patienten werden zu Partnern / Kunden.
2. Medizin wird zu einer Systemleistung.
3. Es kommt (endlich) zum Qualitätswettbewerb.
4. Qualität beeinflusst die Entschädigung.
5. Die Spezialisierung wird weiter voranschreiten.
6. Ein Drittel der heutigen stationären Leistungen wird zukünftig ambulant erbracht.
7. Trotz höherer Komplexität wird die Aufenthaltsdauer signifikant sinken.
8. Der Fachkräftemangel wird sich akzentuieren – Roboter ziehen ein.
9. Die Digitalisierung wird alles nochmals auf den Kopf stellen.
10. Die Patientensicherheit wird zum Thema.

Abb. 61 10 Trends in den nächsten zehn Jahren

a) Patienten werden zu Kunden und Partnern.

Es gibt eine Debatte, ob Patienten gleichzeitig Kunden sind. Wenn man bei Patienten nachfragt, ist der Fall klar: Sie wünschen, dass man ihnen wie Kunden, das heisst auf Augenhöhe begegnet. Sie wünschen sich Respekt und Aufmerksamkeit. Sie sehen sich auch als Partner im Behandlungsprozess. Im Krankenhaus gibt es Kräfte, die den Bedürfnissen von Patienten mit Widerstand beggnen. Doch der gesellschaftliche Wertewandel wird vor den Pforten der Krankenhäuser höchstens eine kurze Pause einlegen. Patienten werden sich als Kunden und Partner definieren, unabhängig davon, was Standesvertreter darüber denken.

Wie jeder andere gesellschaftliche Wandel geschieht er nicht plötzlich, sondern schleichend. Kunden wie Partner kann man dadurch charakterisieren, dass sie ihre Bedürfnisse artikulieren und erwarten, dass man darauf eingeht. Wer das nicht tut, wird die Konsequenzen zu tragen haben. Kunden wählen ihr Krankenhaus. Sie reden offen über ihren Krankenhausaufenthalt. Wenn sie unzufrieden sind, erzählen sie ihre Geschichte in ihrem Bekanntenkreis häufiger weiter, als wenn sie zufrieden sind. Kundenpatienten sehen das Krankenhaus kritisch. Sie fordern ein.

Wo stehen wir bezüglich der Partnerschaft mit Patienten? In Anlehnung an die „Leiter der Partizipation" von Sherry R. Arnstein, einer amerikanischen Expertin für Gesundheitspolitik, lassen sich drei Hauptstufen der Mitwirkung der Patienten am Behandlungsprozess definieren. In der ersten Stufe, dem Stadium der Nicht-Partizipation, geht die Kommunikation mit den Patienten nicht weit über blosse Anweisungen hinaus. Der Patient wird instruiert und therapiert, er soll sich den existierenden Prozeduren unterordnen und sich anpassen. Die zweite Stufe bezieht den Patienten zwar stärker ein, sein Einfluss bleibt aber überschaubar. Der Patient wird über seine Mitwirkungsrechte informiert und er kann seine Prioritäten einbringen. Die Planung der Behandlung wird gemeinsam mit Patienten und Angehörigen vorgenommen, der Entscheid obliegt im Endeffekt aber den Experten.

Die dritte Stufe beschreibt ein Stadium, in dem die Entscheidungs- und Mitwirkungsmacht sich zugunsten der Patienten verschiebt und den weiteren Verlauf massgeblich bestimmt. Ein Krankenhaus muss die verschiedenen Stufen der Partizipation geschickt einsetzen, situations- und patientengerecht. Studien zeigen leider, dass lediglich bei sehr kleinen Gruppen wie chronisch kranken Patienten eine Form der Partizipation herrscht, die als partnerschaftlich und mitbestimmend bezeichnet werden kann.

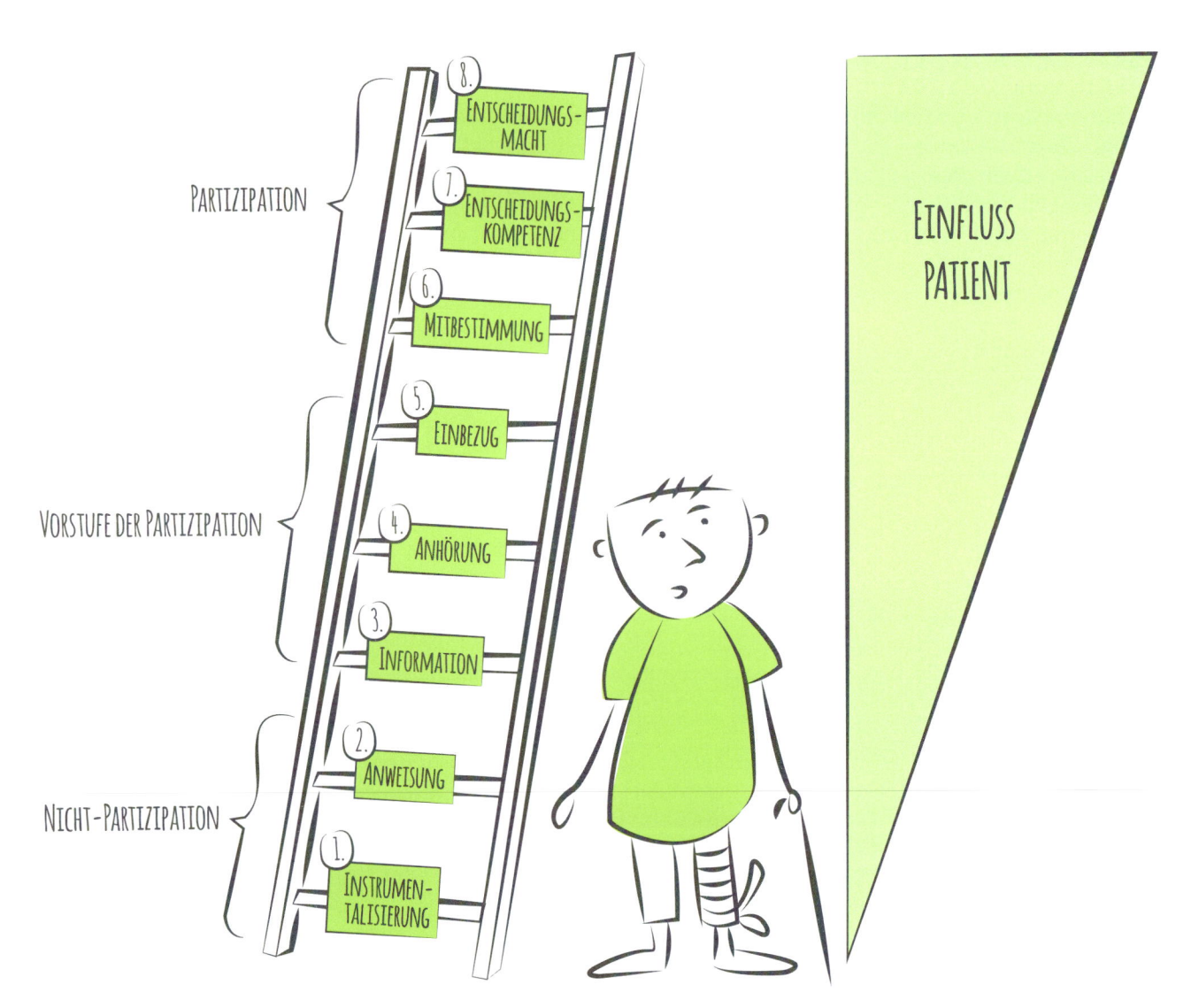

Abb. 62 Leiter der Patientenpartizipation

Krankenhäuser versuchen dem Trend zu mehr Mitbestimmung zu begegnen, indem sie das Patientenerlebnis ganzheitlich erfassen und gezielt verbessern. Die Patientenzufriedenheit wird innerhalb des Krankenhauses zu einer Messgrösse, die seitens der Führung hohe Aufmerksamkeit geniesst. Dort wo sich Schwächen zeigen, werden Verbesserungen initiiert. Lean-Krankenhäuser setzen die „Just-in-Time"-Philosophie um. Sie geben dem Patienten das, was er jetzt braucht, richtiger: was er jetzt fordert. „Just-in-Time" ist ein Treiber für Patientenzufriedenheit. Patientinnen und Patienten müssen nicht mehr warten. Sie sind auf Augenhöhe mit dem Behandlungsteam und erhalten jene Dienstleistungen, die sie jetzt brauchen, und das in der Qualität, die sie einfordern.

b) Medizin wird zu einer Systemleistung.

Einfache Behandlungen werden zukünftig ambulant erbracht. Dem Krankenhaus verbleiben komplexere Patientensituationen. Daraus ergeben sich höhere Anforderungen an das Zusammenspiel von Berufsgruppen und Disziplinen. Krankenhäuser beginnen sich entlang von Krankheitsbildern zu organisieren und Zentren zu bilden. Dazu gibt es verschiedene Vorbilder, zum Beispiel das Karolinska Universitätsklinikum in Stockholm oder das Inselspital in Bern. Damit verbunden ist ein konfliktreicher Kulturwandel. Widerstand ist programmiert, denn man muss Verhaltensmuster aufgeben, die bisher scheinbar erfolgreich waren.

Die Medizin hat in den vergangenen Jahrzehnten grosse Fortschritte erzielt. Die damit verbundene Spezialisierung hat aber zur Abgrenzung von Fachgebieten geführt. In den Krankenhäusern kam es zu einer Silobildung entsprechend der Fachgebiete. Das ist nachteilig für Patienten mit komplexen Fragestellungen, die quer zu dieser Organisationslogik stehen. Wenn ein Krankenhaus es schafft, die Silostruktur aufzubrechen, kann es seine Patienten ganzheitlicher behandeln und spart dabei sogar noch Geld. Es gibt Paradebeispiele für Systemleistungen im Krankenhaus. Integrierte Tumorzentren verbessern die Heilungschancen für ihre Patienten. Polytrauma-Zentren erreichen für ihre Patienten deutlich bessere Überlebensraten und erzielen mit ihrer Behandlung eine höhere Lebensqualität.

Die Welt der Krankenhäuser befindet sich im Umbruch. Krankenhäuser verbünden sich und bilden Gruppen. Innerhalb dieser Gruppen kommt es zu Schwerpunktbildungen. Die spezialisierte Medizin wird zusammengefasst, um Vorhalteleistungen einzusparen und die Systemleistung besser zu organisieren. Das kommt dem Patienten zugute, auch wenn er im Einzelfall die spezialisierte Leistung nicht gleich vor der Haustür vorfindet.

c) Es kommt (endlich) zum Qualitätswettbewerb.

Bisher kam es zu keinem nennenswerten Qualitätswettbewerb zwischen Krankenhäusern. Weder die Krankenhäuser noch die Patienten schienen bisher an einem solchen interessiert. Die Patienten nehmen einfach an, die Qualität im nächstgelegenen Krankenhaus sei in Ordnung. Man spricht in diesem Zusammenhang vom „Bäckereieffekt". Weil man in einer Bäckerei normalerweise gutes Brot erhält, geht man einfach zur nächstgelegenen. Es ist eine positive Qualitätsannahme.

Sobald aber Patienten einmal verstanden haben werden, dass das Risiko einer Fehlbehandlung im Krankenhaus um die Ecke sechsmal höher ist als im Krankenhaus in der Nachbarstadt, wird sich das ändern. In einem sind sich die Experten einig: In Zukunft werden Patienten ihr Krankenhaus aktiv und selbstbestimmt wählen. Sie werden rationale Entscheidungen treffen, weil sie die Qualität zwischen Krankenhäusern vergleichen können. Man wird mit derselben Selbstverständlichkeit die Leistungen von Krankenhäusern miteinander vergleichen, wie man heute im Internet einen Preisvergleich durchführt oder das Rating eines Restaurants studiert. Es wird noch ein paar Jahre dauern, bis die medizinische Qualität zwischen Krankenhäusern zuverlässig verglichen werden kann. Doch wenn es einmal soweit ist, wird es sehr schnell gehen. Zwar schätzen Patienten das Krankenhaus direkt vor ihrer Haustür. Doch sie werden mobiler und fahren in der Schweiz bereits jeden Tag morgens und abends im Durchschnitt 20 Minuten zur Arbeit. Dann werden sie auch in ein Krankenhaus fahren, das für ihre Fragestellung die bessere Lösung anbietet. Das darf auch 40 Fahrminuten entfernt sein. Die Mobilität ist bereits heute bei subjektiv heikleren Wahleingriffen gegeben. Spezialkliniken profitieren von diesem Effekt.

Krankenhäuser investieren in die Verbesserung der Qualitätstransparenz. Die Krankenhäuser werden sich zum Ziel setzen, auf Vergleichsportalen gut abzuschneiden. Heute bestehen solche Vergleichsportale erst in wenigen Ländern. Dort, wo sie wie in den USA eine Rolle spielen, benennen die Krankenhäuser ihre Schwachpunkte und gehen sie gezielt an. Millionen von Patienten benutzen mobile Apps, auf denen diagnosebezogene Qualitätsdaten abgerufen werden können. Das beeinflusst die Patientenströme – selbst in Notfällen. In Krankenhäusern, die das Lean-Management-System anwenden, ist Qualitätsmanagement nicht länger eine Stabsfunktion, sondern wird ins Tagesmanagement integriert. Die Führung muss jederzeit für die Qualität in ihrem Verantwortungsbereich geradestehen.

d) Qualität beeinflusst die Entschädigung.

Massnahmen, die den Qualitätswettbewerb fördern, haben es in der politischen Landschaft schwer. Sie werden von Standesvertretern kritisch bis ablehnend kommentiert. Das ist unverständlich. Man sperrt sich dagegen, Qualität zum Beurteilungskriterium zu erheben. Das Killerargument: Qualität sei nicht messbar. Gegenwärtig ist ein Meinungsumschwung im Gange. Die Konzepte des kalifornischen Gesundheitskonzerns Kaiser Permanente werden in Expertenkreisen diskutiert. Bei Kaiser Permanente gibt es keine Entschädigung für die medizinischen Dienstleistungen („Fee for Service" beziehungsweise F4S). Anstelle dessen gibt es Vereinbarungen zur Qualität („Fee for Performance" beziehungsweise F4P). Die Ärzte sind angestellt, und sie erhalten einen Qualitätsbonus. Konkret werden die Ärztinnen und Ärzte dafür belohnt, wie gut es ihnen gelingt, die Gesundheit ihres Versichertenkollektivs zu verbessern. Wer als Ärztin oder Arzt bei Kaiser Permanente arbeitet, ist in der Regel für die Gesundheit einer Gruppe von rund 2'000 Versicherten zuständig.

Damit die Leistung des einzelnen Arztes oder der Ärztin messbar wird, ist das jeweilige Versichertenkollektiv risikoadjustiert. Die Konsequenzen auf den Arbeitsalltag der Ärzteschaft sind einschneidend. Patienten mit hohen Gesundheitsrisiken werden viel vorausschauender betreut. Weniger als die Hälfte der Konsultationen finden in einer Sprechstunde statt. Die Ergebnisse, die durch dieses Modell erzielt werden, sind beeindruckend. Es gibt deshalb verschiedene Gesundheitsbehörden und Versicherer ausserhalb der USA, die mit qualitätsabhängigen Entschädigungen experimentieren. Die Erfahrungen mit „Fee for Performance"-Programmen sind sehr positiv.

Krankenhäuser und Politik werden gezwungen sein, ihre Entschädigungsmodelle grundlegend zu überdenken. Die Entschädigung nach der Menge ist nicht immer im Interesse des Patienten. Privat versichert zu sein, kann heute ein Gesundheitsrisiko darstellen, weil die Tendenz besteht, mit diesem Patienten zu viel Geld machen zu wollen. Für die Ärzteschaft ist die Freiheit der Therapie ein hohes Gut. Daran wird man nicht rütteln. Man wird aber die Anreize anders setzen müssen. Dieser Wandel wird mit Interessenkonflikten begleitet sein und kann deshalb lange dauern. Die Digitalisierung wird diesen Wandel begünstigen.

e) Die Spezialisierung wird weiter voranschreiten, aber horizontal.

Wer etwas öfters macht, kann es mit der Zeit besser. Dann kriegt sie oder er mehr Patienten zugewiesen und strukturiert die Arbeitsweise besser. Das ist durch die Qualitätsforschung recht gut belegt. Gesundheitsbehörden haben damit begonnen, Leistungen aus der spezialisierten und hochspezialisierten Medizin zu begrenzen. Leistungsaufträge werden an Mindestfallzahlen gekoppelt. Überall dort, wo die Behandlung eine Systemleistung voraussetzt, machen Mindestfallzahlen Sinn.

Ein Beispiel dafür ist die bariatrische Chirurgie. Da geht es nicht nur um die Dienstleistung des Chirurgen, sondern um jene eines ganzen Teams. Dieses kümmert sich um den Behandlungserfolg der Patientinnen und Patienten. Sie arbeiten strukturiert, das heisst Hand in Hand nach einem gemeinsamen Standard. Weil die Krankenhausmedizin zu einem System wird, lockern sich die traditionellen Klinikstrukturen. In der Folge kommt es zu einer Spezialisierung entlang von Krankheitsbildern. So gibt es beispielsweise Viszeralchirurgen, die fast ausschliesslich Tumoren entfernen, weil sich hier hohe Fallzahlen positiv auf das Ergebnis auswirken. Die primäre Identität der Chirurgen ist in diesem Falle nicht mehr die Viszeralchirurgie, sondern die Tumorentfernung. Sie gehören zum Team des Tumorzentrums. Das gilt zumindest für grosse Krankenhäuser (Tertiärversorger).

Ein anderes Beispiel: Erfahrungen haben gezeigt, dass Gastroenterologen in Traumazentren sehr gute Teamleiter abgeben („Trauma Team Leader"). Sie fühlen sich dem Team des Traumazentrums zugehörig, weniger der Klinik für Gastroenterologie.

Da die Zugehörigkeiten sich ändern, kommt es zu Veränderungen in den Strukturen der Krankenhäuser. In der Folge „gehören" Bettenstationen nicht mehr den Fachdisziplinen, sondern den medizinischen Zentren. Von den Prozessen her gesehen hat das viele Vorteile, weil es einfacher wird, auf die Bedürfnisse der Patienten einzugehen und eine individualisierte Behandlung anzubieten.

f) Ein Drittel der heutigen stationären Leistungen wird zukünftig ambulant erbracht.

Rund ein Drittel aller Leistungen, die heute in den Krankenhäusern Deutschlands, Österreichs und der Schweiz stationär erbracht werden, könnten ohne Qualitätsverlust ambulant erbracht werden. Das zeigen Erfahrungen aus Skandinavien, den USA und Kanada. Studien zeigen, dass selbst eine Hüftprothese ambulant eingesetzt werden kann – und das bei besserer Qualität. Es ist nicht lange her, da betrug die durchschnittliche Aufenthaltsdauer von Patienten mit einer neuen Hüfte um die elf Tage.

Zusammen mit der sinkenden Aufenthaltsdauer hat das grosse Auswirkungen auf die Bettenkapazitäten, die ein Krankenhaus zur Verfügung stellen muss. Für die Bettenstationen bedeutet dieser Wandel, dass der Komplexitätsgrad der Patienten steigt. Man wird gezwungen sein, stärker mit Standards zu arbeiten, weil die Zeit nicht vorhanden ist, bei jedem Patienten wieder ganz von vorne anzufangen. Standards sind die Basis, um zu erkennen, welche Bedürfnisse bei einem Patienten „speziell" sind.

Gegenwärtig sind die eher einfachen Behandlungen die „Cash Cows" der Krankenhäuser, weil sie nicht komplex und relativ gut entschädigt sind. Rund ein Viertel aller Krankenhauseinkünfte würden durch die Verlagerung in den ambulanten Bereich entfallen. Viele Krankenhäuser arbeiten im Bereich der ambulanten Dienstleistungen nicht kostendeckend, weil ihr Denken in den stationären Strukturen verhaftet ist. Die Verlagerung in den ambulanten Bereich kann deshalb einen doppelt negativen Einfluss auf das finanzielle Ergebnis haben. Es ist zu erwarten, dass Krankenhäuser die ambulanten Leistungen an andere Marktteilnehmer verlieren, die dieses Geschäft besser verstehen.

g) Trotz höherer Komplexität wird die Aufenthaltsdauer signifikant sinken.

Durch Wertstromverbesserungen ist es möglich, die Aufenthaltsdauern in Krankenhäusern signifikant zu reduzieren. Indem man den gesamten Weg des Patienten versteht und optimiert, lassen sich Effizienz- und Qualitätsgewinne realisieren. Experten gehen davon aus, dass die Aufenthaltsdauern trotz der Verlagerung einfacher Leistungen in den ambulanten Bereich signifikant sinken werden. Diese Tendenz ist bereits messbar: Obwohl heute mehr Patienten in Schweizer Krankenhäusern stationär behandelt werden als noch vor 15 Jahren, hat sich die Anzahl der Pflegetage merklich reduziert, allerdings bei erheblich höherem Personaleinsatz.

8 Lean-Bettenstation – der neue Standard

	2000	2015	2000–2015
Stationäre Patienten	0.972 Mio	1.204 Mio	+24%
Pflegetage	9.000 Mio	7.929 Mio	−12%
Vollzeitstellen	84'787	123'593	+46%
Davon Ärzte und andere Akademiker	9'893	18'285	+85%
Pflegepersonal (Bettenstation)	30'912	52'546	+70%
Übriges Personal	43'982	52'762	+20%

Abb. 63 Wachstum im Gesundheitswesen (Quelle: BFS. Krankenhausstatistik 2015)

Durch höhere Standardisierung der Behandlungen können risikobegrenzende Massnahmen früh ergriffen werden. Die Bettenstationen sind herausgefordert, ihre Leistungen besser zu strukturieren, weil mit den Patienten viel intensiver gearbeitet werden muss. Man legt Patienten nicht bloss ins Bett, bis es ihnen besser geht, sondern arbeitet mit ihnen nach einem strukturierten Vorgehen. Bettenstationen sind gezwungen, die Zeit beim Patienten zu erhöhen und besser zu nutzen. Die Lean-Bettenstation ist ein wichtiges Instrument, um dieses Ziel zu erreichen.

h) Der Fachkräftemangel wird sich akzentuieren – Roboter ziehen ein.

Der Fachkräftemangel ist akut, besonders in den Pflegeberufen. Es ist ein doppeltes Problem. Es werden zu wenige Pflegende ausgebildet und zu viele verlassen den Beruf frühzeitig. Rund die Hälfte aller in der Pflege beschäftigten Personen ist mit ihrer beruflichen Situation nicht zufrieden. Sie verlassen den Pflegeberuf, weil sie ausgebrannt und desillusioniert sind. Bei der Ärzteschaft sieht es nicht viel besser aus. Zwar hat der Beruf des Spitalarztes gegenüber der selbständigen Praxistätigkeit an Attraktivität gewonnen, doch die Unzufriedenheit mit der Situation im Krankenhaus ist stark ausgeprägt. Beklagt wird vor allem die Belastung durch administrative Aufgaben. Die medizinischen Berufsleute verzetteln sich in zu vielen Aufgaben. Sie sind überlastet. Sie beschäftigen sich mit Dingen, die sie nicht gelernt haben, zum Beispiel mit Bettenplanung.

Krankenhäuser verfolgen verschiedene Strategien, um das Problem des Fachkräftemangels anzugehen. Ein vielversprechender Ansatz ist, Fachkräfte im oberen Drittel ihrer Qualifikation einzusetzen und dadurch die produktive Zeit beim Patienten zu erhöhen. In der Folge entstehen im Krankenhaus neue Berufsbilder. Das Kerngeschäft wird von Routineaufgaben entlastet, zum Beispiel im Bereich der Materialwirtschaft. Roboter entlasten die Pflege von der Körperpflege und übernehmen Transportaufgaben.

i) Die Digitalisierung wird alles nochmals auf den Kopf stellen.

Der flächendeckende Einsatz von Informationstechnologien hat zu einer Zunahme administrativer Tätigkeiten geführt. Assistenz- und Oberärzte sitzen täglich stundenlang vor dem Computer. Sie verbringen dreimal mehr Zeit vor dem Computer als im direkten Patientenkontakt. Etwas weniger dramatisch präsentiert sich die Situation bei den Pflegefachpersonen. Doch die Klinikinformationssysteme, die gegenwärtig im Einsatz sind, bieten zu wenig Prozessunterstützung. Krankenhäuser und Software-Hersteller sind damit beschäftigt, die Workflow-Unterstützung von Informations- und Kommunikationssystemen zu verbessern. Leider orientieren sie sich dabei an den heutigen Arbeitsweisen, die teilweise ineffizient sind. Lean-Taktiken wie beispielsweise das Prinzip der Soforterledigung kommen nur vereinzelt zur Anwendung.

Ungeachtet der heutigen Mängel stehen die Krankenhäuser vor einer digitalen Revolution. Die Verknüpfung von Innovationen eröffnet für die Krankenhäuser neue Dimensionen. Ein grosses Potenzial liegt im Bereich der Automatisierung. Durch den Einsatz von Lokalisationstechnologien kann der Aufnahmeprozess weitgehend automatisiert erfolgen. Die Befundung von Röntgenbildern wird zukünftig durch Expertensysteme geschehen. Dasselbe gilt für die Beurteilung von Laborwerten oder von Medikamenteninteraktionen. Die Miniaturisierung von Technologien wird klinische Prozesse beschleunigen, weil es kein Warten auf Ergebnisse mehr geben wird. Der Einsatz neuer Technologien ist ein wesentlicher Treiber für die Verkürzung der Aufenthaltsdauer. Die Produktivität von Ärzteschaft und Pflegepersonal wird steigen. Eine Voraussetzung dafür ist die Standardisierung von Behandlungspfaden und Prozessen, sowie die Anwendung von Lean-Prinzipien im Krankenhausalltag.

j) Die Patientensicherheit wird zum Thema.

Das Krankenhaus ist ein unsicherer Ort. „Leapfrog" ist die Qualitätsinstanz der US-amerikanischen Krankenkassen. Die Rangliste der sichersten Krankenhäuser umfasst rund 5'000 Betriebe. Es werden Kategorien von A bis F gebildet. Die Wahrscheinlichkeit, an einem Fehler zu sterben, ist in der schlechtesten Kategorie F um 49,8 Prozent höher als in der besten Kategorie A. Im Report von 2016 geht „Leapfrog" von jährlich 206'000 vermeidbaren Todesfällen in US-amerikanischen Krankenhäusern aus. Übertragen auf Schweizer Verhältnisse bedeutet das über 4'000 vermeidbare Todesfälle in Krankenhäusern, jedes Jahr. 2016 wurden in der Schweiz 216 Verkehrstote gezählt. In der Schweizer Öffentlichkeit gibt es eine lebhafte Debatte um die Verkehrssicherheit. Interessanterweise geniesst das Thema der Patientensicherheit praktisch keine Aufmerksamkeit. Laut der Vereinigung Swissnoso, dem nationalen Zentrum für Infektionsprävention, sterben jährlich in der Schweiz alleine durch Spitalinfektionen rund 2'000 Patienten.

In den Krankenhäusern geistert die Theorie herum, gute Qualität und niedrige Kosten würden Gegensätze darstellen. Peter Pronovost, der Qualitätsbeauftragte des Johns Hopkins Hospital in Baltimore, schätzt, dass 30 Prozent aller Kosten im Krankenhaus auf die Behebung von Fehlern zurückzuführen sind. Man kennt das aus der Industrie: Unternehmen gehen zugrunde, wenn deren Produkte zu viele Defekte aufweisen. Eine Defektrate von mehr als 0,5 Prozent zu haben, gilt als existenzgefährdend. Krankenhäuser leisten sich Defektraten von 2 Prozent und mehr. Ähnlich wie bei den Opfern des Strassenverkehrs ist es eine Wertediskussion. Wie weit geht die Freiheit jener, die Patienten behandeln und sie durch ihr Verhalten schädigen? Darüber wird früher oder später eine öffentliche Debatte geführt werden. Sie wird nicht allen gefallen, denn es wird zu Einschränkungen der Handlungsfreiheit aller Mitglieder von Behandlungsteams kommen, seien es Ärzte oder Pflegefachpersonen.

Kundenpatienten werden zukünftig protestieren, wenn das Betreuungsteam die Händedesinfektion unterlässt. Die Händedesinfektion ist die wirksamste Massnahme gegen die Übertragung von Spitalinfekten. Das betrifft rund 2'000 vermeidbare Todesfälle in der Schweiz. Die Adhärenz – also die Einhaltung der Händedesinfektion – liegt in Schweizer Krankenhäusern bei geschätzten 68 Prozent. Dabei wird nicht berücksichtigt, ob die Händedesinfektion korrekt erfolgt. Die Gurtentragquote im Auto beträgt in der Schweiz gemäss der Beratungsstelle für Unfallverhütung 94 Prozent. Bei Pflegefachpersonen und Ärzten dürfen wir von nahezu 100 Prozent Gurtentragquote ausgehen. Sie wissen, wie man sich selber schützt.

Patienten lieben die Lean-Bettenstation

Eine Lean-Bettenstation ist mit den zehn Trends, die oben beschrieben wurden, im Einklang. Sie bereitet das Feld für zukünftige Veränderungen vor. Auf einer Lean-Bettenstation fühlen sich Patienten beachtet und verstanden. Das trägt dazu bei, dass Patienten die Lean-Bettenstation schätzen. Sie sind in den Behandlungsverlauf integriert, und sie werden Teil des Behandlungsteams. Das gibt Vertrauen und erhöht die Zufriedenheit. Die Transparenz über das Geschehen ist deutlich erhöht, auch für die Patienten. Patienten schätzen das Patientenboard, auf denen all ihre Prioritäten und Termine vermerkt sind. Es ist eine Hilfe, sich im Alltag zu orientieren.

Die Mitarbeitenden ihrerseits können sich besser auf ihre Kernaufgabe konzentrieren: Wenn sich jemand um einen Patienten kümmert, erhält dieser die volle Aufmerksamkeit. Weder Pflege noch Ärzte werden durch andere Tätigkeiten unterbrochen oder gestört. Weil viele der ärztlichen und pflegerischen Tätigkeiten direkt am Patientenbett stattfinden, wissen die Patienten stets Bescheid. Im Endeffekt sind sie so besser auf den Austritt vorbereitet.

Die Berufsgruppen auf einer Lean-Bettenstation arbeiten miteinander und nicht neben- oder hintereinander. Alle arbeiten mit derselben Struktur, was den Patienten Sicherheit vermittelt. Die verschiedenen Berufsgruppen treten als Team auf. Die Informationen fliessen unter den Beteiligten. Deshalb wissen alle Bescheid. Es ist klar, wer die Verantwortung für welche Aspekte der Systemleistung trägt. Die Patienten wissen deshalb, an wen sie sich wenden müssen, wenn sie ein Anliegen haben.

Lean Hospital macht das Geschehen sichtbar. Der hohe Level an Transparenz macht Abweichungen auf Lean-Bettenstationen offensichtlich, und Mängel werden früher entdeckt. Man sieht meistens sofort, wenn jemand die Regeln verletzt, das heisst nicht nach dem gemeinsam vereinbarten Standard arbeitet.

Der Grad der Arbeitsteilung auf einer Lean-Bettenstation ist hoch, alle Berufsgruppen arbeiten nach Möglichkeit im oberen Drittel ihrer Qualifikation. Sie spezialisieren sich auf das, was sie wirklich gut können. Die Rollen sind geschärft. Deshalb ist auch viel klarer, wer wofür verantwortlich ist.

„Mehr Zeit für Patienten" bedeutet, dass mit den Patienten intensiver gearbeitet wird, und diese ihre Ziele schneller und zuverlässiger erreichen können. Die Planungsprozesse passieren wesentlich vorausschauender, Anschlusslösungen werden bereits vor dem Eintritt des Patienten organisiert.

Eine Lean-Bettenstation arbeitet mit Standards. Die Führung achtet darauf, dass diese Standards eingehalten werden und entwickelt das Team zielgerichtet. Die Mitarbeitenden einer Lean-Bettenstation sind mit ihren Patienten im Gespräch. Die Zufriedenheit wird auf täglicher Basis erhoben. Das Behandlungsteam zeigt Interesse daran, die Dinge zu verändern, die Patienten unzufrieden machen. Das Ziel des Behandlungsteams ist, dass kein Patient das Krankenhaus unzufrieden verlässt. Qualität und Sicherheit werden am interdisziplinären Huddle täglich zum Thema. Fehler und Mängel werden offen angesprochen. Aus Fehlern wird konsequent gelernt. Das oberste Ziel ist es, keinen Patienten zu schädigen. Das Team ist bestrebt, die Dinge beim ersten Mal richtig zu machen und hat ein hohes Bewusstsein für die Faktoren, die Komplikationen verursachen: Dazu gehört beispielsweise die Händedesinfektion oder der Medikationsprozess.

Der Ansatz „Mehr Zeit für Patienten" ist ein Versprechen. Es ist eine Denkweise, eine Arbeitsweise und eine Innovationsmethode, die auf das Essenzielle abzielt: den Patienten immer an die erste Stelle zu setzen. Packen wir es an.

Autorenporträts

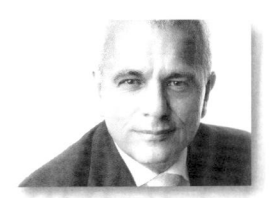

Daniel Walker

„Lean Hospital bedeutet: Wir machen das für den Patienten."

- Mehr als 20 Jahre **Erfahrung** in der Beratung von Krankenhäusern und im Coaching von Führungspersonen im Gesundheitswesen. **Expertise** in den drei Themenfeldern des Lean-Managementsystems:
    (1) Fokussierung von Organisationen (strategisches Management),
    (2) Organisation der alltäglichen Führung (Daily Management) und
    (3) Strukturierung des Veränderungsmanagements (Innovation).
  Spezialisierung in den Bereichen Management von Notfallzentren, Produktionssystem OP stationär und ambulant, Lean-Bettenstation und Integrated Facility Design für Krankenhaus-Neubauten. Begleitung von Geschäftsleitungen auf ihrer Lean Journey.
- **Aus- und Weiterbildung:** Executive Master of Business Engineering mit Fokus Unternehmenstransformation an der Universität St. Gallen. Studienabschluss in Angewandter Psychologie mit den Schwerpunkten Organisationspsychologie und Gerontologischer Psychologie an der Universität Freiburg.
- Lehraufträge am Weiterbildungsprogramm Gesundheitswesen der Universität Bern, H+ Bildung und anderen Bildungsinstitutionen.

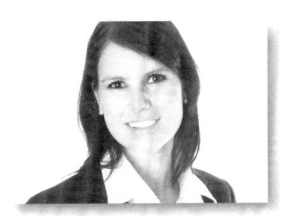

Miriam Alkalay

„Lean Hospital ist, konsequent und täglich besser im Sinne des Patienten zu handeln."

- Über 10 Jahre **Erfahrung** in der Beratung von Krankenhäusern und anderen Institutionen des Gesundheitswesens.
- **Expertise** in Strategieentwicklung und -umsetzung in Krankenhäusern und anderen Institutionen des Gesundheitswesens, Fokus auf der Entwicklung und Implementation von Lean Hospital-Konzepten in der Führung und im ambulanten und stationären Bereich sowie der Begleitung von Krankenhäusern auf ihrer Lean Journey.
- **Aus- und Weiterbildung:** Executive Master of Business Engineering mit Fokus Unternehmenstransformationen sowie Studium in International Affairs and Governance an der Universität St. Gallen und BI Norwegian School of Management in Oslo.
- Lehrbeauftragte für Prozessmanagement, Lehrgang für Spitalexperten von „H+ Die Spitäler der Schweiz".
- Co-Gründerin und Praxismanagement Kinderzahnwelt, Praxis für Kinderzahnmedizin.

Autorenporträts

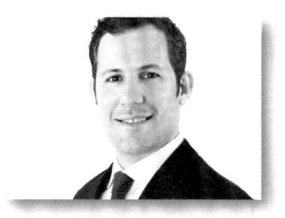

Micha Kämpfer

„Lean Hospital ist, wenn es zugleich für die Patienten besser und für die Mitarbeitenden einfacher wird."

- Langjährige **Erfahrung** in der Unternehmensentwicklung und dem Change Management, seit 2013 fokussiert auf Veränderungsprojekte im Gesundheitswesen.
- **Expertise:** Systemveränderungen durch Lean Hospital und patientenzentriertes Design (stationäre Versorgung, ambulante Eingriffs- & Behandlungszentren, Notfallstationen) sowie die Entwicklung von Führungssystemen im Gesundheitswesen. Coaching von Führungskräften aus dem Gesundheitswesen in Problemlösungsmethoden.
- **Studium** der Wirtschafts- und Politikwissenschaften an den Universitäten St. Gallen und Sciences-Po Paris.
- Lean Coach für Höhere Fach- und Führungsschule von „H+ Die Spitäler der Schweiz".

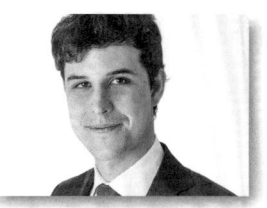

Raphael Roth

„Lean Hospital ist, konsequent und radikal nach Einfachheit zu streben – zum Wohle des Patienten."

- **Erfahrung** im Projekt und Change Management, seit 2014 mit Fokus Gesundheitswesen.
- **Expertise:** Patientenzentrierte Systemveränderungen im stationären Bereich. Aufbau und Umsetzung von Führungssystemen sowie Coaching von Problemlösungsmethoden im Gesundheitswesen.
- **Studium** von Geschichte und Philosophie an der Universität Bern sowie internationalen Beziehungen am King's College London.
- Lean Coach für Höhere Fach- und Führungsschule von „H+ Die Spitäler der Schweiz".

Illustratorin

Anja Ruh

Lebt und arbeitet in Konstanz am Bodensee. Mehrjährige Erfahrung in verschiedenen Agenturen, Designbüros und Marketingabteilungen in Deutschland und der Schweiz. Wirkt als Designerin im Kollektiv von „animarco – Büro für Gestaltung und Animation" mit. Schwerpunkt ihrer Arbeit liegt in der klaren, verständlichen und ästhetischen Aufbereitung von komplexen Themen und Sachverhalten.